Hape Meier

Medizinische Trainingstherapie in der Praxis

Methodik der MTT

AMS Verlag

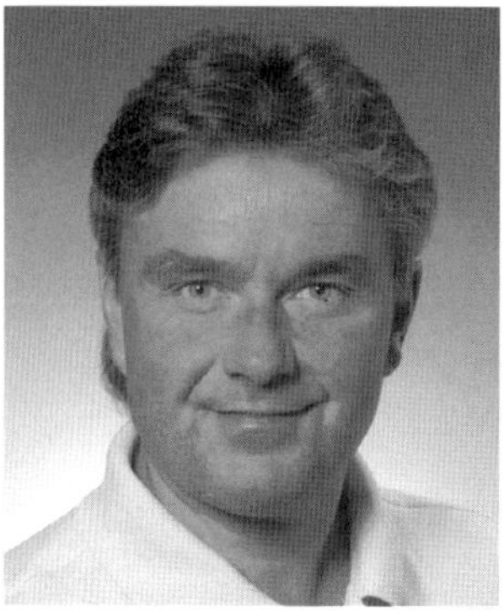

Der Autor

Hannspeter „Hape" Meier

geboren 1958

1978-1984	Studium der Germanistik und Philologie in Regensburg
1984-1986	Ausbildung zum Krankengymnasten in Bad Abbach
1987-1990	Reha fit Center in Schömberg, Nordschwarzwald
seit 1990	Reha Zentrum Valznerweiher in Nürnberg Manualtherapeut, Sportphysiotherapeut des DOSB und ADH, Reha Trainer, Sportphysiotherapeut der deutschen Volleyball Nationalmannschaft der Männer, Lehrbeauftragter des DOSB

Originalausgabe

2., aktualisierte Auflage: 3000 Stück

ISBN 978-3-00-022351-8

Gestaltung und Satz: Matthias Bracke

Fotos: Sabine Kothes, Ingo Klemm

Scans und EBV: Jon Allen, Matthias Bracke

Lektor: Peter Spätling

Belichtung: 2M Belichtungsservice, 90443 Nürnberg

Druck: Druckerei Sonntag & Schmidt, 90431 Nürnberg

Buchbinderische Arbeiten: Buchbinderei Grauf, 91522 Ansbach

Autor: Hannspeter Meier, 92318 Neumarkt

Danksagung

Meinen Eltern und Hilde

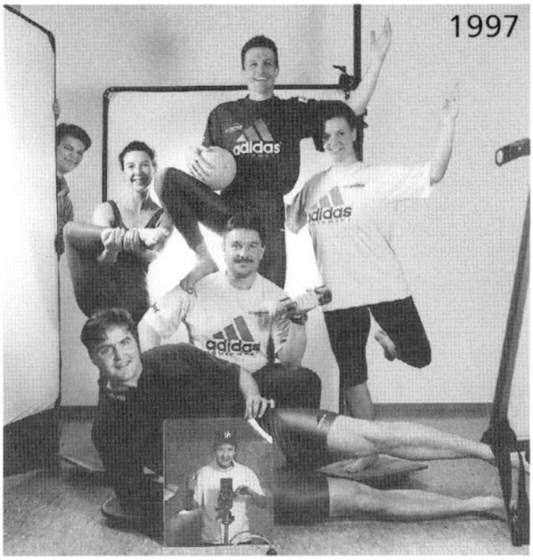

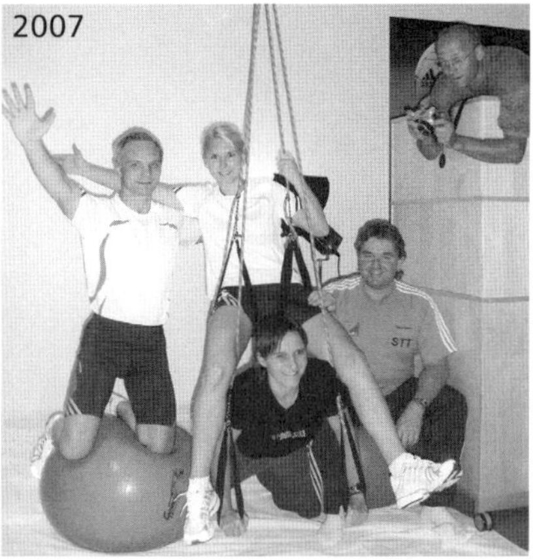

Mein Dank

gilt all denen, die durch ihre Anregungen und Ideen die Medizinische Trainingstherapie leben lassen. Wertvolle Tipps bekam ich von Freunden und Kollegen, aber vor allem von meinen Mitarbeitern im Rehazentrum Valznerweiher in Nürnberg. Nicht vergessen möchte ich meine norwegischen Kollegen Vidar Vindal, Oddvar Knutsen, Tore Toft und Gitle Kirkesola, die mich mit den Ideen der „lokalen Stabilisation" infiziert haben.

Für die fachliche Mitarbeit bei der Erstellung des Manuskriptes bedanke ich mich bei meinen Referenten Michael Roser, Konstantin Beinert, Axel Fischlein, Marc Fuhrmann, Anja Drauschke und Thomas Hermann. Diese engagierten Dozenten helfen nach wie vor, die Lehre und die Ideen der Medizinischen Trainingstherapie hinauszutragen.

Vielen Dank auch den „Modells" Uli Rienecker, Ralf Scheuchl, Andreas Buchhorn und Andrea Fischer, die im Bildteil alles gaben, sowie den Fotografen Sabine Kothes und Ingo Klemm.

Wie auch schon bei der ersten Ausgabe wurde die Redaktion und die Gestaltung dankenswerterweise von Hilde Schmid, Leif Andersson, Matthias Bracke und Peter Spätling übernommen.

Euch allen vielen herzlichen Dank!

Hape Meier

Inhaltsverzeichnis

III Koordination und Propriozeption 32

IV Praxisteil 38

I Vorwort

Wenn man die Physiotherapie in ihrem Wandel in den letzten Jahren betrachtet, so wird man erkennen, dass der aktiven Therapie des Patienten wesentlich mehr Platz eingeräumt wird. Aktive Therapie bedeutet, dass der Patient im Rahmen seiner Rehabilitation Eigenverantwortung übernimmt. Rehabilitation ist auch Information für den Patienten, Förderung der Einstellung des Patienten, Förderung der Eigenverantwortung, selbstständiges Arbeiten an der Wiederherstellung seiner Körperfunktionen. Im Bereich der Physiotherapie ist die Rehabilitation vorwiegend orthopädisch-traumatologisch zu sehen. Dennoch geht es hier nicht nur um ein Gelenk oder eine verletzte Struktur, sondern es geht um den ganzen Körper, seine Funktionsketten und die Zusammenhänge von Haltung und Bewegung. Waren früher passive Techniken (Manuelle Therapie, Gelenkmobilisation, Weichteilmobilisation, Massagen und andere) gepaart mit aktiven Techniken (Anbahnungen im Sinne von PNF, Muskelfunktionskettentraining, axiale Kräftigung und vieles mehr), so ist heute noch ein wesentlicher Bestandteil der Therapie hinzugekommen:

DIE MEDIZINISCHE TRAININGSTHERAPIE

Dieses Buch soll im Zusammenhang mit der Ausbildung im Bereich der Medizinischen Trainingstherapie/Medizinisches Aufbautraining (MTT/MAT) und KGG die methodischen Wege zur Anbahnung, Kräftigung und Stabilisation verschiedener Gelenke und Funktionsmuster zeigen. Gedacht ist es als Leitfaden für Ärzte, Physiotherapeuten, Sportlehrer und Trainer, die mit Pathologien zu tun haben und die einen Patienten wieder zu einer Alltagstätigkeit oder sportspezifischen Belastung heranführen wollen.

Allein der Begriff Trainingstherapie zeigt schon, dass sowohl therapeutische Gesichtspunkte, als auch Gesichtspunkte der Trainingslehre berücksichtigt werden müssen. Welcher dieser beiden Begriffe, ob mehr Therapie oder schon Training für den Patienten zutrifft, entscheiden der momentane Zustand seiner Pathologie und seine körperlichen Voraussetzungen.

Die Medizinische Trainingstherapie ist eine Therapieform, die einen Patienten von Anfang an während seines Rehabilitationsprogramms begleiten kann und soll. Sie hat die Chance Bewegungsmuster zu aktivieren, Funktionsmuster anzubahnen, Mobilisation im Sinne der Automobilisation durchzuführen, Muskelausdauer und Muskelkraft zu schulen sowie den Muskelquerschnitt zu vergrößern und die Qualität der muskulären Arbeit im Sinne der Koordination zu verbessern, bis hin zu deutlicher Verbesserung der muskulären und körperlichen Leistungsfähigkeit im beruflichen und sportlichen Bereich. Dieses breite Spektrum muss vom Trainingstherapeuten genauestens beachtet werden und seine Indikation zur Trainingstherapie exakt gestellt, sowie das Trainingstherapieziel festgelegt werden. Wichtig dazu ist es, die Physiologie, die Anatomie und die Pathologien zu kennen, um bei der Auswahl bestimmter Übungen die Pathologie nicht zu überfordern und dennoch einen adäquat, individuell und optimal gesetzten Reiz für eine bestimmte Indikationsstellung zu erreichen. Es ist sehr schwer, bestimmte vorgeformte Trainingspläne in der Rehabilitation anzugeben, da wir uns genötigt sehen, aufgrund eines Befundes und einer Funktionsuntersuchung, individuell gezielte Übungen für diesen Patienten und sein Krankheitsbild zu finden. Noch schwieriger ist es die Trainingsparameter über einen Kamm zu scheren. Natürlich müssen im Sinne der Trainingslehre die individuelle Intensität, die Wiederholungszahl, die Serienzahl und die Pausen festgelegt werden. Aber anfänglich ist es viel wichtiger, die Pathologie des Patienten zu beachten, Strukturen, die regenerieren müssen, zu erkennen und gegebenenfalls die muskuläre Rehabilitation der Regeneration der Pathologie hintanzustellen.

Das ist nur möglich, wenn man die Trainingslehre aus dem Sportbereich in den Bereich der Medizinischen Trainingslehre umändert. Deshalb ist es wichtig, einige Begriffe im Bereich der Medizinischen Trainingslehre im Anschluss anzuführen, um Klarheit zu schaffen und Begriffe zu klären, die im Bereich des methodischen Aufbaus der Medizinischen Trainingstherapie notwendig sind.

II Trainingslehre in der MTT

1 Grundlagen

1.1 Training und Anpassung (Adaptation), Merkmale der MTT

Für eine erfolgreiche Rehabilitation ist es erforderlich zwischen den Begriffen ***Üben*** und ***Trainieren*** zu unterscheiden.

Üben ist das unregelmäßige und nicht zielorientiert gestaltete Wiederholen von Therapieübungen, Handlungs- und Bewegungsabläufen mit dem Ziel ihrer Aneignung. Dabei kommt es zur Auslenkung der Homöostase, aber zu keinen dauerhaften Anpassungserscheinungen im Organismus.

Training ist ein, nach wissenschaftlichen, insbesondere pädagogischen Prinzipien, gelenkter Prozess der Vervollkommnung. Es zielt im Sinne einer Leistungsverbesserung durch planmäßiges und systematisches Einwirken auf die Auslösung von morphologischen (Muskelzellen, Kapillaren usw.), metabolischen (Stoffwechsel), funktionellen (koordinativ-technischer Bereich auf zentralnervöser und kognitiver Ebene) und psychischen Anpassungserscheinungen hin.

Eine wesentliche Voraussetzung für das erfolgreiche Training und damit das Erreichen von Anpassungen ist das Setzen von Belastungsreizen, um die Homöostase zu stören.

Homöostase ist ein dynamischer Gleichgewichtszustand biochemischer Prozesse und Funktionsabläufe im Organismus, der in der weitgehenden Konstanz physiologischer Funktionen (Körpertemperatur, Blutdruck, Blutzusammensetzung u.a.) zum Ausdruck kommt.

Wir unterscheiden 4 Arten von Belastungsreizen in der MTT:

1. unterschwellige Belastungsreize
2. überschwellig schwache Belastungsreize
3. überschwellig starke Belastungsreize
4. zu starke Belastungsreize – Überlastung

Merkmale eines Trainings in der MTT:

Planmäßigkeit

- Festlegen von Trainingszielen, -methoden, -inhalten und Organisationsformen
- ständige Kontrolle, tägliche Dokumentation
- regelmäßige Trainingssteuerung aufgrund eines Soll-Istwert-Vergleiches und daraus abgeleiteter Veränderung des Trainingsprogrammes (Anpassung an den täglich klinischen Befund)

Individueller Ausbildungsprozess

- Modifikation bezüglich der Pathologie
- individuell, optimal, effektiv

Systematik

- didaktisch methodisches Vorgehen
- Auswahl der Übungen nach Fähigkeitsniveau und sportlicher Eigenerfahrung

Pädagogischer Prozess

- Wissensvermittlung, Aufklärung über die Krankheit, gesundheitliches Verhalten
- selbständige Protokollierung des Trainingsplanes
- Motivation, Erreichung einer Complaince des Patienten

1.2 Prinzipien der Trainingsbelastung in der MTT

Voraussetzungen für eine optimale Belastungsgestaltung:

- genaue anatomische und biomechanische Kenntnisse
- Kenntnisse der Diagnose mit detailliertem Befund
- Kenntnisse zur Pathologie, Pathophysiologie und Neurophysiologie
- Kenntnisse über den Aufbau des Bindegewebes, der Regenerationszeiten und Entzündungsreaktionen
- Kenntnisse zu den OP-Techniken bezüglich der Vorgehensweise, Verankerung bei Transplantaten und Umbauphasen von Geweben
- genaue Einschätzung des Patienten in Bezug auf seine Konstitution, seine sportlichen und körperlichen Vorbelastungen (Erfahrungen) und seine derzeitigen motorischen Fähigkeiten
- Beachtung des täglichen Befundes
- Kenntnisse über die jeweilige Tagesbelastung

Zentrale Begriffe des Trainings und somit auch der Trainingstherapie sind Belastung und Anpassung als Ursache-Wirkung-Komplex.

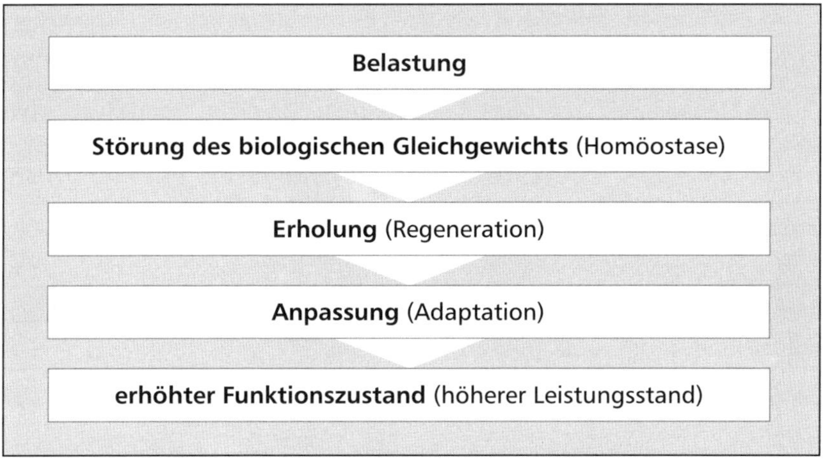

Abbildung 1: Training als biologische Ursache Wirkung Kette (aus Zintl)

Die Therapiebelastung umfasst im weitesten Sinne den Prozess der Auseinandersetzung des Patienten mit den an ihn durch die Therapie gestellten physischen, psychischen und intellektuellen Anforderungen unter der Zielsetzung der körperlichen Leistungsfähigkeit.

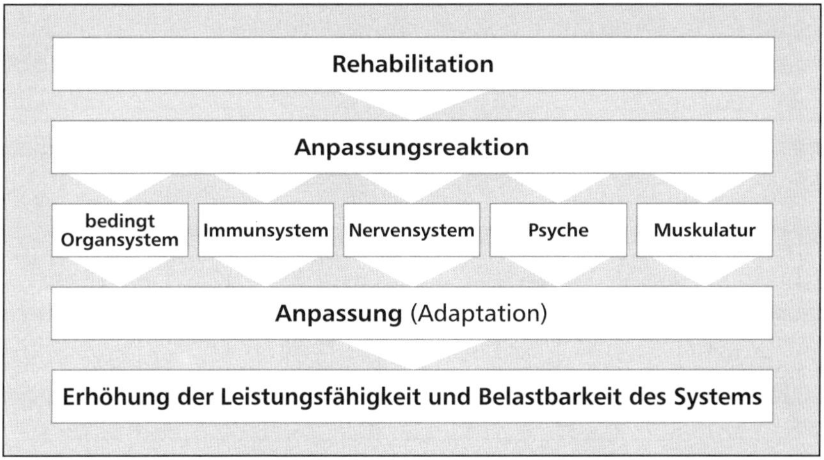

Abbildung 2: Anpassungsreaktionen bei der Rehabilitation (aus Meier)

Belastungsprinzipien:

1. Prinzip des trainingswirksamen Belastungsreizes

   Anpassungserscheinungen werden bei verschiedenen Reizstärken hervorgerufen und sind abhängig vom aktuellen Zustand des Patienten. Ab einer gewissen Heilungsphase ist auf die Reizstärke entsprechend des Therapieziels zu achten. Dies unterscheidet sich wesentlich von den sportwissenschaftlichen Erkenntnissen.

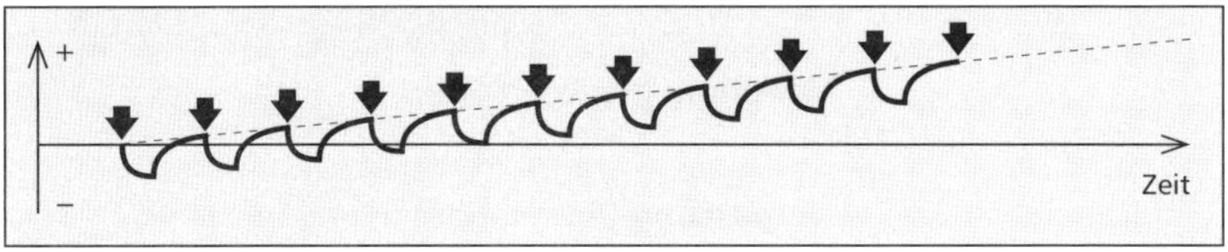

Abbildung 3: Optimal gesetzte Trainingsreize (aus Geiger)

2. Prinzip der progressiven Belastungsgestaltung

   Die Notwendigkeit der systematischen Erhöhung der Belastungsanforderungen ergibt sich aus der Tatsache, dass gleiche Belastungen über einen längeren Zeitraum an Wirksamkeit verlieren und keine Anpassungen mehr bewirken. Gleichzeitig besteht zwischen dem Belastungsniveau und dem IST-Zustand eine zunehmende Divergenz, die auch bei fortgeschrittenem Rehabilitationsverlauf und damit höherer Belastbarkeit ihre Gültigkeit hat. Um Anpassungserscheinungen hervorzurufen, müssen höhere Belastungen gesetzt werden. Eine Belastungssteigerung kann sowohl über die Veränderung der Belastungsfaktoren, als auch über eine Steigerung der koordinativen Anforderungen der jeweiligen Trainingsübungen erfolgen.

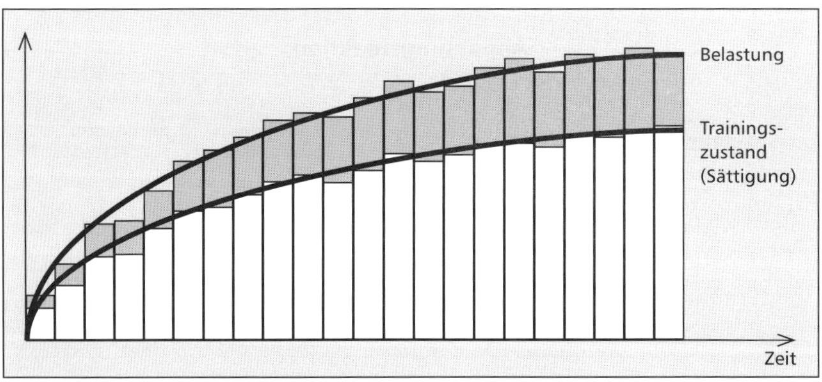

Abbildung 4: Das „Prinzip der progressiven Belastung" und die „nichtlineare" Leistungssteigerung (aus Letzelter)

3. Prinzip der optimalen Gestaltung von Belastung und Erholung

   Nach einer wirkungsvollen Belastung braucht der Organismus eine gewisse Zeit der Wiederherstellung (Erholung) des physischen und psychischen Leistungsniveaus, um eine erneute Belastung bei günstigen Voraussetzungen durchführen zu können. Belastung und Erholung bilden eine Einheit.

   Die Wiederherstellung der funktionellen und energetischen Potentiale erfolgt über das Ausgangsniveau hinaus. Man spricht von einer Superkompensation.

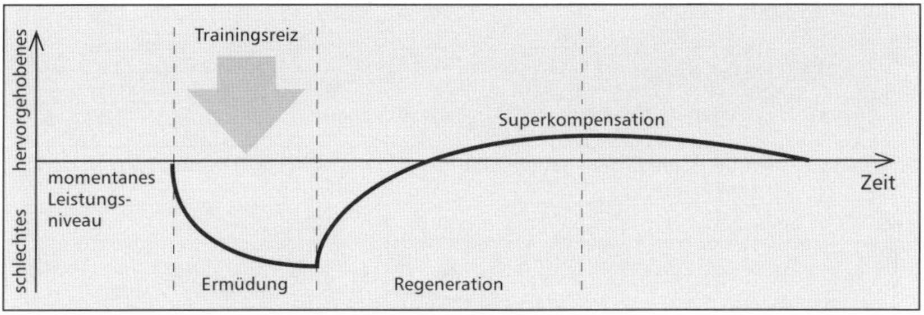

Abbildung 5: Prinzip der Superkompensation (aus Geiger)

Der Begriff der Superkompensation wird aufgrund seiner guten Anschaulichkeit häufig als Erklärungsmodell für alle Anpassungsvorgänge auf Trainingsbelastung verwendet. Die Superkompensation beschreibt aber nur die trainingsbedingten Veränderungen des Energiestoffwechsels. In der MTT ist der Begriff erst in der Phase 4 des Phasenmodells einer Rehabilitation wirklich von Bedeutung.

Im Folgenden werden einige allgemeine Wiederherstellungszeiten nach unterschiedlichen Belastungen genannt:

Belastungsform	Puls	Wiederherstellungszeit trainiert	Wiederherstellungszeit untrainiert	Belastungsform	Wiederherstellungszeit trainiert	Wiederherstellungszeit untrainiert
Regenerations- u. Fettverbrennungstraining	um 160−LA	0 Std.	0 Std.	Anaerobes Ausdauertraining	36 Std.	72 Std.
Extensives Ausdauertraining (Gesundheitstraining)	160−LA bis 180−LA	12 Std.	24 Std.	Kraftausdauertraining (hohe Wiederholungszahl u. geringe Widerstände)	24 Std.	48 Std.
Intensives Ausdauertraining	180−LA bis 200−LA	24 Std.	48 Std.	Maximalkrafttraining (z. B. Pyramidentraining)	36 Std.	72 Std.

Abbildung 6: Intensitätsbereiche, Puls und Wiederherstellungszeiten im Ausdauerbereich (aus Geiger) [LA=Lebensalter]

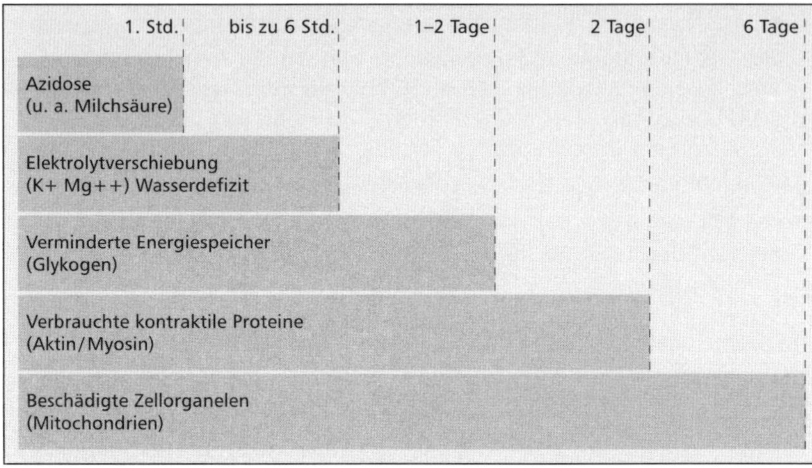

Abbildung 7: Die unterschiedlichen Regenerationszeiten biologischer Teilsysteme (aus Weineck)

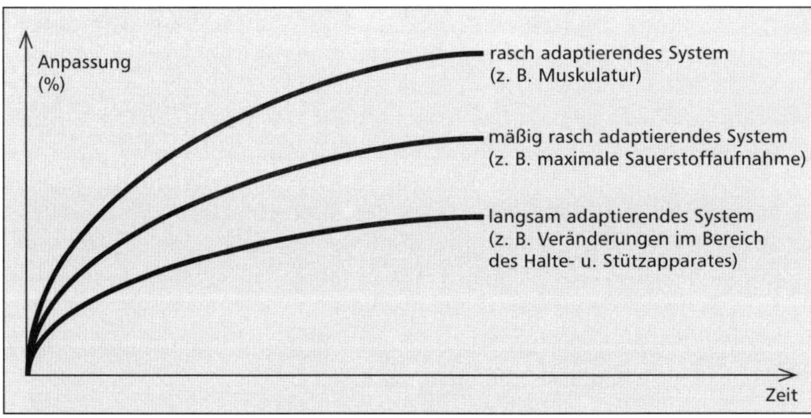

Abbildung 8: Das Adaptationsausmaß nach wiederholten trainingswirksamen Reizen bei unterschiedlich rasch adaptierenden Systemen (aus Weineck)

4. Das Prinzip der summierten Wirksamkeit

   Erst die Summation von mehreren Therapiereizen führt zu einer Leistungssteigerung. Allein diese Information kann für Patienten eine große Motivationskomponente darstellen.

5. Prinzip der kontinuierlichen Trainingsbelastung

   Trainingsunterbrechungen führen zur Leistungsstagnation oder zu Leistungsabbau. Dieses Prinzip hat Bedeutung für die MTT und muss dem Patienten unbedingt erklärt werden. Der Trainingstherapeut sollte bei der Auswahl seiner Trainingsinhalte eine Kontinuität in der Periodisierung beachten.

6. Prinzip der zielgerichteten Belastung

   Die Spezifik der Belastung muss beachtet werden, d.h. Pathologie, OP-Datum usw.

7. Prinzip der richtigen Reihenfolge beim Training mehrerer Fähigkeiten

   Aufgrund von unterschiedlich ablaufenden Ermüdungsreaktionen verschiedener Organsysteme, speziell der neuromuskulären Ermüdung, muss die richtige Reihenfolge bei der Schulung mehrerer Beanspruchungsformen innerhalb einer Trainingseinheit beachtet werden (Koordinations- vor Kraft- und Ausdauertraining).

1.3 Trainingssteuerung für die konditionellen Fähigkeiten

I. Die gesetzmäßigen Zusammenhänge zwischen den Faktoren der Belastung, der Entwicklung der körperlichen Leistungsfähigkeit und einzelner Leistungsfaktoren zu erkennen, ist eine vordringliche Aufgabe zur Vervollkommnung der Therapieplanung. Dabei ist Hauptaugenmerk auf die Steuerung der Belastungsanforderungen zu legen. Die Gestaltung der Belastungsanforderung erfolgt über die Belastungsfaktoren, Belastungsverfahren und über die Belastungsstruktur. Hierbei handelt es sich um drei Dimensionen, die in ihrer Einheit auf die Vervollkommnung der Leistungsfähigkeit wirken.

II. Erstes Steuerungsinstrument zur Gestaltung der Belastungsanforderungen in der MTT stellt die richtige Auswahl der Therapieübungen dar, die von der Zielstellung, der Pathologie bzw. dem Krankheitsbild, von der Konstitution und der Leistungsfähigkeit des Patienten abhängig sind.

Therapieübungen sind die wichtigsten Mittel zur körperlichen Leistungssteigerung. Sie sind einem sich ständig weiterentwickelnden Prozess unterworfen.

Gleichzeitig sind die genannten Voraussetzungen für eine optimale Belastungsgestaltung in die Entscheidung mit einzubeziehen. Die sich daran anschließende Bewegungsqualität stellt ein Hauptkriterium für die richtige Auswahl der Therapieübung dar. Sollte es zu Abweichbewegungen kommen, muss eine Modifikation der Übung vorgenommen werden, um nicht durch häufiges falsches Wiederholen der Übung ein pathologisches Bewegungsmuster anzubahnen und dieses dann zu automatisieren (z.B. Valgusstellung der Beinachse bei Stabilisationsübungen am Seilzug). Daraus ergibt sich die Notwendigkeit, dem Patienten durch verbale, taktile und/oder optische Informationen konkrete Hinweise für die durchzuführende Bewegungsaufgabe zu geben. Die Veränderung von Therapieübungen muss individuell angepasst erfolgen. Sie setzt ein sauberes methodisch didaktisches Herangehen sowie das Beherrschen eines methodischen Übungsaufbaus voraus. Dies gilt für die Entwicklung von konditionellen und koordinativen Fähigkeiten und schließt Übungen im freien Raum, sowie Übungen an Geräten (z.B. Legpress) ein. Erst nach richtiger Auswahl der Therapieübungen und Beherrschung dieser, im Sinne einer fehlerlosen Bewegungsqualität, spielen zur Belastungsgestaltung der Umfang, die Dauer, die Dichte sowie die Intensität eine wichtige Rolle. Dabei sollte beachtet werden, dass eine Steigerung des Umfanges bzw. der Dauer vor einer Steigerung der Dichte und der Intensität anzustreben ist.

III. ***Belastungsfaktoren*** / Trainingsparameter in der MTT

1. Intensität (Gewicht)
2. Umfang (Wiederholungen / Serien)
3. Dichte (Ruhepausen)
4. Dauer
5. Bewegungsqualität

1.1. Behandlungsintensität

... kennzeichnet die Stärke der Belastungsanforderung während der Ausführung einer Übung, einer Übungsserie in der Zeiteinheit. Die Behandlungsintensität wird im Wesentlichen durch die Stärke des Reizes bzw. durch die in der Zeiteinheit geleistete Arbeit in einer Übungsserie bestimmt. Bei der Behandlungsintensität wird hauptsächlich zwischen Bewegungsintensität und Behandlungsdichte unterschieden.

1.2. Bewegungsintensität

... bezieht sich darauf, dass die verschiedenen Therapieübungen mit unterschiedlich starkem Krafteinsatz, verschiedenartiger Bewegungsfrequenz, unterschiedlich schweren Lasten und mit verschiedener Geschwindigkeit ausgeführt werden können.

Man unterscheidet daher verschiedene Intensitätsbereiche:

sehr gering	20% – 35%
gering	30% – 50%
leicht	40% – 60%
mittel	50% – 75%
submaximal	70% – 90%
maximal	85% – 100%

Diese sind bei der Entwicklung konditioneller und koordinativer Fähigkeiten entsprechend dem Behandlungsziel einzusetzen.

Die Bewegungsintensität beeinflusst in Einklang mit den anderen Belastungsfaktoren das Entwicklungstempo und die Stabilität der Leistungsfähigkeit, sowie der einzelnen Fähigkeiten und Fertigkeiten.

2. Umfang

... kennzeichnet die Menge der in verschiedenen Trainingsabschnitten geplanten und absolvierten Belastungsanforderungen.

In enger Verbindung mit dem Faktor Intensität bestimmt er in konditionsorientierten Trainingseinheiten den Wirkungsgrad der Belastungsanforderungen. Beim Erlernen von Bewegungen und der Bewegungsanbahnung wirkt er auf die Leistungsentwicklung in enger Einheit mit dem Faktor Bewegungsqualität. Eine Belastung mit einer bestimmten Intensität wird erst voll wirksam, wenn sie einen entsprechenden Umfang erreicht. Der Umfang ist so zu gestalten, dass eine effektive Belastung des Patienten in der Therapie gesichert wird.

3. Dichte

... ergibt sich aus dem zeitlichen Verhältnis von Belastungs- und Erholungsphase in einer Einheit. Sie wird auch als Anzahl von Bewegungswiederholungen in der Zeiteinheit geplant und erfasst.

4. Dauer

... kennzeichnet den zeitlichen Umfang einer Übungsserie oder den Umfang der Einwirkungsdauer einzelner Reize.

5. Bewegungsqualität

... ist die Qualität der Bewegungsausführung gemessen am Leitbild bzw. Modell der jeweiligen (Alltags-) Bewegung.

Die Bewegungsqualität ist in der Mehrzahl vor allem ein Faktor zur Objektivierung der Belastungsanforderungen und nur bedingt zur Steuerung der Belastung nutzbar. Jede Übung sollte mit der bestmöglichen Qualität ausgeführt werden, die unter den gegebenen Aufgabenstellungen und Bedingungen möglich ist. Die Anforderung an die Bewegungsqualität hat daher auch wesentlichen Einfluss auf die Steuerung des Behandlungsumfangs und der Behandlungsintensität. Da aufgrund der bestehenden Pathologien eine genaue Festlegung der Behandlungsintensität mit Bestimmung der Maximalkraft beim Training sehr schwierig ist, kann eine Steuerung über die Anzahl der Wiederholungen erfolgen.

Die Kurve stellt die Beziehung zwischen Kraft und Wiederholungszahl bei einer gegebenen Bewegungsgeschwindigkeit dar:

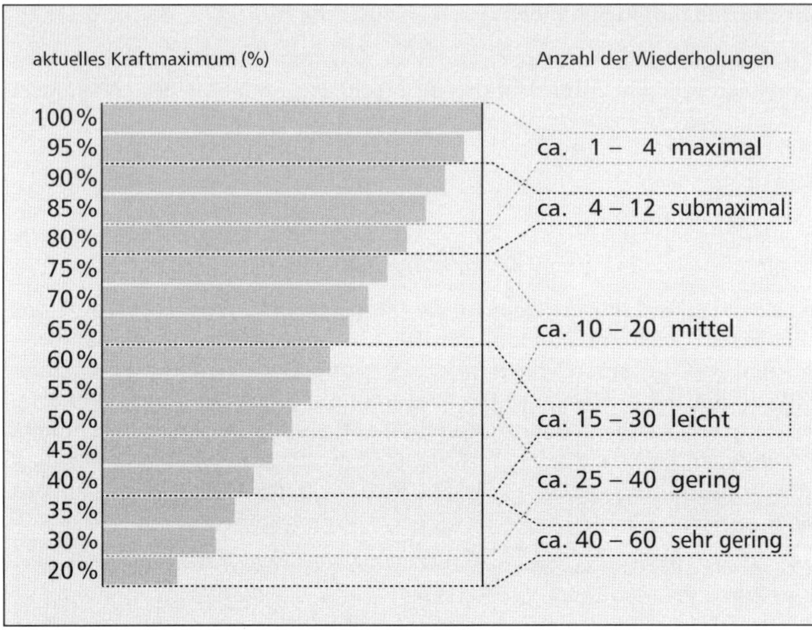

Abbildung 9: Reha Intensitätskurve Einzelwiederholungen (aus Meier)

Limitierende Faktoren in der MTT sind:

1. Pathologien
2. Schmerz
3. Bewegungsqualität

2 Motorische Beanspruchungsformen und Zusammenhänge konditioneller Fähigkeiten

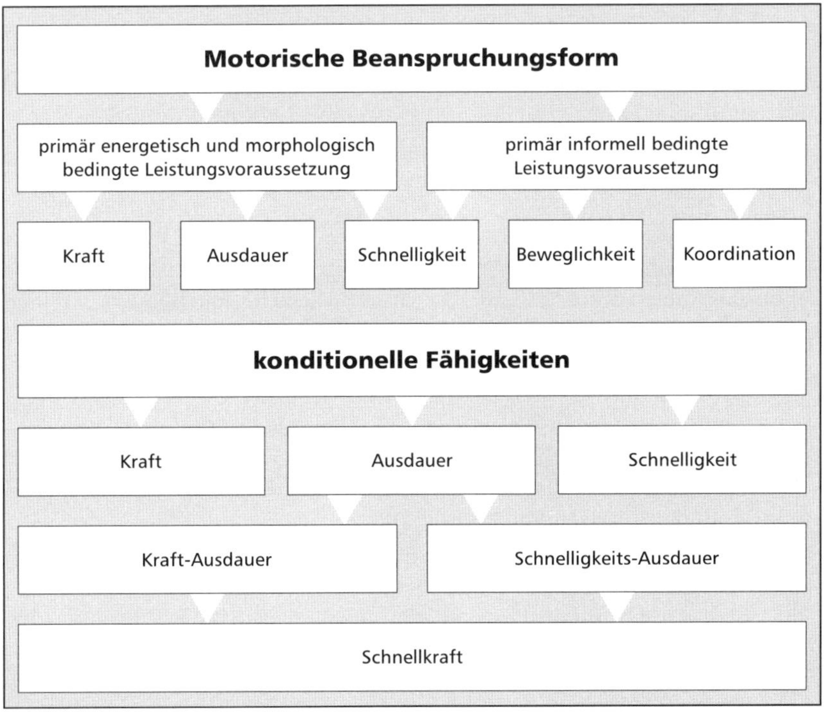

Abbildung 10: Motorische und konditionelle Beansprungungsformen (aus Meier)

3 Die Kraft

3.1 Erscheinungsformen der Kraft

Spätestens seit den Untersuchungen von Schmidtbleicher (1980) zur Bedeutung der Maximalkraft, muss davon ausgegangen werden, dass die Kraftausdauer, Schnellkraft und die Reaktivkraft als Teilkategorie der Maximalkraft anzusehen und daher sehr stark von deren Ausprägung abhängig sind.

Kraft

... ist die physikalische Ursache von Bewegungen bzw. Beschleunigungen frei beweglicher Körper (dynamische Wirkung der Kraft) oder der Deformation festgehaltener Körper (statische Wirkung der Kraft) sowie die Leistungsvoraussetzung, um durch Muskeltätigkeit äußere Widerstände zu überwinden bzw. äußeren Kräften entgegenzuwirken.

Maximalkraft

... ist die höchstmögliche Kraft, die das Nerv-Muskel-System bei maximal willkürlicher Kontraktion auszuüben vermag. Sie wird beeinflusst durch den physiologischen Querschnitt, die Muskelzusammensetzung und die inter- und intramuskuläre Koordination.

Aktuelles Kraftmaximum

... ist die höchstmögliche Kraft, die das Nerv-Muskel-System aufgrund der bestehenden Pathologien (ohne Hemmungen) aufbringen kann. Es ist eine wesentliche Voraussetzung für das therapeutische Training und kann sich täglich ändern.

Kraftausdauer

... ist die Größe der Widerstandsfähigkeit des Organismus gegen Ermüdung bei relativ lange andauernden Belastungen mit einer hohen Kraftkomponente. Die Qualität äußert sich in der Anzahl der erreichbaren Bewegungswiederholungen oder in der möglichen Zeitdauer der Kraftentfaltung (Haltearbeit) gegen einen bestimmten Widerstand.

Schnellkraft

... ist die Fähigkeit des neuromuskulären Systems, einen möglichst großen Kraftstoß in der zur Verfügung stehenden Zeit zu produzieren, sowie die Dauer, über die diese Kraftäußerung aufrecht erhalten werden kann. Sie wird beeinflusst durch die Rekrutierung und Frequenzierung einzelner motorischer Einheiten, den Muskelquerschnitt, die Muskelfaserzusammensetzung sowie durch eine gute Beweglichkeit in Verbindung mit der intermuskulären Koordination.

Reaktivkraft

... ist jene Muskelleistung, die innerhalb eines Dehnungs-Verkürzungs-Zykluses einen erhöhten Kraftstoß hervorruft. Sie ist abhängig vom Maximalkraftniveau, vom Elastizitätsverhalten des Muskel- und Sehnenapparates sowie dem Innervationsverhalten der Muskulatur (Voraktivierung, Reflexaktivität in der exzentrischen Phase, Inhibition, Aktivität in der konzentrischen Phase).

Reaktionskraft

... ist die Kraft, mit der der Organismus auf eine vorher nicht eindeutig bekannte Bewegung bzw. nicht vorhersehbare Reaktion eines beweglichen Körpers antworten muss.

Intermuskuläre Koordination

... ist das optimale Zusammenwirken aller an einem Bewegungsablauf beteiligten Muskeln.

Im therapeutischen Training müssen deshalb erreicht werden:

- die spezielle Aktivierung der Hauptmuskeln, die an einer Bewegung beteiligt sind,
- ein optimales Verhältnis von Agonisten und Antagonisten (Die Aktivierung muss gesichert sein, um eine Kokontraktion erhalten zu können).

Hauptziel: Kokontraktion ist Stabilisation.

Die intermuskuläre Koordination ist besonders für die Ausbildung des speziellen Kraftniveaus von Bedeutung, sie ist bewegungsspezifisch und nicht von einer Bewegung auf eine andere übertragbar.

Intramuskuläre Koordination

... ist das Vermögen, bei Bewegungen abgestuft über einzelne motorische Einheiten innerhalb eines Muskels verfügen zu können. Dadurch ist eine Feinabstufung der Krafterzeugung möglich.

Wird dieser Bereich durch Erhöhung der verlangten Kraft überschritten, kann eine weitere Kraftzunahme nur über die Aktivierung zusätzlicher motorischer Einheiten erfolgen.

Diese Zuschaltung wird als ***Rekrutierung*** bezeichnet und stellt den Hauptmechanismus zur Grobregulation der Krafterzeugung dar. Eine weitere Reserve der kurzzeitigen Kraftsteigerung stellt die ***Frequenzierung*** dar, d.h. die gleichzeitige Aktivierung der motorischen Einheiten eines Muskels. Die Bedeutung der intramuskulären Koordination besteht vor allem in der Erhöhung des allgemeinen Kraftniveaus.

3.2 Arbeitsweise, Kontraktionsform und Arbeitscharakter der Muskulatur

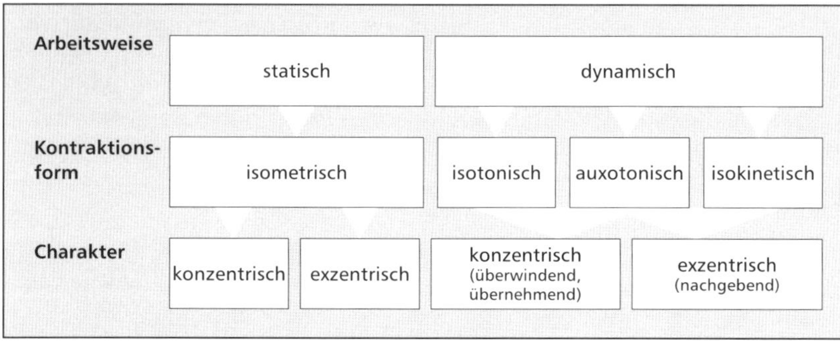

Abbildung 11: Arbeitsweisen der Muskulatur (aus Meier)

Grundlegend unterscheiden wir zwischen statischer und dynamischer Arbeitsweise des Nerv-Muskel-Systems.

1. Statische Arbeitsweise

   Innere und äußere Kraft entsprechen einander, d.h. die entgegengesetzte Wirkung dieser Kräfte ist ausgeglichen. Ansatz und Ursprung eines Muskels werden nicht angenähert. Es entsteht keine Bewegung.

2. Dynamische Arbeitsweise

   Innere und äußere Kraft befinden sich nicht im Gleichgewicht, d.h. die entgegengesetzte Wirkung der Kraft ist nicht ausgeglichen. Ansatz und Ursprung eines Muskels nähern sich an (konzentrisch) bzw. entfernen sich (exzentrisch). Es entsteht Bewegung.

Sowohl statische als auch dynamische Arbeitsweise sind mit unterschiedlichen Kontraktionsformen des Muskels verbunden.

1. Isometrische Kontraktion: Spannung (Kraft) verändert sich bei konstanter Muskellänge.
2. Isotonische Kontraktion: Der Muskel ändert seine Länge, nicht aber seine Spannung.
3. Auxotonische Kontraktion: Der Muskel muss sich, aufgrund der sich ständig verändernden Gelenkwinkel und Geschwindigkeiten, mit stets wachsender oder abfallender Spannung kontrahieren. Dies ist die Hauptform im Alltag.
4. Isokinetische Kontraktion: Die äußere Kraft wird trotz der sich ständig ändernden Hebelverhältnisse bzw. Drehmomente so hoch gehalten, dass das Nerv-Muskel-System in jeder Phase des Bewegungsablaufs gegen angepasste hohe Widerstände mit gleichmäßiger Geschwindigkeit tätig sein kann.

Sowohl während der statischen als auch während der dynamischen Arbeitsweise des Nerv-Muskel-Systems können die entfalteten Zug- oder Druckkräfte konzentrischen oder exzentrischen Charakter tragen.

1. Von konzentrischer Arbeit spricht man, wenn die Arbeit mit einer Verkürzung der tätigen Muskeln verbunden oder die Verkürzung angestrebt wird.
2. Von exzentrischer Arbeit spricht man, wenn die Arbeit mit einer Dehnung der verkürzten Muskeln verbunden oder die Dehnung angestrebt wird.

Bei der dynamischen Arbeitsweise nachgebenden Charakters ist das Nerv-Muskel-System in der Lage, etwa 10% bis 35% mehr Kraft zu entfalten als bei überwindender Tätigkeit. Das hat im Wesentlichen folgende Ursachen: Durch das Überwiegen der äußeren Kräfte wird die Muskelspannung erhöht. Durch die Dehnung werden unabhängig vom Willen weitere motorische Einheiten zugeschaltet. Die Wirksamkeit dieses Dehnungsreflexes, die sich letztlich in der Größe der zusätzlichen Kraftabgabe äußert, wird wesentlich von der Höhe der Muskelspannung vor Beginn der Muskeldehnung und von der Dehnungsgeschwindigkeit beeinflusst.

3.3 Neuromuskuläre Anpassungen

Reihenfolge der Anpassungen durch Krafttraining:

1. Biochemische Veränderungen nach wenigen Stunden:
   - Während der Kraftbelastung zeigt sich eine Verminderung der ATP- und KrP-Konzentration, die in der Pause wieder ausgeglichen wird.
   - Mittelfristig erfolgt eine deutliche Steigerung der Phosphatkonzentration.
   - Nach dem Training ist das Glykogendepot teilweise gelehrt.
   - Reflektorisch erfolgt ein Anstieg der Glykogenspeicher in der Skelettmuskulatur.

2. Steigerung des Kraftniveaus durch einen intermuskulären koordinativen Effekt:

   - Koordinativer Lerneffekt ist durch sicheren Umgang mit den Trainingsgeräten zu erreichen.
   - Das Zusammenspiel von Agonist und Antagonist ist zu optimieren.
   - Beteiligte Muskulatur ist in ihrem Einsatz zeitlich besser abgestimmt.
   - Ökonomischer Bewegungsablauf wird bewegungspezifisch erreicht.

3. Steigerung des Kraftniveaus durch eine verbesserte intramuskuläre Koordination:

   - Verbesserung der Rekrutierung von motorischen Einheiten
   - Erhöhung der Innervationsfrequenz
   - Sichtbare Anpassungen nach 6–8 Wochen

4. Steigerung des Kraftniveaus durch eine Muskelhypertrophie:

   - Zunahme der Querschnittsfläche der Skelettmuskelfasern
   - Steigerung der kontraktilen Proteine (Myofibrillenfläche und Myofibrillenzahl)
   - Messbare Umfangsverbesserungen nach 6–12 Wochen

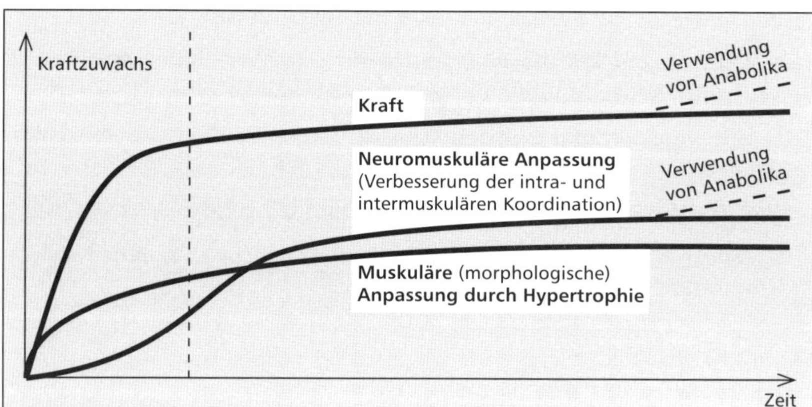

Abbildung 12: Muskuläre Anpassung an Krafttraining (aus Weineck)

3.4 Phasenmodell der Rehabilitation

Phase 1: Automobilisation, Arthron

1.1. Passive Automobilisation

- Belastungsarme, hubarme Mobilisation gegen die Schwerkraft
- Körpereigene Mobilisation ohne Geräte
- Verbesserung der Beweglichkeit der ossären, ligamentären, kapsulären, fascialen und muskulären Strukturen
- Verbesserung der bindegewebigen Verschiebbarkeit

1.2. Aktive Automobilisation

- Allgemeine oder spezifische Mobilisation gegen Widerstand
- Mobilisation mit Gerät, z.B. Seilzug
- Verbesserung der Beweglichkeit der ossären, ligamentären, kapsulären, fascialen und muskulären Strukturen
- Bewegungswahrnehmung
- Endgradige Bewegungsanbahnung
- Beginn der Koordinationsschulung

Intensität:	10–30 % des aktuellen Kraftmaximums
Wiederholungen:	5–15
Pausendauer:	1 min
Serienzahl:	1–4

Phase 2: Anbahnung, Sensomotorik, Koordination

- Bewegungsanbahnung
- Bewegungswahrnehmung
- Intermuskuläre Koordination
- Zusammenspiel von Agonist und Antagonist
- Koordinationstraining, Sensomotorik
- Neuromuskuläre Funktionsmuster
- Lokale Gelenkstabilisation
- Stabilisation über Kokontraktion mit Geräten, Seilzügen

Intensität:	10–35 % des aktuellen Kraftmaximums
Wiederholungen:	max. 30 sec
Pausendauer:	30–90 sec
Serienzahl:	2–6

Phase 3: Ausdauer, Kraftausdauer, Trophik

- Allgemeine Verbesserung der cardio pulmonalen Belastungsfähigkeit
- Lokales Muskelausdauertraining
- Allgemeine und lokale Verbesserung der Stoffwechsellage
- Verbesserung der Ermüdungswiderstandsfähigkeit der Strukturen

Intensität:	30–60 % des aktuellen Kraftmaximums
Wiederholungen:	20–40
Pausendauer:	1–2 min
Serienzahl:	3–6

Phase 4: Hypertrophie

- Wiederaufbau der Muskelmasse
- Vergrößerung des Muskelquerschnitts
- Stabilisation der Gelenke
- Anpassen der pathologischen Verhältnisse an die Rechts-Links-Symmetrie
- Kraftzuwachs

Intensität:	60–80 % der Maximalkraft
Wiederholungen:	8–12
Pausendauer:	2–5 min
Serienzahl:	3–6

Phase 5: Umsetzung

- Steigerung der neuromuskulären Kraftqualitäten
- Verbesserung der intramuskulären Koordination
- Muskelfaserspezifisches Umsetzen (Rekrutierungsfähigkeit)
- Aufbau der reaktiven Kraftqualitäten und Verbesserung der Reaktionskraft
- Beginn des Schnelligkeitstrainings

Intensität:	75–100 (120) % der Maximalkraft
Wiederholungen:	1–8
Pausendauer:	3–6 min
Serienzahl:	3–8

Phase 6: Spezialisierung

- Entwicklung vielfältiger Kraftqualitäten
- Verbesserung und Optimierung der Alltagsmotorik
- Verbesserung sportspezifischer Qualitäten und Bewegungsmuster
- Verbesserung spezifischer Bewegungsabläufe und der intermuskulären Koordination
- Verbesserung der Schnellkraft und Explosivkraft, Sprungübungen

Intensität:	20% der Maximalkraft und mehr
Wiederholungen:	3 und mehr
Pausendauer:	1 min und länger
Serienzahl:	3 und mehr

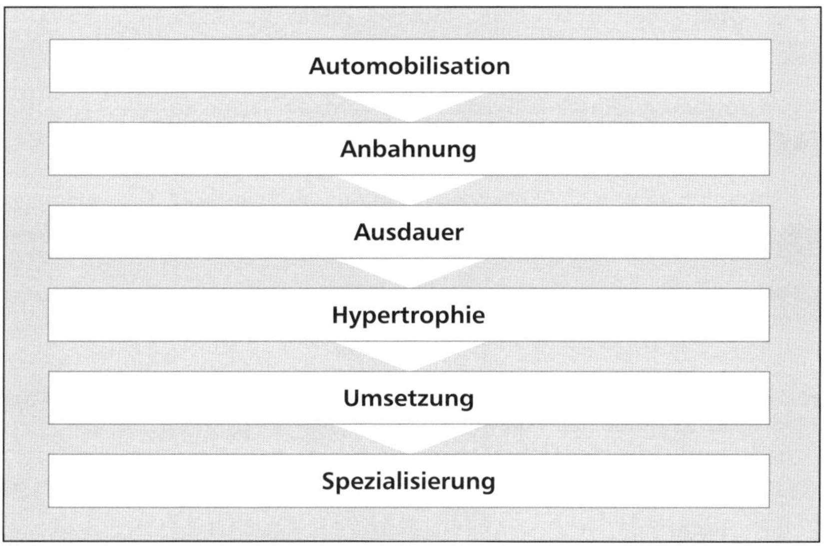

Abbildung 13: Das 6-Phasenmodell der MTT (aus Meier)

4 Die Ausdauer

4.1 Zum Problem der Ermüdung

Ausdauer

... ist die Fähigkeit, einer sportlichen Belastung physisch und psychisch möglichst lange widerstehen zu können und/oder sich nach sportlicher Belastung möglichst rasch zu erholen (nach Zintl).

Ermüdung

... ist eine vorübergehende (reversible) Minderung der Leistungsfähigkeit.

Ermüdungsursachen:

- Verarmung der Energiereserven (z.B. KrP, Glykogen)
- Anhäufung von Stoffwechselprodukten (Laktat, Harnstoff)
- Hemmung der Enzymaktivität durch Übersäuerung
- Elektrolytverschiebung (z.B. Kalium, Calcium an Zellmembran)
- Veränderung an Zellorganellen (z.B. Mitochondrien)
- Hemmungsprozesse im ZNS wegen monotoner Belastung
- Fehlende Motivation
- u.a.

Funktionen der Ausdauer:

1. Aufrechterhalten einer optimalen Belastungsintensität über einen möglichst langen Zeitraum
2. Minimierung unumgänglicher Intensitätsverluste bei längeren Belastungen
3. Sicherung einer hohen Bewegungsqualität bis zum Ende einer Bewegungsaufgabe
4. Erhöhung der Belastungsverträglichkeit
5. Beschleunigung der Wiederherstellung nach Belastung

4.2 Biologische Grundlagen der Energiebereitstellung

Die Energiebereitstellung bei körperlicher Arbeit und Sport kann folgende Energie-Liefermechanismen beanspruchen:

Phosphatspaltung (ATP, KrP u.a.) = anaerob alaktazid

Glykolyse (Glucose, Glykogen) = anaerob laktazid

Atmung (Glucose, Glykogen, Fettsäuren) = aerob

Zwischen folgenden vier Energiebereitstellungswegen wird unterschieden:

1. Anaerob alaktazider Prozess:
   Kreatinphosphat (KrP) + Adenosindiphosphat (ADP)
   ▶ Kreatin (Kr) + Adenosintriphosphat (ATP)

2. Anaerob laktazider Prozess (= anaerobe Glykolyse):
   Glucose (Glykogen) ▶ Laktat (Lac) + ATP

3. Aerober Prozess (= aerobe Glykolyse, oxidativer Glykogenabbau):
   Glucose (Glykogen) + O_2 ▶ CO_2 + H_2O + ATP

4. Aerober Prozess (= Lipolyse, oxidativer Fettabbau):
   freie Fettsäuren (FFS) + O_2 ▶ CO_2 + H_2O + ATP

Die beiden folgenden Abbildungen veranschaulichen die unterschiedlichen Energiebereitstellungen bei maximaler Beanspruchung in Abhängigkeit von der Zeit. Entsprechend der Belastungsintensität können diese sukzessiv, häufig aber auch parallel zur Anwendung kommen.

Substrat + Abbauart	Maximale Flußrate mmol/g/s	Verfügbarkeit in % der maximalen Flußrate	Maximale Einsatzdauer	Begrenzung durch
ATP, KrP anaerob alaktazid	1,6 – 3,0	100,0	7 – 10 s	Substraterschöpfung (KrP)
Glykogen anaerob laktazid	1,0	30,0	40 – 90 s	Enzymvergiftung (Übersäuerung)
Glykogen aerob glykolytisch	0,5	15,0	60 – 90 min	Substraterschöpfung (Glykogen)
Fettsäuren aerob lipolytisch	0,25	7,5	Stunden	praktisch unbegrenzt

Abbildung 14: Energetische Flußrate (aus Grosser, Starischka, Zimmermann, Zintl)

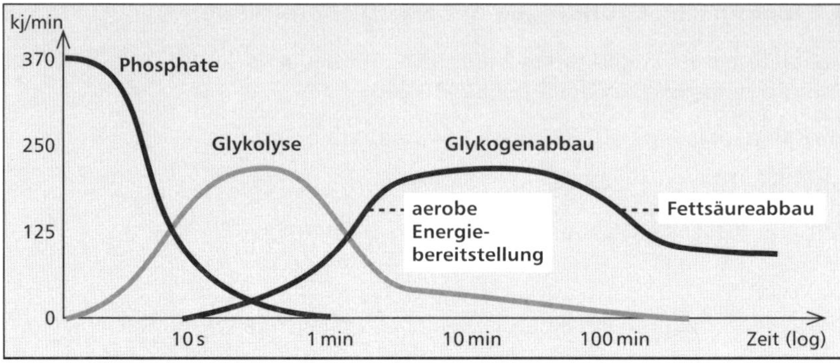

Abbildung 15: Möglichkeiten der Energiebereitstellung bei maximaler Beanspruchung in Abhängigkeit von der Zeit (aus Zintl)

4.3 Belastungskriterien zur Steuerung der Ausdauerfähigkeit in der MTT

Ein sehr leicht messbarer Parameter zur Bestimmung des Belastungszustandes des kardio pulmonalen Systems ist die Herzfrequenz. Sie kann mittels Herzfrequenzmesser über einen Brustgurt und telemetrischer Messung an der dazugehörenden Pulsuhr oder per Tasten an der Halsschlagader (Carotispuls) bzw. Speichenschlagader am Handgelenk (Radialispuls) gemessen werden.

Folgende Faktoren beeinflussen das Herzfrequenzverhalten:

- Arbeitsintensität und Belastungsdauer
- Psyche und Emotionen
- Medikamente (z.B. Betablocker)
- Klima und Wetter (Außentemperaturen)
- Trainingszustand und allgemeine Verfassung
- Alter (maximale Herzfrequenz = 220 – Lebensalter)

Bekannt ist, dass die Herzfrequenz zeitversetzt auf Belastungen während der Regenerationsphasen sowie auf körperinterne entzündliche Prozesse reagiert, woraus sich die Notwendigkeit des regelmäßigen Messens der Ruheherzfrequenz ergibt.

Eine individuelle Bestimmung der Ausdauerintensität einer Trainingsbelastung kann, unter Beachtung von Lebensalter und Trainingszustand, über folgenden Zusammenhang annähernd bestimmt werden:

$$\frac{\text{Belastungherzfrequenz} - \text{Ruheherzfrequenz}}{\text{maximale Herzfrequenz} - \text{Ruheherzfrequenz}} \times 100 = \text{Ausdauerintensität}$$

Zusätzlich findet man allgemein in der Literatur zur Bestimmung der Trainingsherzfrequenz folgende Berechnungen:

Trainingsherzfrequenz	= 200 – Lebensalter (ca. 80 % der VO_2 max)
	= 180 – Lebensalter (ca. 70 % der VO_2 max)
	= 160 – Lebensalter (ca. 60 % der VO_2 max)

In den letzten Jahren hat zur detaillierten Trainingssteuerung neben dem Messen der Herzfrequenz unter Belastung die Bestimmung der Laktatkonzentration im Blut an Bedeutung zugenommen.

Laktat

- ist das Salz der Milchsäure,
- ist das Endprodukt des anaeroben Stoffwechsels (Spaltung von Glucose/ Glykogen ohne Sauerstoff),
- entsteht in der arbeitenden Muskelzelle und reflektiert das metabolische Geschehen,
- wird auch in Ruhe gebildet (ca. 1 mmol/l) und durch die nicht belastete Muskulatur (30 %), in der Leber (50 %) sowie über Herz und Nieren (je 10 %) abgebaut bzw. eliminiert.

Die Unterteilung der Ausdauer aus trainingsmethodischer Sicht bezüglich der Belastungsintensität erfolgt in die Bereiche Grundlagenausdauer I und II.

Grundlagenausdauer I (GLA I)

Kriterien:
- aerobe Energiebereitstellung
- großer Anteil des Fettstoffwechsels aktiv
- Belastungsdauer mindestens 40 min
- mittlere Belastungsintensität von 70–80 % der maximalen Ausdauerleistungsfähigkeit
- Herzfrequenz altersentsprechend ca. 135–145 Schläge/min (180–LA)
- Laktat bis 2,5 mmol/l
- Belastung ohne Kompensation wiederholbar

Ziele:
- bessere Ökonomisierung aller Organe
- Ökonomisierung des Bewegungsablaufes
- verbesserte Kapillarisierung der Koronargefäße und der Skelettmuskulatur
- höhere Leistung bei gleichem Energieverbrauch
- Erhaltung bzw. Wiedergewinnung von Gesundheit und allgemeiner körperlicher Leistungsfähigkeit
- erhöhte Belastungsverträglichkeit und raschere Regeneration

Grundlagenausdauer II (GLA II)

Kriterien:

- gemischte aerobe anaerobe Energiebereitstellung
- geringere Umfänge mit höherer Intensität (< 30 min)
- Belastungsintensität von 75–85% der maximalen Ausdauerleistungsfähigkeit
- Herzfrequenz altersentsprechend ca. 160–170 Schläge/min (200-LA)
- Laktat 3–6 mmol/l

Ziele:

- Organismus bekommt Entwicklungsreiz zur Erhöhung der aeroben Kapazität
- Vergrößerung der VO_2 max (erhöhte O_2 Transportleistung)
- Erweiterung der Glykogenspeicher
- Schulung von Willenskraft und Durchhaltevermögen

Für ein zielgerichtetes Ausdauertraining im Rahmen der MTT können somit folgende Schwerpunkte gesetzt werden:

Regeneratives Ausdauertraining (Kompensationstraining)

Kriterien:

- 55–65% der maximalen Ausdauerleistungsfähigkeit
- Laktat unterhalb der 2-mmol/l-Schwelle
- Herzfrequenz altersentsprechend ca. 110–140 Schläge/min (160-LA)
- mindestens 15–20 Minuten täglich (z.B. Cool down)

Ziele:

- Unterstützung autoreparativer Stoffwechselprozesse und Verkürzung der Regenerationszeit
- Kompensationstraining für die nicht betroffenen unteren bzw. oberen Extremitäten, um bei Immobilisation bzw. unter Teilbelastung in Frührehabilitation durch eine vermehrte Sauerstoffzufuhr eine Beeinflussung der Matrix zu erreichen

Aerobes Ausdauertraining

Kriterien:

- siehe GLA I

Ziele:

- siehe GLA I

Eine Steigerung der anaeroben Ausdauerkapazität stellt in der MTT kein vorrangiges Trainingsziel dar.

4.4 Methodik des Ausdauertrainings in der MTT

Dauermethoden:

- ununterbrochene langandauernde Belastung
- primär aerobe Energiebereitstellung durch niedrige Belastungsintensität

Dauermethoden

kontinuierliche DM	variable DM	Fahrtspiel
Gleichbleibende Intensität (z.B. 150 HF/min) bzw. Geschwindigkeit (z.B. 12 km/h)	(= Tempowechselmethode) Planmäßiger Wechsel der Intensität innerhalb einer gewissen Bandbreite (z.B. 140 – 160 HF/min)	Unplanmäßiger Wechsel (geländebedingt oder nach subjektivem Befinden) der Belastungsintensität von niedrig bis maximal (z.B. Gehen bis Sprint)

Abbildung 16: Varianten der Dauermethoden (aus Zintl)

Intervallmethoden:

- planmäßiger Wechsel zwischen Belastungs- und Erholungsphasen
- Prinzip unvollständiger (lohnender) Pausen
- Erholungskriterium: Herzfrequenz von ca. 120–130 Schläge/min

Ziel:

- Aktivierung der gemischt aerob anaeroben Energiebereitstellung (Glykogen)

Intervallmethoden

nach Belastungsintensität	nach Belastungsdauer
▸ extensive Intervallmethode (Belastungsintensität: geringer Pause: kürzer)	▸ Kurzzeit IM (15 – 60 sec; meist ca. 20 sec)
▸ intensive Intervallmethode (Belastungsintensität: höher Pause: länger)	▸ Mittelzeit IM (1 – 3 min; meist ca. 60 sec)
	▸ Langzeit IM (3 – 8 (15) min; meist ca. 3 min)

Abbildung 17: Varianten des Intervalltrainings (aus Zintl)

III Koordination und Propriozeption

Einen besonderen Schwerpunkt in der Medizinischen Trainingstherapie stellt der Bereich der Koordination dar. Die methodische Entwicklung der koordinativen Fähigkeiten findet in jeder Phase des Rehabilitations Phasenmodells ihren Platz.

1 Propriozeption

Nachdem auch der Begriff der Propriozeption in neuerer Zeit immer mehr bemüht wird, soll versucht werden, Klärung in diesen Bereich zu bringen. Was bedeutet nun Propriozeption?

Definition:

„Unter Propriozeption versteht man die Zusammenfassung von Sinneseindrücken, die durch Reizung von Muskeln, Sehnen und Gelenkrezeptoren zustande kommen." (Schmidt, Neuro und Sinnesphysiologie, S. 232)

Oben genannte Sinneseindrücke sind z.B. Muskellänge oder Gelenkstellung, was auch als Tiefensensibilität bezeichnet wird. Da sich unser ganzes Leben neurophysiologisch gesehen über Reizaufnahme, Reizmeldung, Reizverarbeitung und Reizantwort abspielt, sind Rezeptoren für uns wichtig. Sie erfassen Reize von peripher und leiten sie an das ZNS weiter. Sie wandeln auch die Sinnesreize in Aktionspotentialfolgen um, die dann dem ZNS weitergeleitet werden.

In der quergestreiften Muskulatur finden wir verschiedene Arten von Rezeptoren, z.B. die Muskelspindel, die Golgi-Sehnenorgane, Vater-Pacini-Körperchen, Ruffini-Körperchen und die freien Nervenendigungen oder Nozizeptoren. Für die Propriozeption und die Umsetzung in der Medizinischen Trainingstherapie sind neben den Rezeptoren der quergestreiften Muskulatur auch die Exterorezeptoren der Haut und die Telerezeptoren des Auges von Bedeutung. Information von peripher nach zentral bezeichnet man als Afferenzen, die Reaktion des ZNS in die Peripherie wird als Efferenz bezeichnet. Welche Aufgaben habe nun die verschiedenen Rezeptoren?

2 Rezeptoren

2.1 Die Muskelspindel

Die Muskelspindel informiert über die Muskellängenänderung oder die Geschwindigkeit der Muskellängenänderung. Die Antwort des ZNS ist häufig eine Kontraktion der intrafusalen Muskulatur.

2.2 Die Golgi-Sehnenorgane

Sie messen die Spannung der Muskelsehneneinheit. Eine häufige Antwort des ZNS auf Information ist eine Hemmung der muskulären Tätigkeit.

2.3 Die Vater-Pacini-Körperchen

Diese in der Gelenkkapsel im Bindegewebe und im Periost liegenden Rezeptoren messen Vibration und nehmen Beschleunigung wahr. Sie liegen in der ventralen und dorsalen Kapsel.

2.4 Die Ruffini-Körperchen

Sie messen den intraartikulären Druck und melden Gelenkpositionen an das ZNS. Sie sind in der Gelenkkapsel und im Bindegewebe angesiedelt.

2.5 Die freien Nervenendigungen oder Nozizeptoren

Sie liegen teilweise intraartikulär, z.B. am Kniegelenk im Bereich der Kreuzbänder, und signalisieren unphysiologische und grenzwertige Zustände im Gelenk. Diese Nozizeptoren sind im Endeffekt Schadensmelder, die unter anderem über drohende oder bestehende Gefahren für den menschlichen Organismus Meldung an das ZNS erstatten. Da sie sich vorwiegend im fibrösen Anteil der Gelenkkapsel aufhalten, reagieren sie auf

- anhaltenden Druck der Gelenkkapsel,
- unphysiologische Stellung,
- brüske Bewegungen,
- Verschmälerung des Discus intervertebralis,
- Frakturen,
- Dislokationen der Facetten,
- chemische Reizung,
- interstitielles Ödem bei Entzündungen.

Die Antwort des ZNS ist häufig ein reflektorisch tonischer Einfluss auf die Muskulatur, ebenso auf das respiratorische und cardio-vasculäre System. All diese Rezeptoren haben die Aufgabe, den Koordinationsprozess im menschlichen Körper zu steuern durch:

1. Informationsaufnahme
2. Informationsaufbereitung
3. Programmierung
4. Antizipation
5. Soll-Istwert Vergleich
6. Efferente Impulsgebung

3 Koordination

3.1 Analysatoren

Der menschliche Körper kann sich über folgende Analysatoren in seiner Umgebung zurechtfinden:

- kinästhetischer Analysator
- taktiler Analysator
- statico dynamischer Analysator
- optischer Analysator
- akkutischer Analysator

In der Medizinischen Trainingstherapie spielt im Rahmen der Schulung von koordinativen Fähigkeiten das propriozeptive Training eine wichtige Rolle.

Das Training auf instabilen Unterlagen z.B. stellt eine Stimulation der Gelenkrezeptoren dar und verfolgt das Ziel eine fehlende, geschädigte oder fehlgesteuerte neuromuskuläre Reaktionsbereitschaft wiederherzustellen. Man ist bemüht, Gleichgewichtssicherung, Autostabilisation und sensomotorische Fähigkeiten beim Patienten zu verbessern.

3.2 Einteilung der koordinativen Fähigkeiten

Koordinative Fähigkeiten sind vorwiegend durch die Prozesse der Bewegungssteuerung und -regelung bedingte Leistungsvoraussetzungen (nach Hirtz). Sie umfassen das Vermögen, Bewegungen relativ schnell zu erlernen und motorische Handlungen in vorhersehbaren sowie unvorhersehbaren Situationen sicher und effektiv zu beherrschen (nach Frey). Koordinative Fähigkeiten sind eine wichtige Leistungsvoraussetzung für die Bewältigung fast aller Bewegungen. Sie entwickeln sich auf der Basis zentralnervöser Funktionsmechanismen. Ihre Ausprägung zeigt sich im schnellen Erlernen motorischer Fertigkeiten, in der Verfügbarkeit in variablen Situationen und in einer hohen Bewegungsökonomie.

Im Folgenden wird eine Unterteilung in sieben koordinative Fähigkeiten vorgenommen, die in unterschiedlicher Ausprägung in allen sportlichen Bewegungsabläufen vorkommen.

- Kopplungsfähigkeit

  zur Koordinierung von Teilkörper und Einzelbewegungen in Beziehung zur Ganzkörperbewegung

- Orientierungsfähigkeit

  zur Bestimmung und Veränderung der Lage und Bewegung des Körpers in Raum und Zeit

- Differenzierungsfähigkeit

  zum Erreichen einer hohen Feinabstimmung einzelner Bewegungsphasen und Teilkörperbewegungen (Bewegungsgenauigkeit und Bewegungsökonomie)

- Gleichgewichtsfähigkeit,

  um den gesamten Körper im Gleichgewichtszustand zu halten oder während und nach Bewegungshandlungen diesen Zustand beizubehalten oder wiederherzustellen

- Reaktionsfähigkeit

  zur schnellen Einleitung und Ausführung zweckmäßiger kurzzeitiger, motorischer Aktionen auf ein Signal hin

- Rhythmisierungsfähigkeit,

  um einen von außen vorgegebenen Rhythmus zu erfassen und motorisch zu reproduzieren

- Umstellungsfähigkeit

  als Folge von Situationsveränderungen das Handlungsprogramm den neuen Gegebenheiten anzupassen

3.3 Trainingssteuerung für die koordinativen Fähigkeiten in der MTT

Im Mittelpunkt der Schulung der koordinativen Fähigkeiten steht das Erlernen und Beherrschen neuer, vielseitiger Bewegungsfertigkeiten bzw. das Wiedererlernen von präoperativen und prätraumatischen Bewegungsabläufen. Dazu ist ein gezieltes methodisches Vorgehen unerlässlich. Voraussetzung für eine Belastungssteigerung ist das Beherrschen der Bewegungsaufgabe in einer fehlerlosen Bewegungsqualität. Eine ständige Niveauerhöhung der koordinativen Fähigkeiten kann nur durch Setzen neuer Reize erreicht werden. Durch den sehr schnellen motorischen Lerneffekt muss eine Variation der koordinativen Übungen teilweise täglich im Sinne der Belastungssteigerung vorgenommen werden.

Das methodische Vorgehen beeinflusst die Wirkungsrichtung der verwendeten Therapieübung. Variationen sind möglich durch:

- Veränderung der Ausgangsstellung

  eine mögliche Reihenfolge: Sitz, Kniestand, Schlussstand, Schrittstellung, Ausfallschritt, Einbeinstand

- Veränderung der Bewegungsausführung

  Abwandlung einzelner Bewegungsphasen oder Teilkörperbewegungen

- Veränderung der äußeren Bedingungen

  z.B. Üben mit unterschiedlich großen und schweren Handgeräten

- Veränderung der Unterstützungsfläche

  z.B. Verkleinerung, Vergrößerung, labile und instabile Unterlagen

- Kombination von Bewegungsfertigkeiten

  Verbindung der erworbenen Bewegungsfertigkeiten nacheinander (sukzessiv) oder gleichzeitig (simultan)

- Veränderung der Informationsaufnahme

  optische, akkustische, vestibuläre, taktile und kinästhetische Information für Bewegungssteuerung (wichtig), Ergänzung durch Zusatzinformationen (Kieselstein unter Großzehengrundgelenk, Tape, Bandage, Spiegel, Podoskop) und Einschränkung der Informationen (Blick nach oben, geschlossene Augen, instabiler Untergrund)

- Üben unter Zeitdruck

  Beachtung sowohl der Zeit bzw. Anzahlmessung, als auch der Richtigkeit der Bewegungsausführung

- Üben nach Vorbelastung

  vorher Konditionstraining, um eine nervale Ermüdung hervorzurufen (z.B. 30 Sek. Skippings auf Weichbodenmatte, danach Stand auf einem instabilen Koordinationsgerät)

3.4 Grundprinzipien des Koordinationstrainings

- Erst die Qualität der Ansprechbarkeit der funktionstüchtigen Propriozeptoren verbessern, d.h. Wahrnehmung am Anfang schulen!
- Beim Erlernen von neuen Bewegungsabläufen als erstes eine Bewegungsvorstellung durch optische und/oder verbale Informationen schaffen!
- Bei Übungen im Sitz und Stand als erstes funktionell richtige Fußstellung (aktiver Fuß) erarbeiten!
- Auch beim Training entfernter Gelenke stets physiologische Körperhaltung einnehmen (z.B. Kopfstellung)!
- Stets absolute Schmerzfreiheit bei Übungen zur Schulung der Tiefensensibilität anstreben. Wenn möglich, reflektorische Hemmungsmechanismen durch Narbengewebe, Haut und Gelenke beseitigen!
- Vom Leichten zum Schweren!
- Vom Einfachen zum Komplexen (Bewegungskopplung)!
- Von geführter und unterstützter Bewegung zu freien Bewegungsabläufen!
- Beidbeinig vor wechselbeinig vor einbeinig!
- Mit Übungen ohne Widerstand beginnen, dann Widerstand setzen (Führungswiderstand)!
- Erst Bewegungen am Ort, dann in der Fortbewegung!
- Erst vorwärts, dann seitwärts, dann rückwärts, dann Rotationsbewegungen!
- Erst Bewegungen mit, dann ohne Armeinsatz!
- Konzentrische vor exzentrischer Muskelarbeitsweise!
- Erst Sprünge nach oben, dann Sprünge nach vorn, dann Sprünge nach unten!
- Bezüglich der Dämpfung erst weichen Untergrund, dann harten Untergrund!
- Bezüglich der koordinativen Anforderung erst harten Untergrund, dann weichen Untergrund!
- Unterscheide instabilen (harten) und labilen (weichen) Untergrund!

IV Praxisteil

1 Rumpfstabilisation

1.1 Lokale Stabilisation

Seit Jahren hat das Rumpfstabilisationstraining in der Trainingstherapie seinen festen Platz. Gerade und schräge Bauchmuskulatur, oberer und unterer Anteil, gerade und schräge Rückenmuskulatur, seitliche und rotatorische Kette, alles wird mit körpereigenen Übungen, an Kraftgeräten, mit der freien Hantel oder mit elektronisch und isokinetisch unterstützten Geräten trainiert. Natürlich wissen wir um die Zusammenhänge von Fuß-, Knie- und Hüftproblemen mit Becken- und Lendenwirbelsäuleninstabilitäten. Man spricht von Ursache-Folge-Ketten, von Erstverletzung und Folgetrauma, von „Herden", die an anderen Stellen am Körper die Symptome auftreten lassen. Die Liste ist unerschöpflich. Und häufig findet man eine Beteiligung der Rumpfmuskulatur.

Neuere Erkenntnisse über den Aufbau unserer Rumpfstabilisatoren, aber vor allem die Trainingsdosierung ergeben neue Denkansätze.

Besonders gerne spricht man über den Begriff der Instabilität. Wenn etwas instabil ist, muss man es eben stabilisieren. Leider ist schon der Begriff Instabilität nicht klar definiert. Man kann nicht nur davon ausgehen, dass Gelenke „ausgeleiert" sind, sondern muss auch das neuromuskuläre System im Auge haben. Funktioniert die Innervation nicht, kann der Muskel nicht funktionieren und richtig reagieren.

Primär stellt sich jedoch die Frage, welche Muskeln können denn überhaupt die Wirbelsäule stabilisieren? Welche Muskeln können solchen segmentalen Instabilitäten entgegen arbeiten? Wie kann ich diese Muskeln innervieren und trainieren? Mit welchen Übungen und Ausgangsstellungen und mit welcher Dosierung kann mir das gelingen?

Schon Bergmark hat über die Bedeutung der „lokalen" Stabilisatoren geschrieben. Hodges, Richardson und ihre Studiengruppen haben uns die Ideen wieder näher gebracht. Lephart informierte uns über Dosierungen.

Wie müssen unterscheiden zwischen bewegenden und stabilisierenden Muskeln an den verschiedenen Columnen der Wirbelsäule. Die bisher häufig angewendeten dynamischen Trainingsübungen beschäftigen sich mit gerader und schräger Bauchmuskulatur, gerader und schräger Rückenmuskulatur und gegebenenfalls mit der seitlichen Rumpfmuskulatur. Diese Muskeln haben primär bewegende Funktion. Auch anatomisch gesehen bilden sie eher einen Mantel um die „kleinen" Muskeln, die segmental die Wirbelsäule stabilisieren. Zu den lokalen Stabilisatoren der Lendenwirbelsäule zählen wir den m. transversus abdominis, die spinalen Muskeln, mm. multifidii, mm. rotatores, dazu das Zwerchfell und den Beckenboden. Wenn diese Muskeln in ihrer Gesamtheit innerviert sind, kann man von „lokaler Stabilisation" sprechen. Für die Halswirbelsäule sollen vor allem der m. longus capitis, der m. longus colli, die tiefe Nackenmuskulatur, sowie der m. multifidus und der m. spinalis diese Funktion übernehmen.

Der Literatur (Wilke et al. ,1995) entnehmen wir, dass das gesamte „spinale System" für die Stabilisation im Segment ohne Bewegung zu 60% verantwortlich ist, d.h., wenn wir gerade stehen, übernimmt diese Muskelgruppe 2/3 der Arbeit.

Weiterhin beschreibt Cresswell et al. 1995, dass bei allen schnellen Bewegungen des Rumpfes und der Extremitäten der m. transversus abdominis aktiviert wird und dies nicht erst, wenn die Bewegung beginnt, sondern schon davor. Dieser „feed-forward"-Mechanismus konnte durch EMG-Abnahmen eindrucksvoll dokumentiert werden.

Wie kann man nun diese Muskeln spezifisch ansprechen und mit welcher Intensität sollen sie trainiert werden? Interessant sind die Dosierungshinweise, die uns die Literatur liefert. Sie werden mit einer Intensität von unter 25% der Maximalkraft am besten erreicht. Dies bedeutet, dass wir uns in der gängigen Trainingslehre im sensomotorischen oder koordinativen Training befinden, während für die bewegenden Muskeln die Intensität für ein effektives Training erst ab 40% der Maximalkraft beginnt.

Um diese Muskeln zu innervieren, ist primär also Konzentration erforderlich, nicht Bewegung. Das bedeutet, man soll auf folgende Aspekte achten:

Die natürliche Schwingung der Lendenwirbelsäule ist die Lordose. Diese Lordose ist etwas Gutes und soll keineswegs verhindert werden. Dementsprechend wird die Lordose in einem Mittelmaß eingestellt, für jeden Menschen individuell. Nun soll der Nabel leicht eingezogen werden, ohne die Lordose aufzuheben. Dies allein stellt für viele Patienten schon eine Schwierigkeit dar, weil häufig soviel Intensität dafür verwendet wird, dass die Lendenwirbelsäule „bewegt" wird. Der therapeutische Hinweis ist dann, die Intensität deutlich zu verringern. Das ist Koordinations- und Konzentrationsarbeit, also kortikale Ermüdung.

Automatisch werden mit dieser Aktion auch die kleinen Rückenmuskeln aktiviert. Weiterhin gilt es nun den Beckenboden leicht anzuspannen, erwiesenermaßen kein leichtes Unterfangen. Um das Zwerchfell zu aktivieren, kann eine sanfte Pressatmung eingestellt werden.

Sowohl die Rückenlage, als auch der Vierfüßlerstand sind hierfür gute Ausgangsstellungen (vgl. Praxisteil S. 44). Wenn man diese „Choreographie" der lokalen Stabilisatoren gespeichert hat, wird das dynamische Training der Bewegungsmuskeln erfolgreich sein.

Wir kennen im Krafttraining, aber auch im Rehatraining, verschiedene Phasen mit den spezifischen Anforderungen. Wenn wir das 6-Phasen-Modell der Medizinischen Trainingstherapie bemühen, befinden wir uns in der Vorbereitungsphase zum Krafttraining, in der koordinativen und sensomotorischen Phase mit dem Ziel der Innervation und Anbahnung von Muskelaktionen.

Man könnte es so beschreiben, dass vor dem Rumpftraining die lokalen Stabilisatoren „eingeschaltet" werden müssen (Tab. 2). Somit beginnt das Training der Rumpfmuskulatur mit der Aktivierung dieser Muskeln.

Nachbehandlungskonzept der „instabilen Wirbelsäule" im Sport

lokale Aktivität

globale Aktivität

– frontal

– lateral

– rotatorisch

Um diese Aktivität zu erreichen, versuchen wir den Hinweis aus der Literatur umzusetzen, dass unser System bei allen schnellen Bewegungen des Rumpfes und der Extremitäten die lokalen Stabilisatoren voraktiviert. Also versuchen wir die Stabilisationsübungen mit schnellen, aggressiven Reizen zu koppeln.

Wenn man Turner betrachtet, so sieht man häufig einen sehr guten Muskelstatus. Natürlich müssen im Besonderen die statischen Muskeln bei den Haltefiguren an den Ringen oder am Barren perfekte Arbeit leisten. Daher hat man versucht, die durchaus bekannten Rumpfstabilisationsübungen mit instabilen und labilen Unterlagen zu kombinieren.

Bekannt sind die Übungen auf dem Pezziball. Dieses Medium ist sehr ansprechend, jedoch die Reize sind teilweise etwas „träge", ebenso die Übungen auf Kreisel oder Wackelbrettern. Seile hingegen bringen gute Voraussetzungen mit, um die stabilisierenden Muskeln zu aktivieren.

1.1.1 Sling Trainings Therapie

Daraus hat sich die „Sling Trainings Therapie", kurz STT, entwickelt, aufbauend auf die „Sling-Exercise-Therapy". Alles was an Seilen von der Decke hängt oder zwischen Wänden aufgespannt ist, wird genutzt. Hier sollen nun einige Möglichkeiten gezeigt werden, wie man Übungen gestalten kann. Die Seile alleine können aber die lokale Stabilisation nicht erreichen. Die vorher angesprochenen Einstellungen der Wirbelsäule sind elementar und die Konzentration auf das „Einschalten" der Muskeln ist wichtig.

Natürlich kennen Physiotherapeuten den Schlingentisch . Gerne kann man sich auch dieses Gerätes bedienen. Allerdings sollten die Seile eine Mindestlänge von eineinhalb Metern haben. Auch die Ringe in der Sporthalle oder die Kletterseile bieten eine gute Basis für die „Aktivierung" der lokalen Stabilisation.

Es bietet sich ein ungeahntes Reservoir an Übungsvarianten an. Man sollte auch die Theorie und die Umsetzung der Literatur nicht als oberstes Ziel sehen, sondern die Übungsvielfalt. Somit ist gerade ein sonst eher eintöniges Rumpfstabilisationsprogramm interessant und abwechslungsreich zu gestalten. Die Umstellung der Trainingsprogramme hat gezeigt, dass die Stabilisation des Rumpfes mithilfe dieser schnellen und aggressiven Reize zum Ziel führt und die Vielfalt von Kraftqualitäten steigert. Eine kleine Auswahl von Übungen mit dem Sling Trainer soll zur Nachahmung animieren.

Erkenntnisse und Ansätze zur Rumpfstabilisation:

> Es gibt bestimmte Muskeln, die vorwiegend für die Haltearbeit zuständig sind, die „lokalen Stabilisatoren".

> Die Dosierung für eine Innervation ist eher niedrig, um die Bewegungsmuskeln nicht zu aktivieren.

> Es handelt sich um Übungen für Konzentration, Koordination und Sensomotorik.

> Man trainiert hauptsächlich mit dem eigenen Körpergewicht oder Teilen des Körpergewichts (geschlossene kinetische Kette).

> Man kombiniert die Übungen mit schnellen, aggressiven Reizen und instabilen Unterstützungsflächen.

Nachdem die Rumpfstabilisation fester Bestandteil der Medizinischen Trainingstherapie ist, sollte man diese Art des sensomotorischen Trainings mit einfließen lassen.

1.1.1.1 Sling Trainings Therapie Ventrale Kette

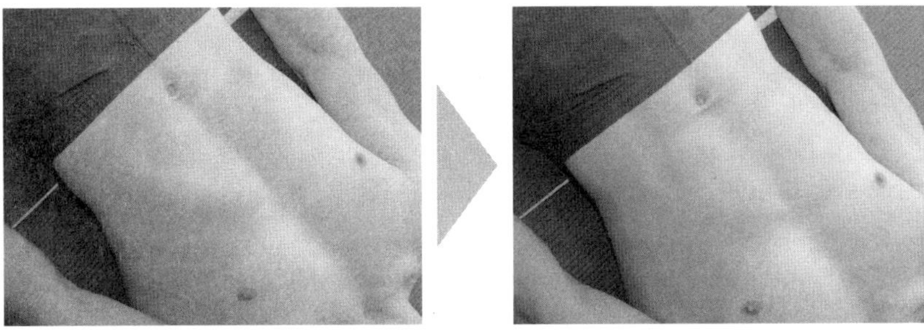

Der Patient liegt am Rücken, die Beine sind gestreckt, der Kopf abgelegt, die Arme liegen neben dem Körper. Nun soll der Patient seine physiologische, schmerzfreie Lordose einstellen. In dieser Position zieht er seinen Nabel leicht ein und Richtung Nase. Die Anspannung ist so fein dosiert, dass keine Bewegung zu sehen ist. Die Anspannungsdauer sollte 30 min. nicht überschreiten.

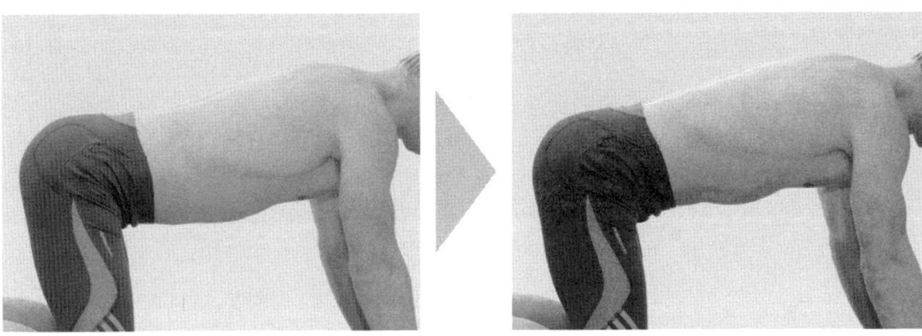

Eine gute Ausgangsstellung zur Aktivierung der lokalen Stabilisatoren ist der Vier-Füßler-Stand. Auch hier ist die Lordose einzustellen und der Nabel, gegen die Schwerkraft, leicht einzuziehen. Der Beckenboden wird durch die adduktorische Komponente der Beine oft schon vorinnerviert.

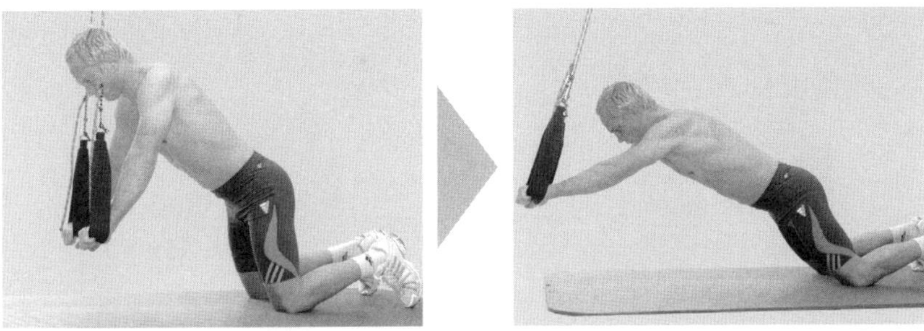

Um die lokalen Stabilisatoren durch schnelle, vibrierende Reize zu stimulieren, kann der Vier-Füßler-Stand auch im Sling Trainer ausgeführt werden. Voraussetzung ist die Wahrnehmung der lokalen Stabilisatoren und die feste Position des Rumpfes. Ohne Stabilitätsverlust kann der Körper nun nach vorne geschoben werden.

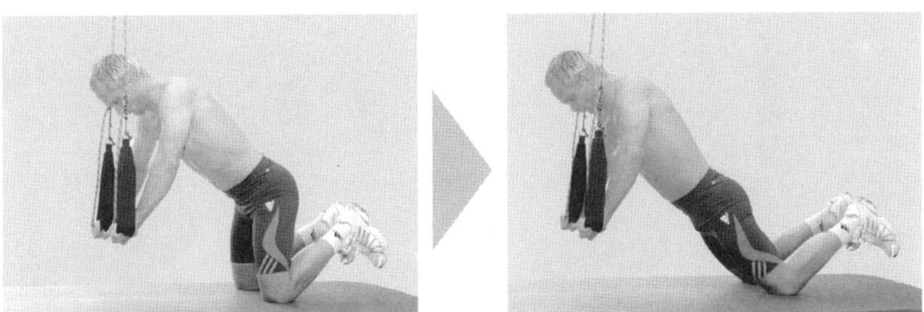

Zur methodischen Steigerung dieser Übung wird die Unterstützungsfläche verkleinert und somit die Koordinationsanforderung erhöht. Die Füße können abgehoben werden. Nach wie vor ist es wichtig die Hüften in Extension zu positionieren, die Lordose stabilisiert zu haben und über die Bauchmuskelspannung die lokalen Stabilisatoren anzubahnen.

1.1.1.1 Sling Trainings Therapie Ventrale Kette

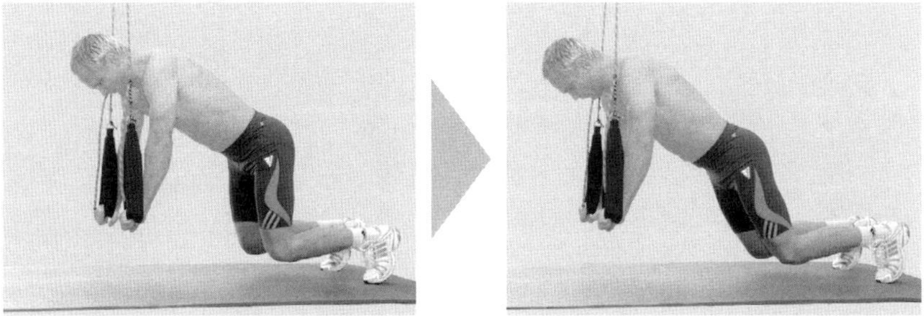

Eine weitere Steigerung ist die Position im Vier-Füßler-Stand auf den Zehenspitzen. Beide Knie werden ca. 10 cm abgehoben. Diese statische Übung ist relativ instabil. Über die Vibration der Seile sollen wieder vor allem die lokalen Stabilisatoren angesprochen werden.

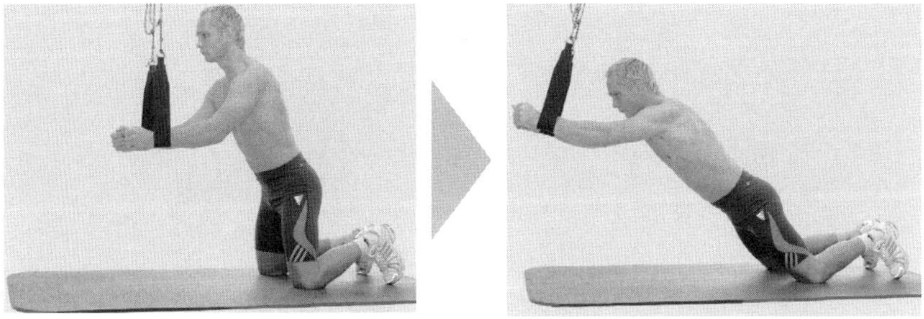

Eine weitere Ausgangsstellung ist der Unterarmstütz im Sling Trainer. Alle vorher gezeigten Übungen können auch in dieser Position ausgeführt werden. Notwendig ist es aber die lokalen Stabilisatoren willentlich zu aktivieren und keine aktiven Bewegungen im Rumpf stattfinden zu lassen. Die Gewichtsverlagerung nach vorne in den Sling Trainer ist der Trainingsreiz.

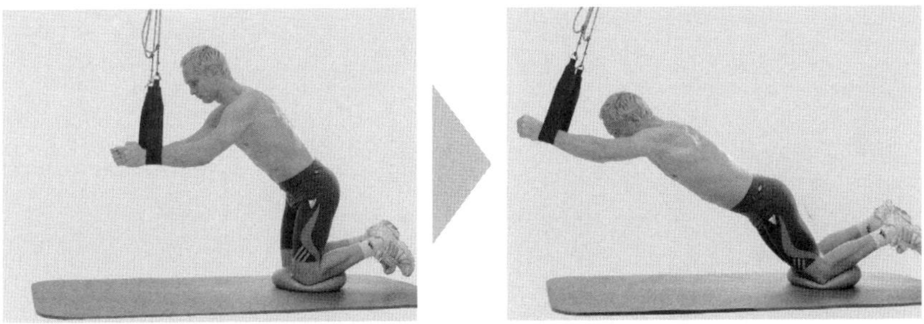

Um die Unterstützungsfläche labil zu machen, kann ein Luftkissen unter die Knie gelegt werden. Auch andere Unterlagen, wie sie aus dem Koordinationstraining bekannt sind, können verwendet werden. Somit erreichen wir einen labilen Reiz von distal und einen instabilen Reiz über die Seile von proximal.

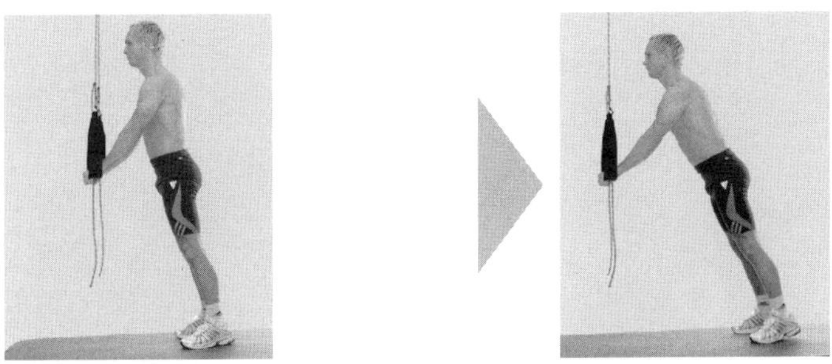

Für viele Patienten ist die Aktivierung der lokalen Stabilisatoren im Stand einfacher. Hierbei ist der methodische Weg wieder klar vorgegeben: 1. Lordose einstellen, 2. lokale Stabilisatoren über den Nabel aktivieren, 3. lokale Stabilisation halten und 4. Gewichtsverlagerung nach vorne, bis eine Vibration der Seile eintritt. Keine Schmerzprovokation!

1.1.1.1 Sling Trainings Therapie Ventrale Kette

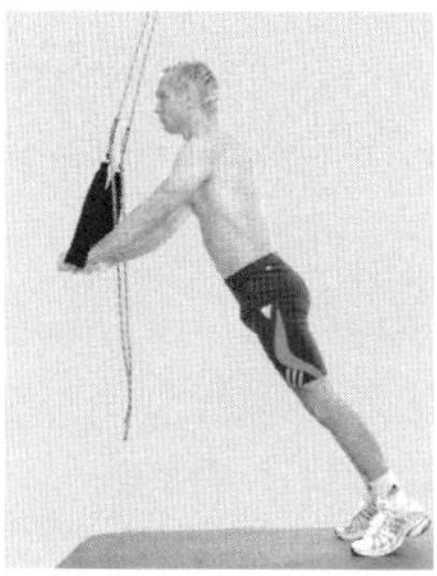

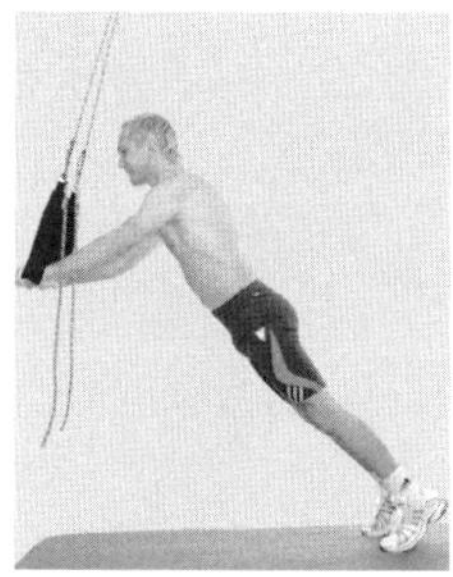

Die Intensität der Übung wird sowohl über die Gewichtsverlagerung nach ventral, als auch über die Position zum zentralen Aufhängepunkt des Sling Trainers bestimmt. Je weiter man vor dem Aufhängepunkt steht, desto einfacher, je weiter dahinter, desto schwieriger ist die Übung bei gleicher Einstellung.

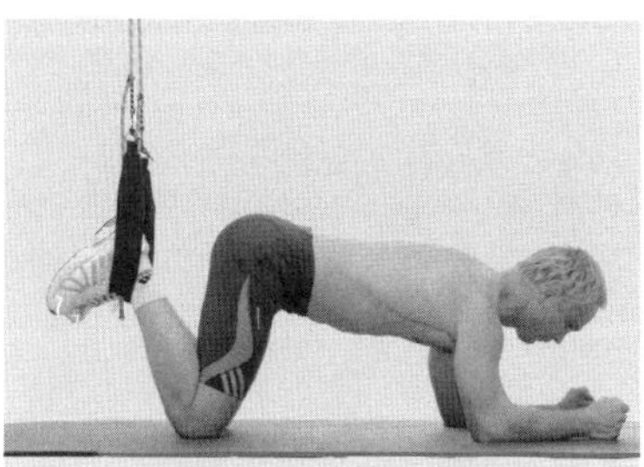

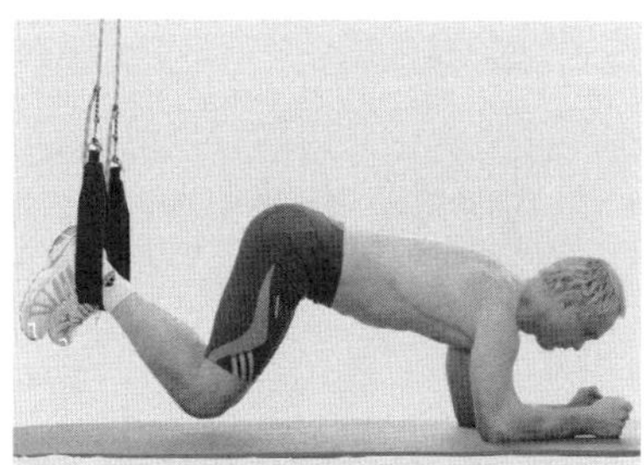

Die Übung zeigt eine Ausgangsstellung zur Aktivierung der lokalen Stabilisatoren über die ventrale Kette. Der Patient steht im Unterarmstütz, die Beine sind in den Schlaufen fixiert. Die Knie werden abgehoben und die Position stabilisiert. Dauer ca. 30 Sekunden!

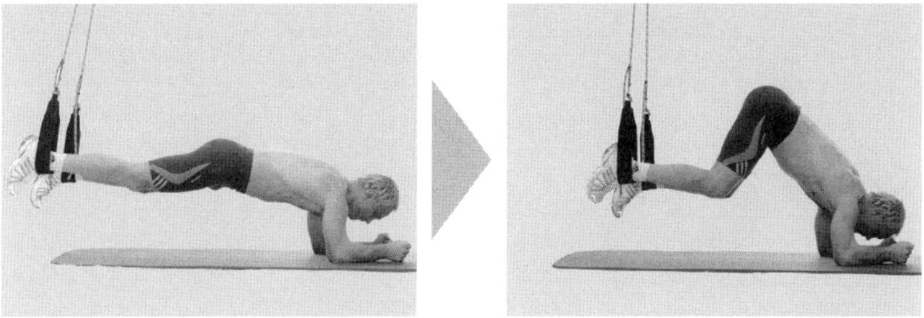

Aus dem Unterarmstütz werden nun beide Knie unter dem Körper Richtung Brust herangezogen. Das Gesäß wird dabei Richtung Decke geschoben. Bei stabilem Rumpf ist dies eine gute Übung zur Akzentuierung der unteren Bauchmuskulatur und der geschlossenen kinetischen Kette.

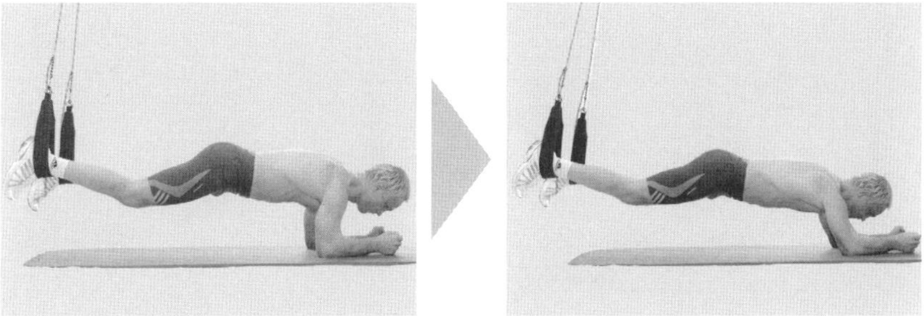

Im Unterarmstütz kann die Spannung der ventralen Kette ebenso aktiviert werden, wenn man den Körper in stabiler Position über die Arme nach hinten schiebt. Diese kleine Bewegung aus den Schultern zeigt große Wirkung. Wichtig ist immer die vorherige Aktivierung und Wahrnehmung der lokalen Stabilisatoren.

1.1.1.2 Sling Trainings Therapie Dorsale Kette

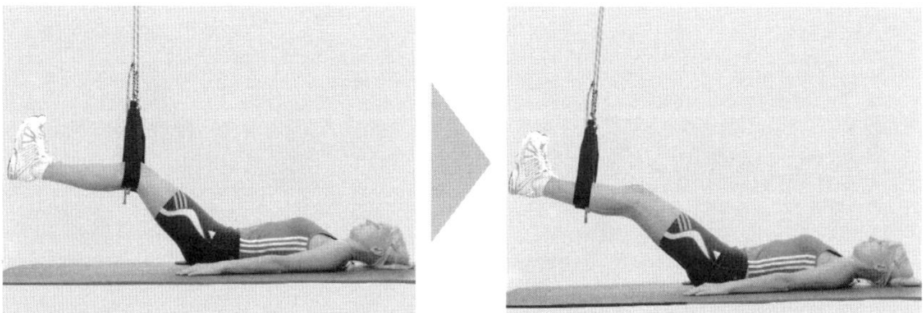

Zur Aktivierung der lokalen Stabilisation über die dorsale Kette bietet sich die Rückenlage an. Die Beine sind in den Schlaufen fixiert. Je proximaler die Schlaufen angelegt werden, desto einfacher die Ausgangsstellung. Hier sind die Schlaufen entweder in Höhe der Knie oder Mitte des Unterschenkels.

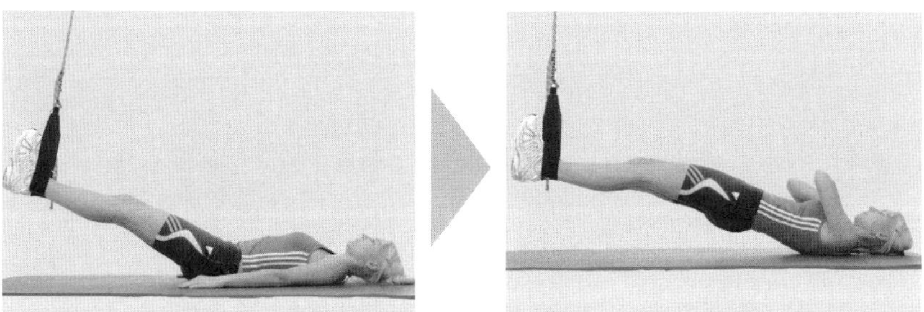

Die optimale Position zeigt die Arme vor der Brust verschränkt, damit sie nicht als zusätzliche Stabilisierung dienen können. Die Lordose wird stabilisiert, die Muskeln wahrgenommen und dann erst wird das Gesäß abgehoben.

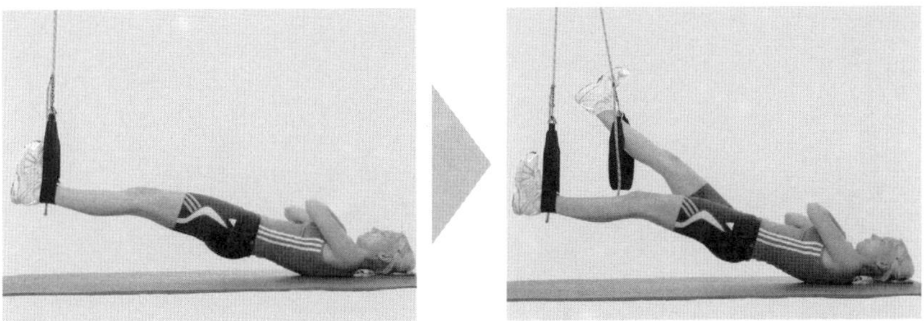

Um die statische Übung zu dynamisieren, ist es möglich bei stabilem Rumpf ein Bein leicht aus der Schlinge anzuheben. Wichtig ist es darauf zu achten, dass das Becken stabil gehalten wird. Durch das Abheben eines Beines erreichen wir bereits eine Rotationsstabilisation.

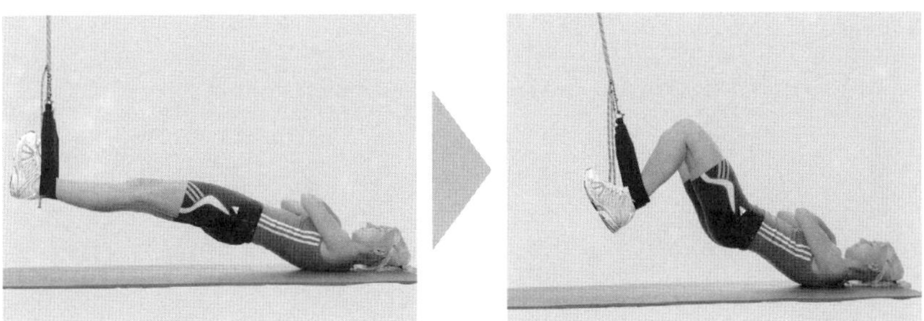

Eine intensive Übung für die dorsale Kette, aber auch eine gute Trainingsübung für die ischiocruorale Muskulatur in der geschlossenen kinetischen Kette, ist das Anbeugen der Knie. Das Becken wird dabei Richtung Decke geschoben. Auch hier gilt es die Übung langsam auszuführen und die Spannungsänderungen wahrzunehmen.

1.1.1.2 Sling Trainings Therapie Dorsale Kette

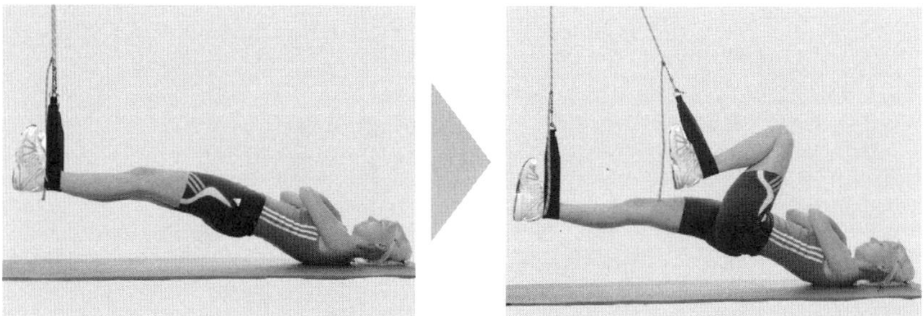

Um die untere Rumpfrotation zu aktivieren, können die Beine abwechselnd gebeugt werden. Diese Bewegung der Beine ähnelt dem Gangmuster. Ein Bein aktiviert die Strecker-, das andere die Beugerkette. Die Rumpfspannung ist die ganze Zeit aktiviert.

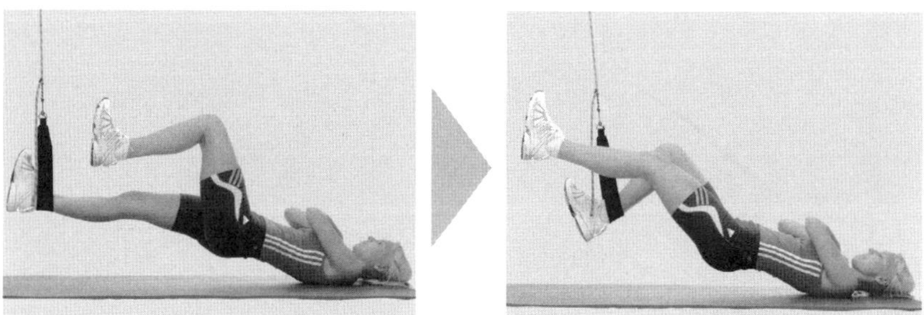

Als methodische Steigerung können alle Übungen mit der Fixation eines Seiles ausgeführt werden. Nur ein Bein wird in die Schlaufe eingelegt und das andere Bein wird frei gehalten. Natürlich ist hier wieder rotatorische Stabilität gefragt.

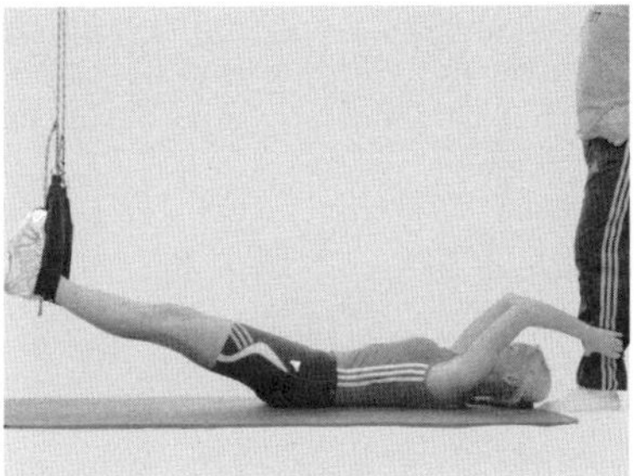

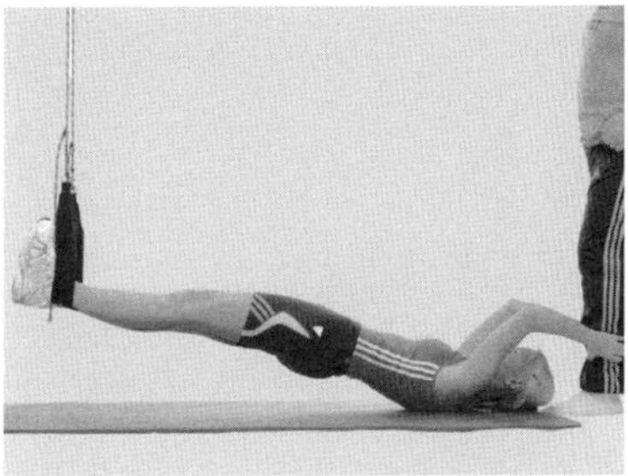

Sollte bei Patienten ein Instabilitätsgefühl oder gar Schmerz auftreten, kann über die Aktivierung des m. latissimus dorsi die fascia thoracolumbalis zur zusätzlichen Stabilisation von LWS und Becken herangezogen werden. Dabei üben die Arme, über dem Kopf fixiert, Zug aus.

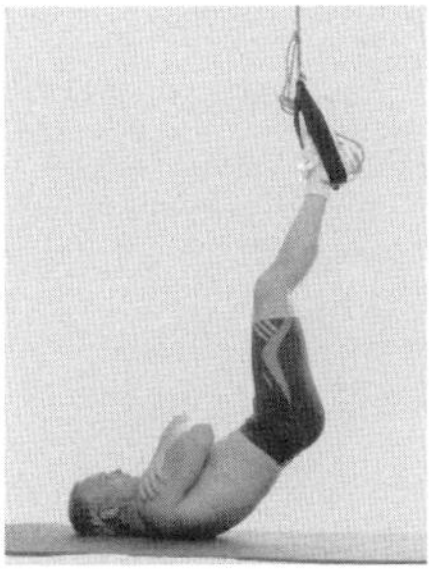

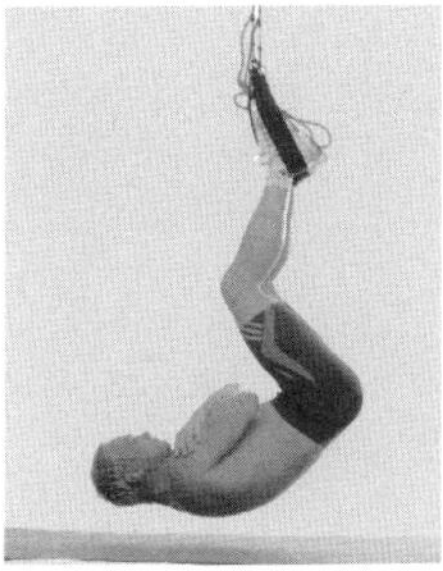

Als hochintensives Training der Ganzkörperstabilisation und als methodische Steigerung ist diese Übung zu sehen. Der Körper wird an den Füßen hängend über die Aktivierung der Kniebeuger nach oben gezogen. In diesem Fall ist das Trainingsgewicht das Körpergewicht.

1.1.1.3 Sling Trainings Therapie Laterale Kette

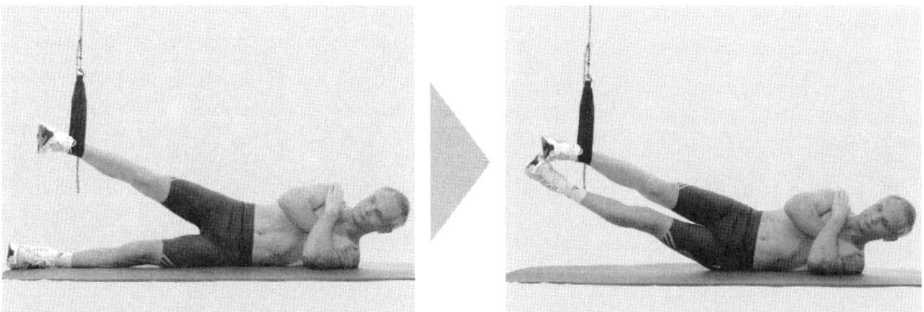

Zur Stabilisation von Becken, Hüfte und Knie bietet es sich an die mediale adduktorische Kette des Beines statisch und dynamisch zu innervieren. Dabei wird in Seitenlage das oben liegende Bein in die Schlaufe gelegt, das unten liegende Bein wird aktiv adduziert.

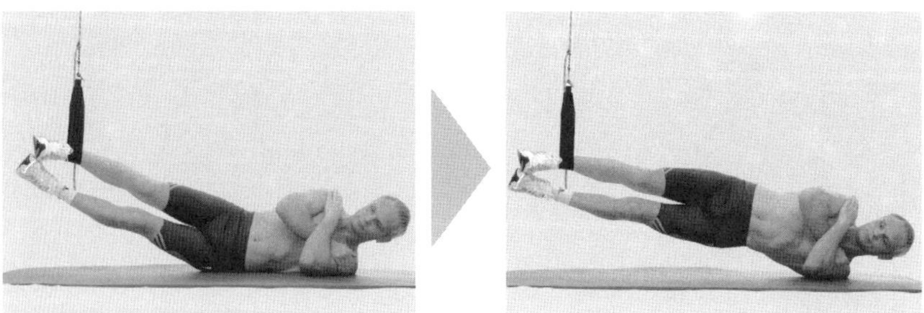

Um die Übung zu intensivieren, kann das Becken abgehoben werden. Natürlich wird auch in dieser Ausgangsstellung die lokale Stabilisation vorher eingestellt. Der methodische Weg ist wieder die Unterstützungsfläche zu verkleinern und Zusatzaktivitäten zu fordern.

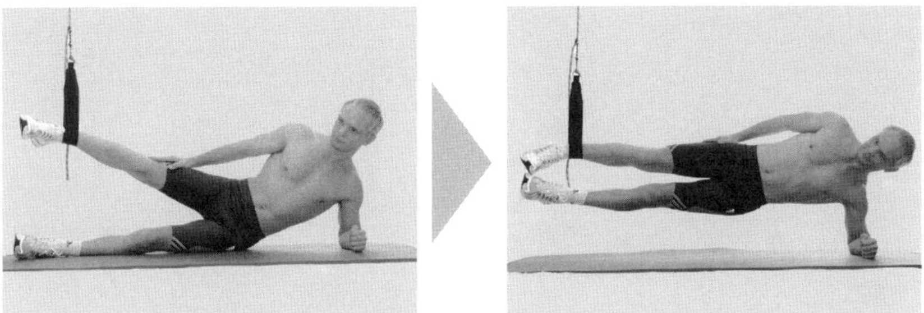

Eine weitere methodische Steigerung ist die Seitenlage im Unterarmstütz. Nun wird sowohl die mediale Kette des Beines, als auch die laterale Kette des Rumpfes aktiviert. Der gesamte Körper muss nun gegen die Vibrationen und die kleinen Ausweichbewegungen stabilisiert werden.

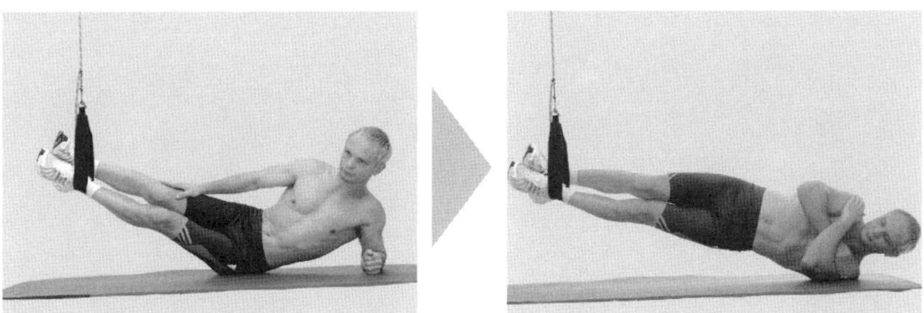

Zur Aktivierung der lateralen abduktorischen Kette wird in Seitenlage das unten liegende Bein in die Schlaufe gelegt. Das oben liegende Bein ist frei. Unter lokaler Stabilisation wird das Becken abgehoben und der Rumpf stabilisiert.

1.1.1.3 Sling Trainings Therapie Laterale Kette

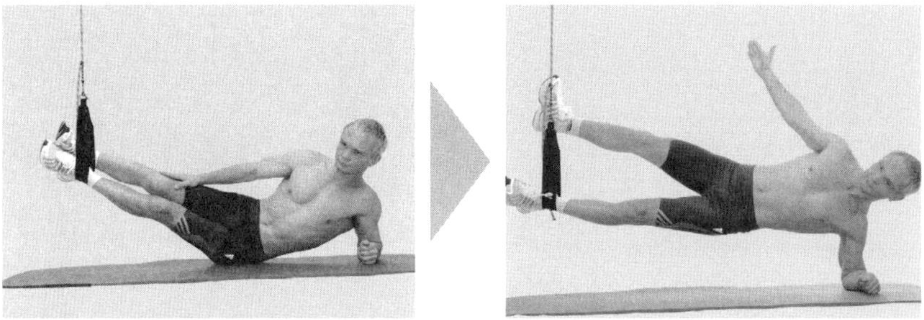

Natürlich ist diese Übung auch im Unterarmstütz seitlich möglich. Hier wird neben der lateralen Kette des Rumpfes und der Beine auch die lokale Stabilisation von Schulter und Schulterblatt aktiviert.

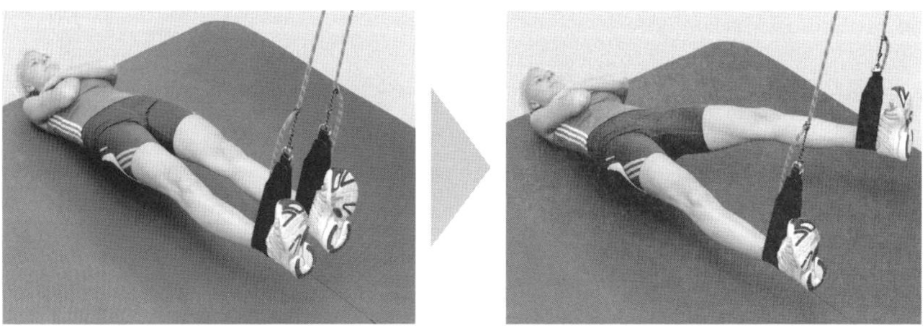

Zur Aktivierung der lateralen Kette kann ebenfalls in Rückenlage gearbeitet werden. Beide Beine sind in den Schlaufen, der Rumpf stabilisiert, das Becken über die Aktivität der dorsalen Kette abgehoben. Ein Bein bleibt stabil, das andere wandert langsam nach lateral und wird wieder beigestellt.

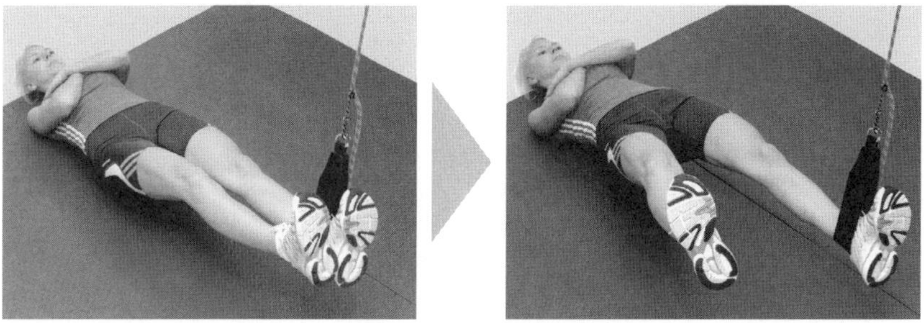

Eine methodische Steigerung dieser Übung kann wieder die Einbeinstabilisation in den Seilen sein. Ein Bein ist in der Schlaufe fixiert, das andere wird frei gehalten und langsam abduziert. Dabei bleibt das Becken waagerecht.

1.1.1.4 Sling Trainings Therapie Schulter

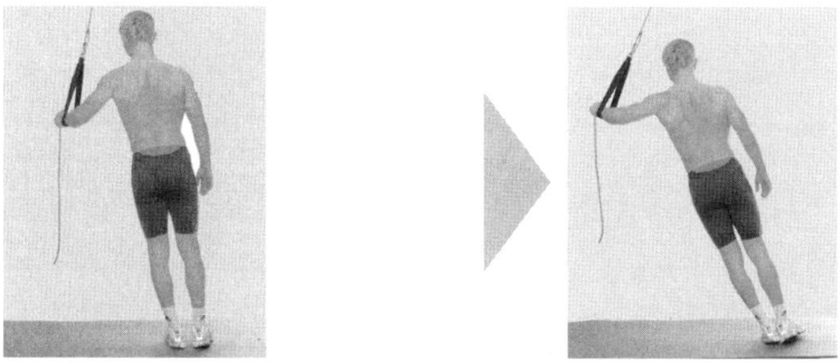

Um die gesamten lokalen Stabilisatoren des Gleno-humeral-Gelenkes zu aktivieren, ist die Adduktion in der geschlossenen kinetischen Kette eine Möglichkeit. Somit kann diese Adduktion auch als Stützmuster im Sling Trainer innerviert werden. Die Gewichtsverlagerung nach lateral geschieht unter aktiver Stabilisation des gesamten Rumpfes.

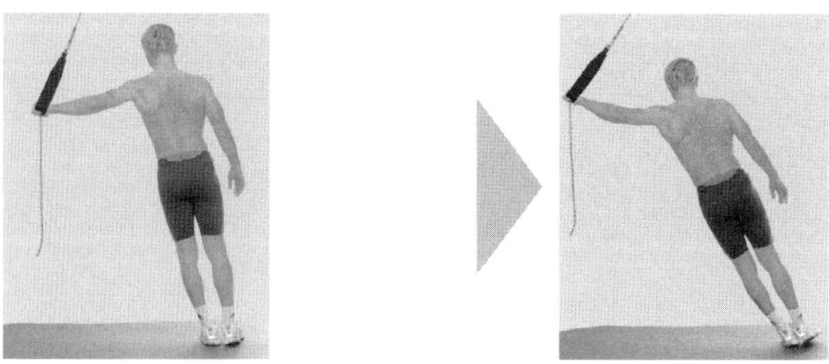

Methodische Steigerungen sind: nach dem Unterarmstütz der Handstütz, die Position unter der Zentralaufhängung des Sling Trainers und die Bewegungsamplitude nach lateral. Es können auch noch labile Unterlagen kombiniert werden. Kleine methodische Veränderungen erhalten das Interesse und die Spannung.

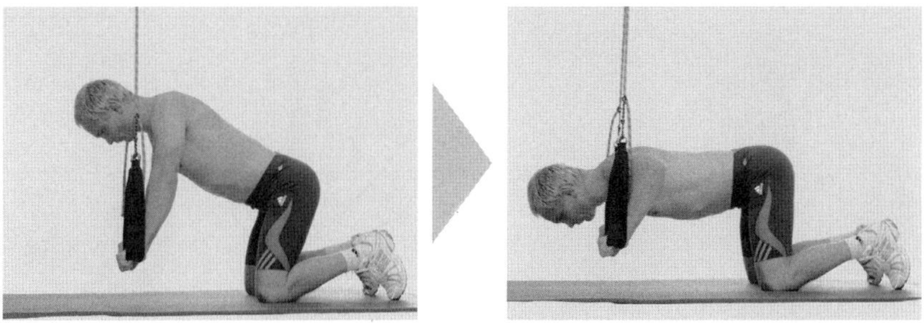

Zur Stabilisation für Schulter, Schultergürtel, Schulterblatt, BWS und HWS hat sich die Liegestützposition im Sling Trainer als sehr hilfreich gezeigt. Der Rumpf wird positioniert und aktiviert, danach ein Liegestütz langsam ausgeführt.

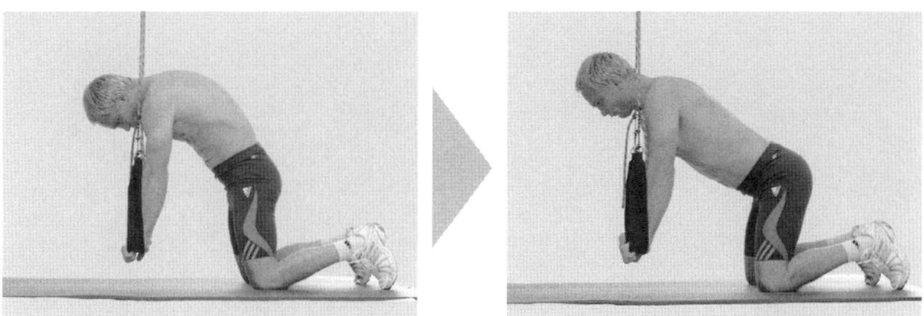

Die aktive Armstreckphase bei dem Liegestütz endet in einem Katzenbuckel, um den m. serratus anterior mit zu aktivieren. Hierbei wird kurz die aktive Aufrichtung der BWS verlassen, um sie anschließend sofort wieder einzunehmen und zu stabilisieren. Steigerungen sind das Abheben der Füße, der Knie oder die Liegestützposition mit gestreckten Knien.

1.1.1.4 Sling Trainings Therapie Schulter

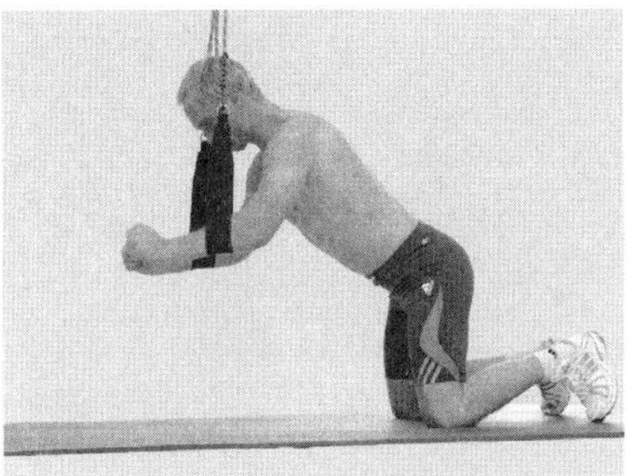

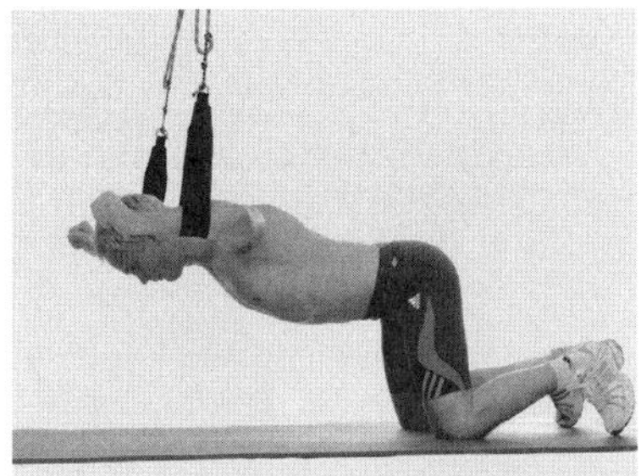

Zur aktiven Stabilisation der Innenrotation und Adduktion im Schultergelenk bietet sich die Fliegerübung an. Im Unterarmstütz in den Seilen nimmt der Patient langsam die Arme auseinander und schiebt seinen Körper nach unten. Dabei müssen die Innenrotatoren und die Adduktoren Teile des Körpergewichts stabilisieren.

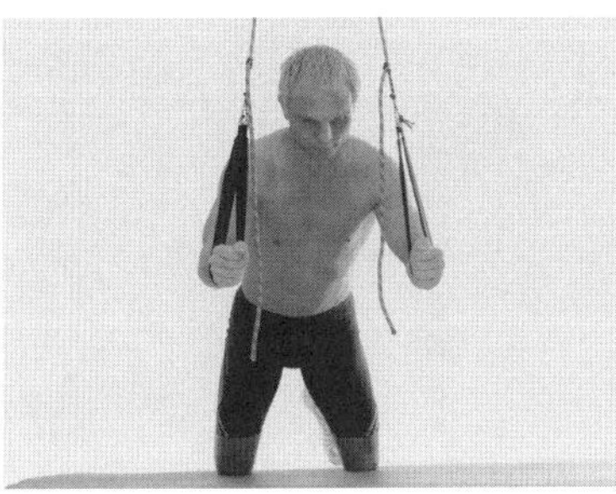

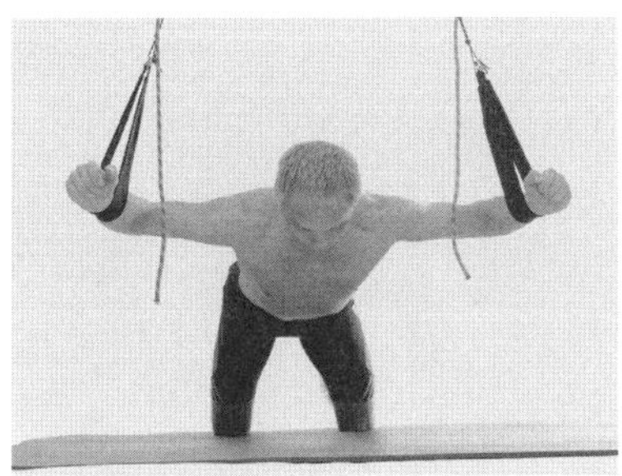

Die Ausführung dieser Übung in der geschlossenen kinetischen Kette aktiviert die lokalen Stabilisatoren des Gleno-humeral-Gelenkes. Die statisch arbeitende, tonische Muskulatur bekommt ihren Reiz über die Instabilität und die Vibration.

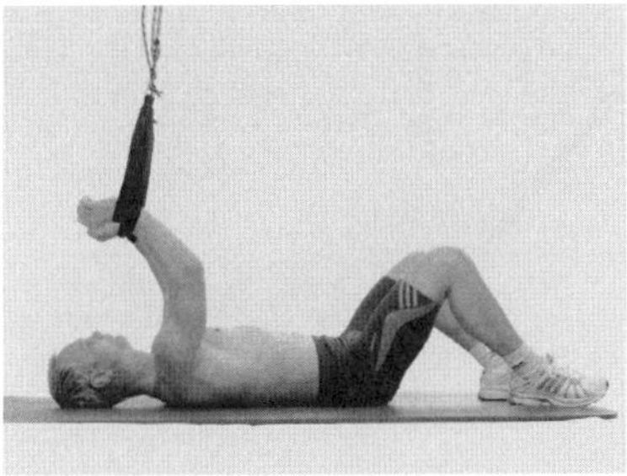

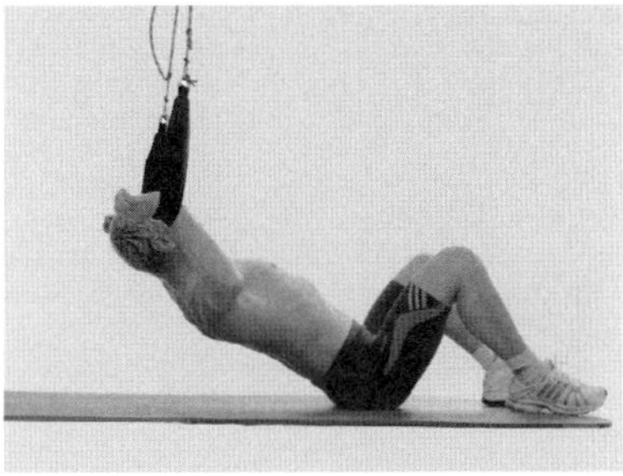

Genauso ist es möglich die Außenrotatoren und die horizontalen Abduktoren der Schulter statisch und dynamisch zu aktivieren. In Rückenlage sind die Handgelenke in den Schlaufen. Der Patient zieht Teile seines Körpergewichts nach oben. Jeder, soviel er kann und langsam! Die BWS wird automatisch in Extension stabilisert.

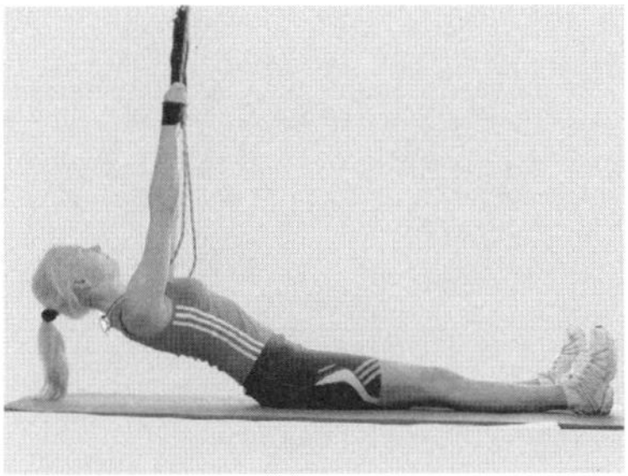

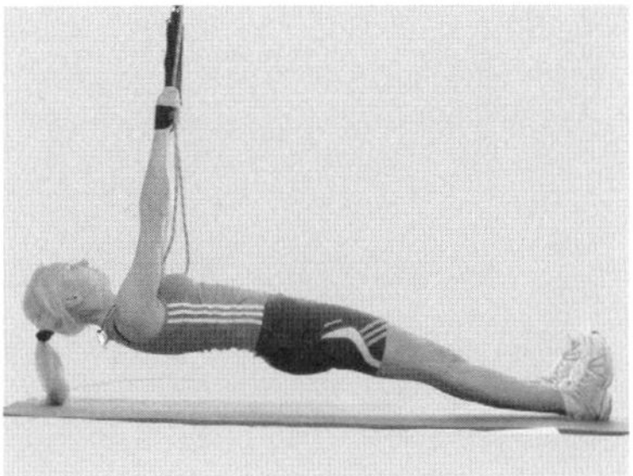

Zur Aktivierung der interscapulären Muskulatur und der BWS aufrichtenden Muskulatur kann diese Übung eingesetzt werden. Der Patient hängt in Rückenlage mit den Händen in den Seilen und hebt seinen Körper unter aktiver Stabilisation ab.

1.1.1.4 Sling Trainings Therapie Schulter

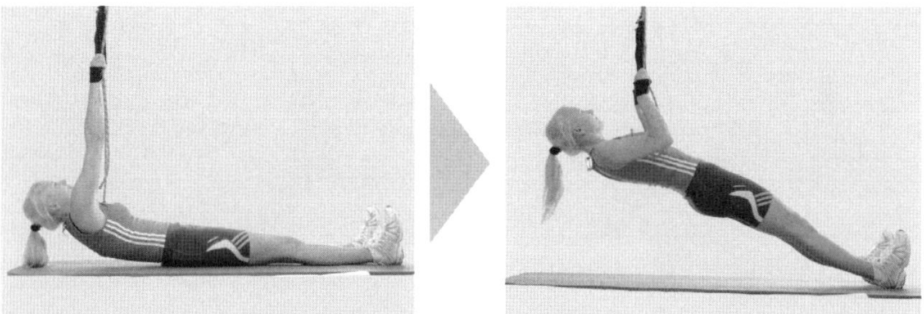

Möchte man eine größere Bewegungsamplitude erreichen, kann man aus der Hängeposition die gesamte Wirbelsäule aktiv stabilisieren, das Becken abheben und dann den gesamten Körper noch weiter nach oben ziehen. Elementar ist dabei nicht die Armkraft, sondern die Stabilisation des gesamten Rumpfes.

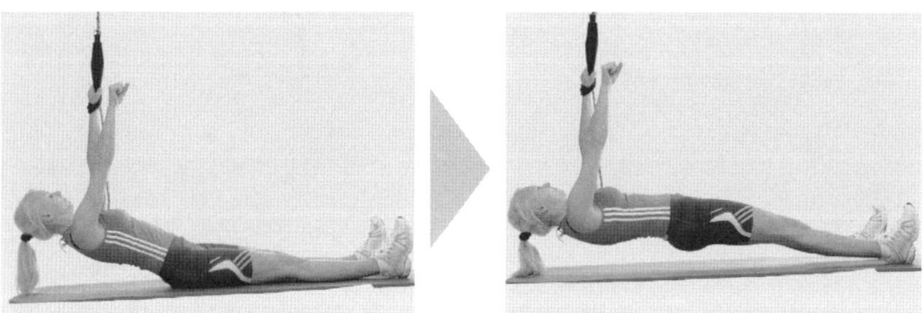

Als methodische Steigerung und vor allem als rotatorische Aktivierung ist es möglich diese Übung mit nur einer Hand in den Schlaufen auszuführen. Der andere Arm wird aktiv in der Ausgangsposition gehalten. Wichtig ist die statisch gehaltene Stabilisation des Rumpfes.

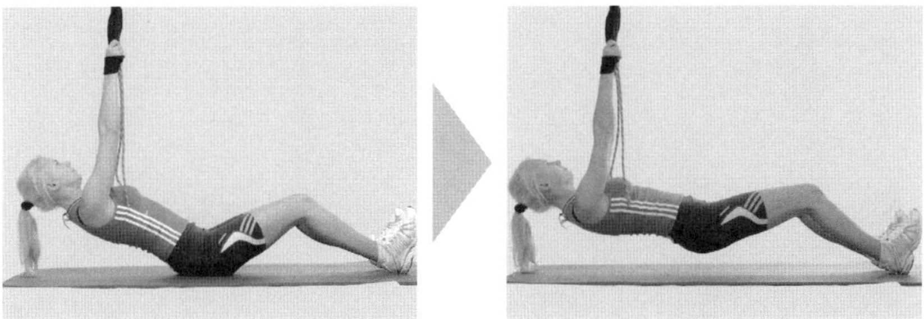

Um eine intensivere Aktivierung der interscapulären Muskulatur zu erreichen, sollten die Kniegelenke und die Hüftgelenke leicht gebeugt werden. Umso wichtiger ist es die lokale Stabilisation in LWS und BWS wahrzunehmen.

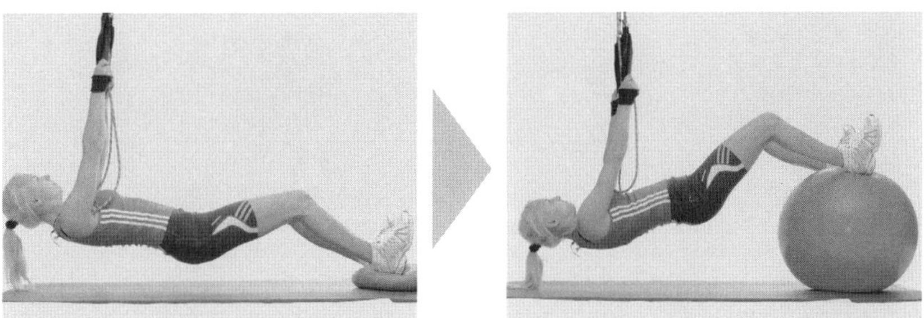

Natürlich können als methodische Hilfsmittel wieder labile Unterstützungsflächen wie ein Luftkissen oder gar ein Powerball benutzt werden. Die Übungen und die gehaltenen Positionen werden dadurch koordinativ erschwert. Elementar ist hierbei die Kontrolle des Therapeuten.

1.1.1.5 Sling Trainings Therapie Beinachse

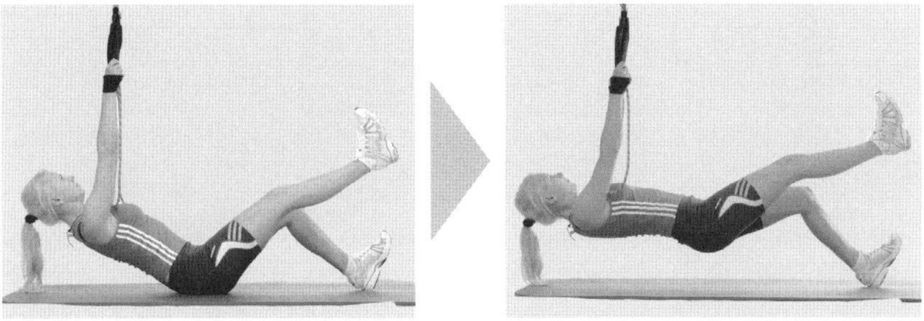

Eine weitere Möglichkeit ist die Verkleinerung der Unterstützungsfläche durch das Abheben eines Beines. Durch das aktive Hochhalten des Beines erreichen wir wieder eine rotatorische Voreinstellung im Bereich Lenden-Becken-Hüften.

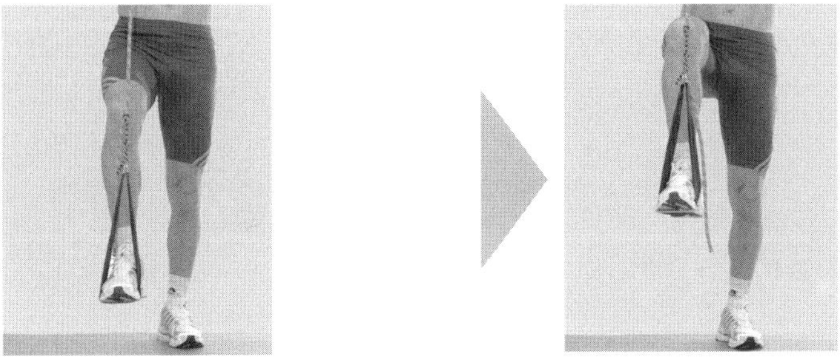

Als Unterstützung bei einem Beinachsentraining kann diese Übung dienen. Der Patient steht im Einbeinstand und hat das zu aktivierende Bein im Sling Trainer. Durch eine Gewichtsverlagerung nach vorne kommt immer mehr Gewicht auf das zu stabilisierende Bein. Das Seil muss immer in Mitte der Patella verlaufen und darf die Achse nicht verlassen.

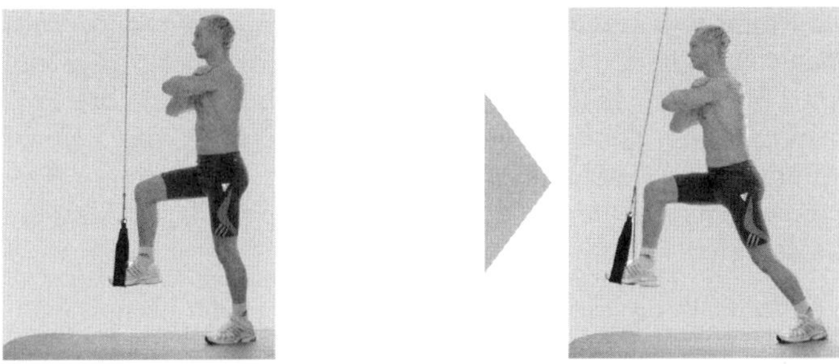

Methodisch steigern kann man über die Höhe der Fußschlaufe, über die Position unter dem Aufhängepunkt des Sling Trainers und die Gewichtsverlagerung nach vorne. Gerade bei dieser Übung bietet sich die optische Kontrolle über einen Spiegel an.

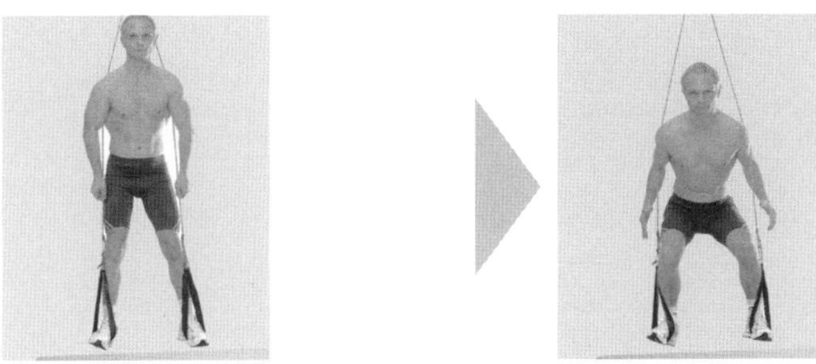

Nicht jeder Patient muss eine Kniebeuge im Sling Trainer ausführen können. Dennoch bedeutet diese Übung eine sehr hohe koordinative Fähigkeit für die Stabilisation des gesamten Körpers.

1.2 Körpereigene Übungen

Körpereigene Übungen sind Therapieübungen ohne Geräte, gegebenenfalls mit kleinen Hilfsmitteln. Wichtig ist dabei, ein Körperwahrnehmungsgefühl zu entwickeln und Bewegungsanbahnungen vorzunehmen, sowie das große Ziel der intermuskulären Koordination, das Zusammenspiel von Agonist und Antagonist. Bestmögliche Stabilisation erreicht man durch Kokontraktion, einem synergistischen Arbeiten der ein Gelenk oder die Wirbelsäule umgebenden Muskulatur.

Ob wir nun die Kokontraktion im Sinne einer Antagonistenstimulation wählen, um ein Gelenk zu stabilisieren, oder ob wir das Prinzip der reziproken Hemmung in den Vordergrund stellen, um in einer Kette einen starken Vertreter zu hemmen, sollte befundabhängig von Patient zu Patient entschieden werden. Jedoch sollte immer versucht werden, im Bereich des zu stabiliserenden Gelenks oder der zu stabilisierenden Partie, im Sinne der Kokontraktion, möglichst viel Muskelanteile zu aktivieren. Ein methodischer Aufbau ist besonders effektiv im Bereich der Bauchmuskulatur, der sogenannten ventralen Kette, zu erreichen. Diese Muskelgruppe soll uns auch als Beispiel dienen.

1.2.1 Ventrale Kette, gerade obere Bauchmuskulatur

Wir unterscheiden bei der Bauchmuskulatur die gerade obere Bauchmuskulatur, die gerade untere Bauchmuskulatur, gemeint ist der m. rectus abdominis, die schräge obere Bauchmuskulatur und die schräge untere Bauchmuskulatur, gemeint sind die mm. obliquus abdominis externus et internus und den m. transversus abdominis. Zur ventralen Kette gehören ebenso die mm. pectorles major et minor, wie auch der m. iliopsoas, gegebenenfalls noch der m. rectus femoris. In unserem methodischen Aufbau ist es ein Ziel, vom Leichten zum Schweren hin zu trainieren. Ein anderes Ziel ist es diese eben genannten anatomischen Unterscheidungen muskulär zu akzentuieren. Einen dieser Muskeln auszuschalten ist ebenso unmöglich, wie einen dieser Muskeln allein zu trainieren. Dennoch kann durch eine Unterscheidung der Funktion des Muskels eine Akzentuierung in ein Training gelegt werden. Aber der Leitsatz sollte nie vergessen werden:
„Lokale Stabilisation vor globaler Stabilisation!"

1.2.1 Ventrale Kette, gerade obere Bauchmuskulatur

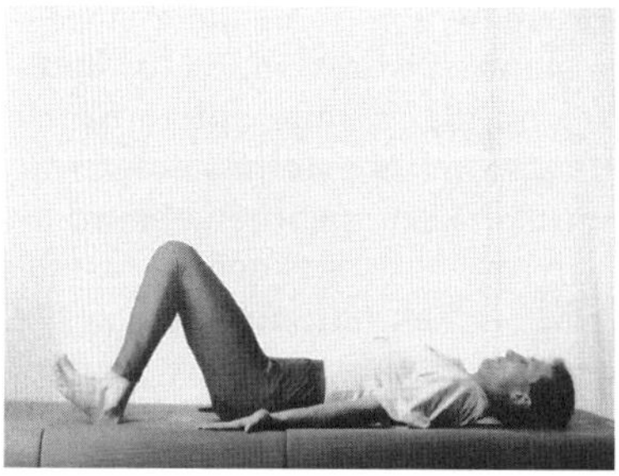

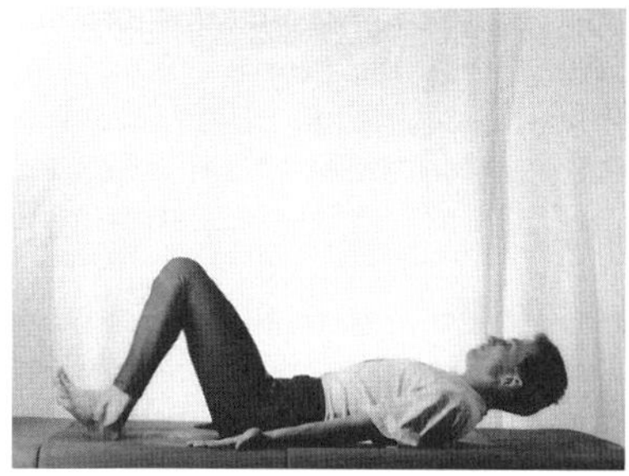

Der Patient liegt auf dem Rücken, die Beine sind angestellt, die Arme in Außenrotation neben den Körper gelegt. Ein leichter Fersendruck ermöglicht die Kokontraktion, der Kopf wird leicht angehoben, bis die Schultern frei liegen.

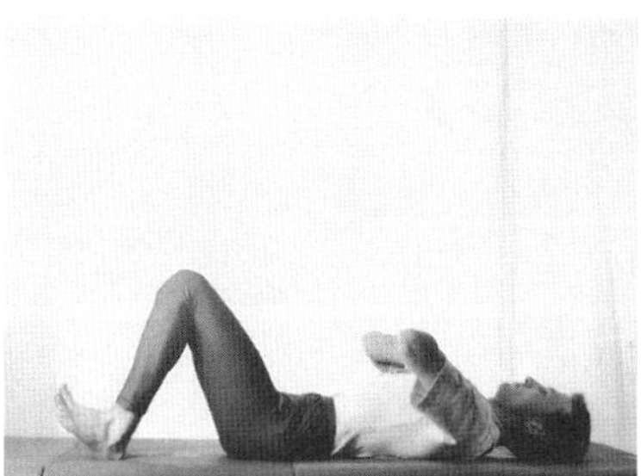

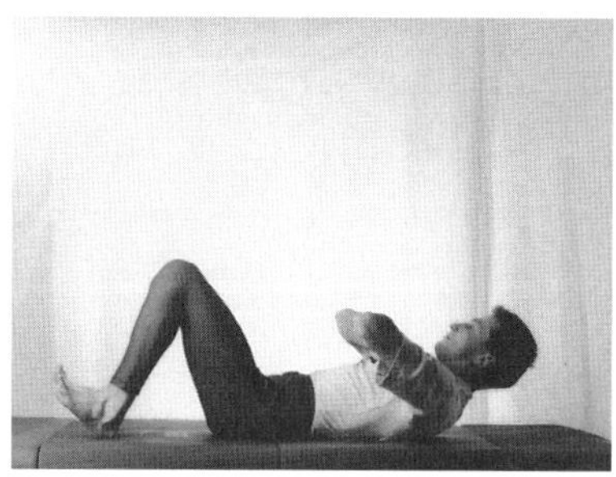

Um den Hebel etwas zu verlängern, nimmt der Patient die Arme vor der Brust gekreuzt und versucht, bei der aktiven Durchführung der Übung den Oberkörper soweit zu heben, bis die unteren Schulterblattwinkel frei liegen.

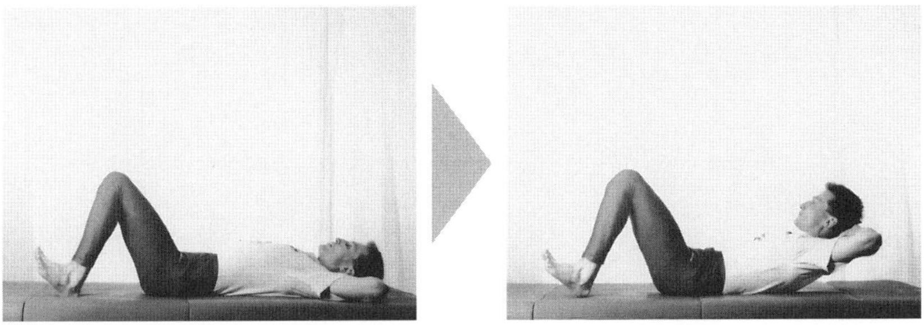

Eine erhebliche Erschwernis ist es, die Hände hinter dem Kopf zu verschränken oder an die Ohren zu legen und dabei sowohl eine Antagonistenspannung durch den Fersendruck in die Unterlage, als auch eine thoracale Spannung zu erzeugen, indem die Ellbogen weit nach hinten und die Schulterblätter nach unten innen gespannt werden.

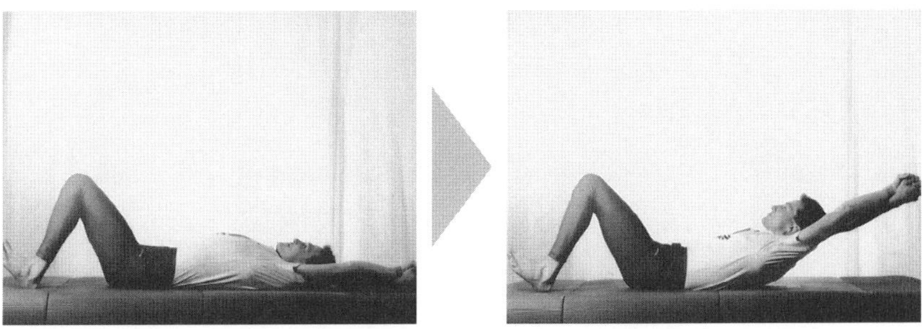

Der körpereigene längste Hebel ist durch die kopfwärts ausgestreckten Arme zu erzeugen, um somit den Oberkörper schwerer zu gestalten und die Übung generell zu erschweren. Als weitere Steigerung könnte man mit Zusatzgewichten arbeiten.

1.2.1 Ventrale Kette, gerade obere Bauchmuskulatur

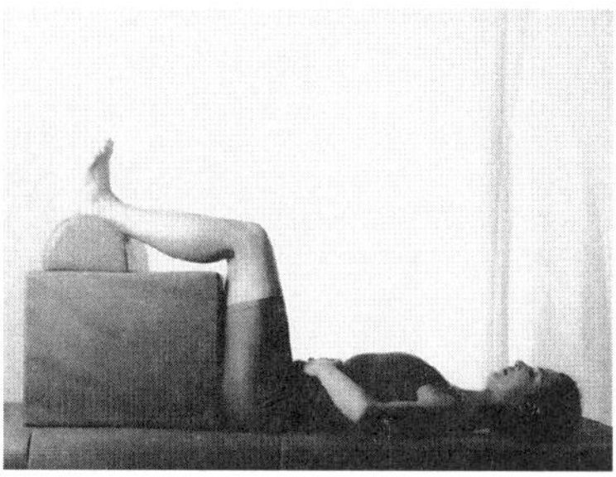

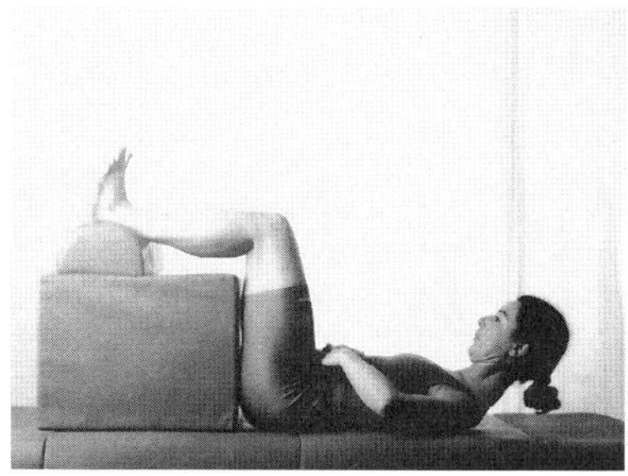

Eine bessere Möglichkeit ist es die Beine aufliegen zu lassen und dabei den Oberkörper je nach Trainingsziel und Schwierigkeitsgrad in den vorher beschriebenen Armhaltungen abzuheben.

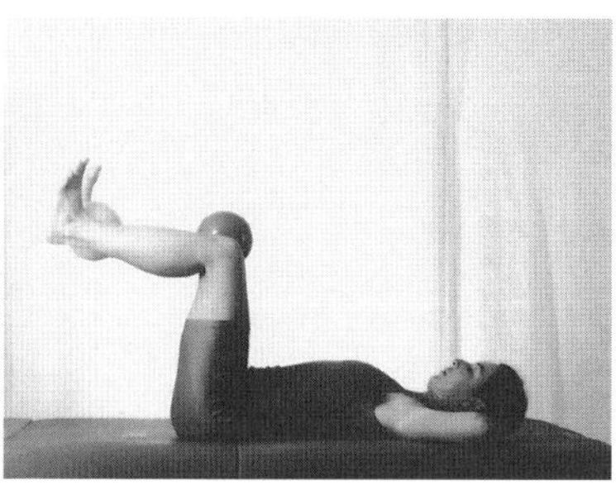

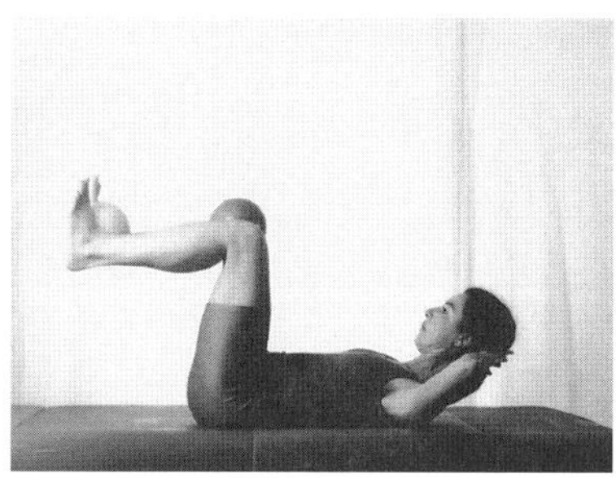

Zusatzaufgaben, wie z. B. zwei Gymnastikbälle zwischen den Beinen zu halten, ermöglichen auch die tiefe ventrale Kette über die adduktorische Komponente anzusprechen und somit das Muskeltraining für die Bauchmuskulatur zu akzentuieren.

1.2.2 Ventrale Kette, schräge obere Bauchmuskulatur

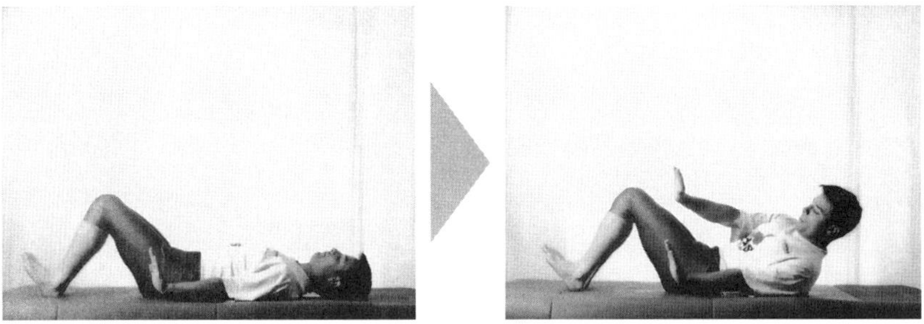

Die schräge obere Bauchmuskulatur hat vorwiegend die Aufgabe der Rechts- und Linksrotation. Deshalb sollten Patienten auch darauf vorbereitet werden und rotatorisch arbeiten. Eventuell können die Arme noch vor den Körper geschoben und weit zur Gegenseite rotiert werden.

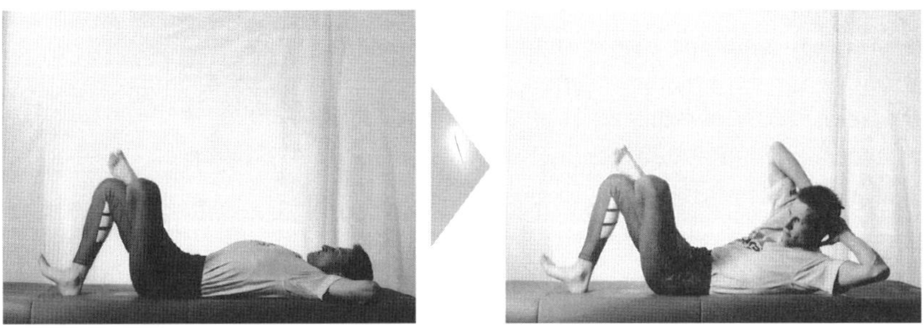

Von der Beinstellung her ist es jederzeit möglich, ein Bein über das andere zu schlagen und das Knie weit nach außen fallen zu lassen. Der Versuch sollte nun nicht sein den Ellbogen an das Knie zu bringen, sondern soweit als möglich rotatorisch den Körper zu verdrehen.

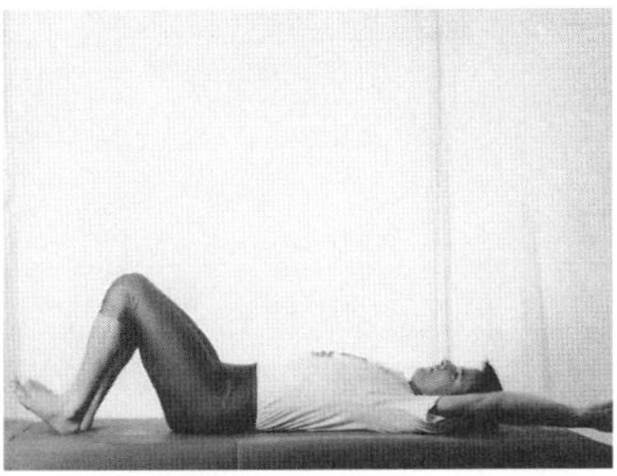
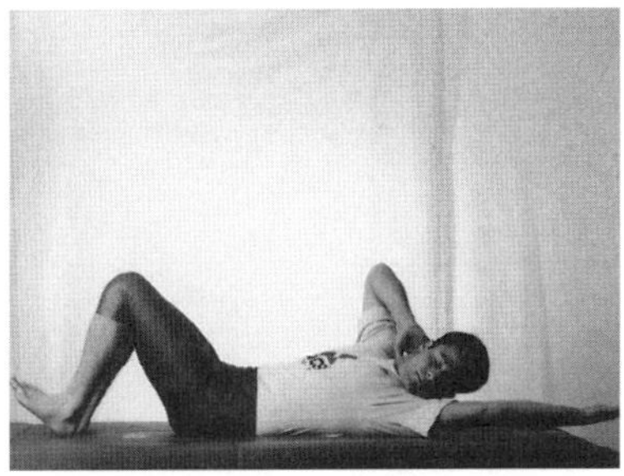

Endgradige Rotation erreicht man am besten, indem man einen Arm ausstrecken lässt und zu der Seite des ausgestreckten Armes mit einer leichten Flexion – die Schulterblätter sind dabei leicht abgehoben – versucht, endgradig zu rotieren und den Boden zu sehen.

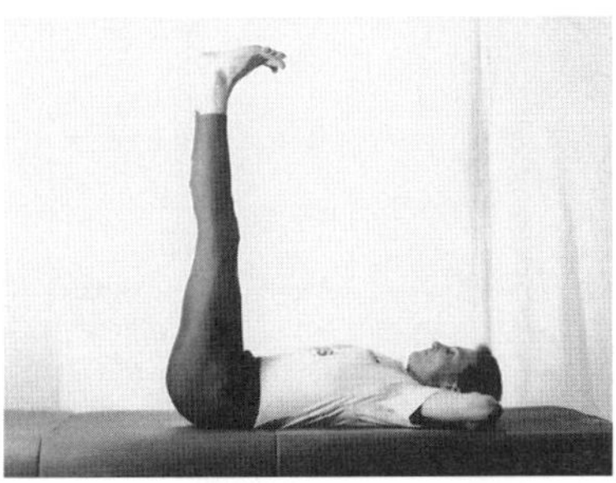
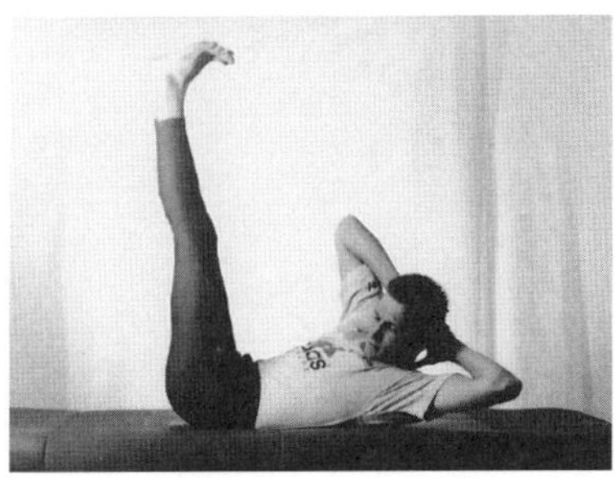

Diese Ausgangstellung nähert den m. iliopsoas an und fordert einiges an Kraft, um die Beine senkrecht zu halten. Die schräge Bauchmuskulatur wird statisch und dynamisch rotatorisch trainiert. Das Becken stabilisiert aktiv in Kontrarotation.

1.2.2 Ventrale Kette, schräge obere Bauchmuskulatur

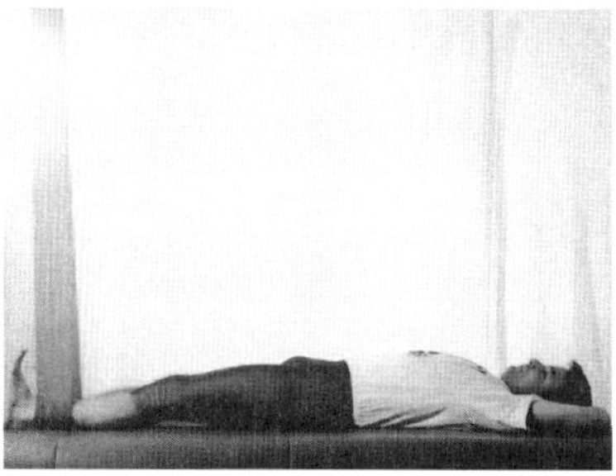

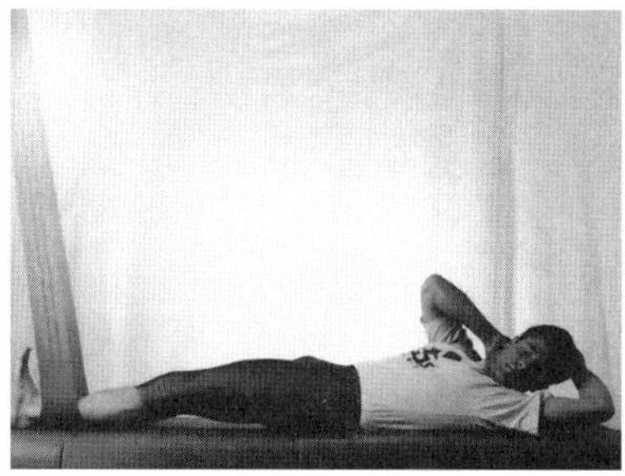

Wenn man wieder das Theraband als stabilisierenden Faktor für die dorsale Kette nimmt, ist es möglich über diverse Armhaltungen die Übung zu erschweren.

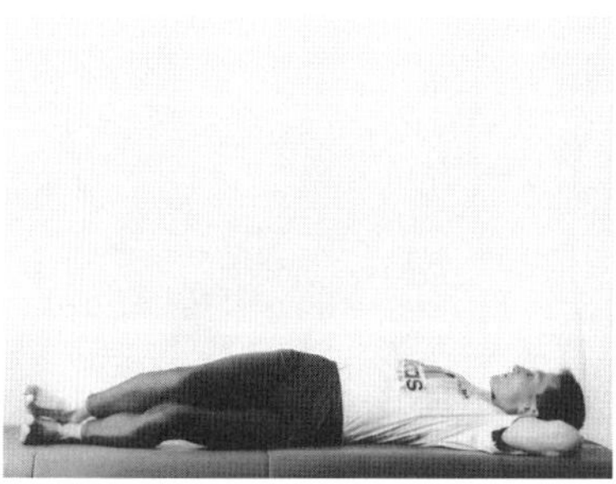

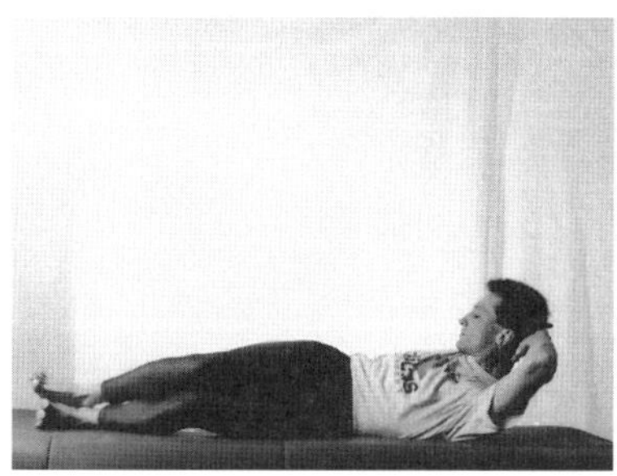

Eine andere Möglichkeit die schräge rotatorische ventrale Kette zu akzentuieren, ist es, bei gebeugten Beinen beide Knie zu einer Seite fallen zu lassen, die Knie am Boden aktiv zu fixieren und den Oberkörper parallel zur Unterlage anzuheben, bis beide Schulterblätter frei liegen.

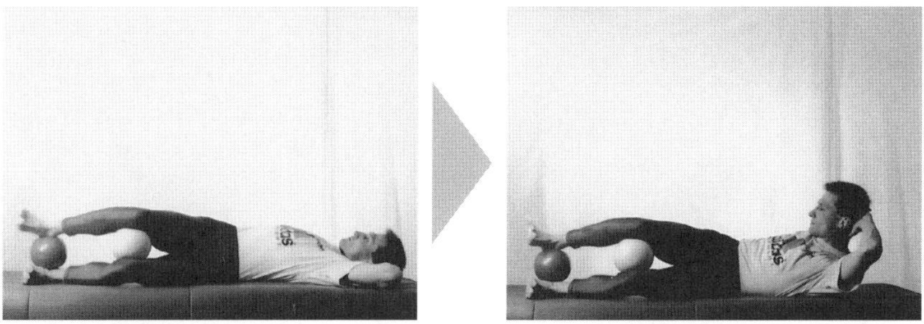

Um die Übung von caudal her zu erschweren, kann man z. B. zwei Gymnastikbälle zwischen Fersen und Knien festhalten lassen und dabei die Übung dynamisch durchführen. Ziel ist es, die Beine und das Becken aktiv zu stabilisieren.

1.2.3 Ventrale Kette, gerade untere Bauchmuskulatur

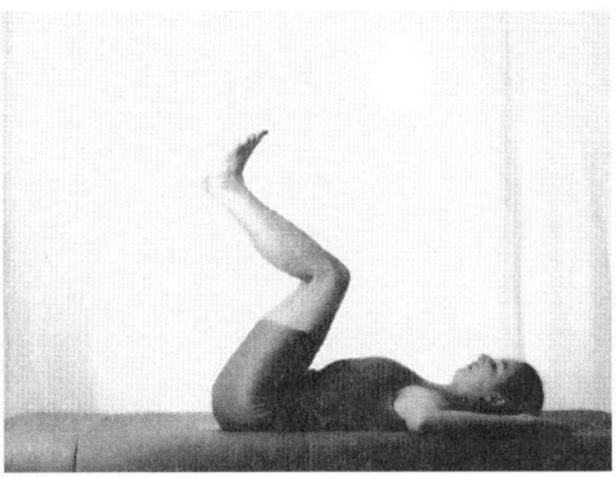

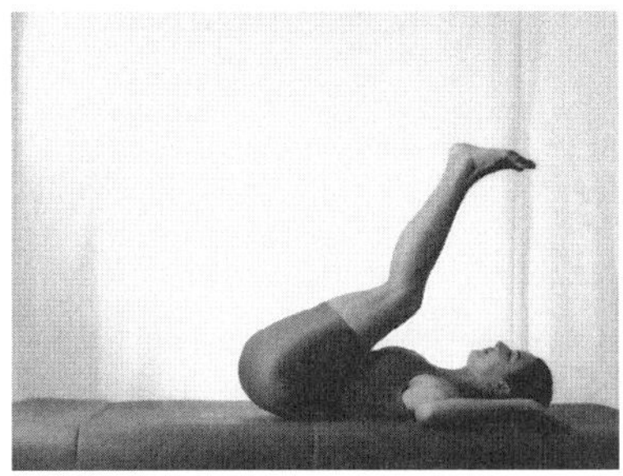

Die Akzentruierung der tiefen Bauchmuskulatur ist ebenfalls aus dem Leistungssport entnommen und man stellt fest, dass viele Patienten nicht aktivieren können. Das kommt wohl daher, dass jeder ein Defizit in der Stabilisationsfähigkeit der tiefen Bauchmuskulatur aufweist. Der methodische Weg, um in Rückenlage den Po etwas abzuheben, wäre, dem Patienten die Beckenkippung über ein leichtes Rollen nahezubringen.

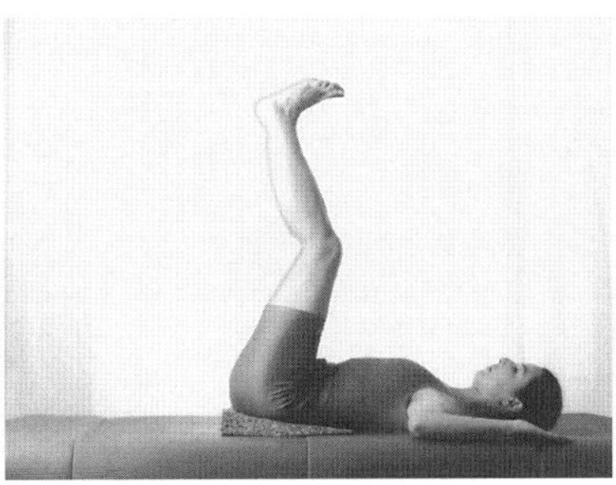

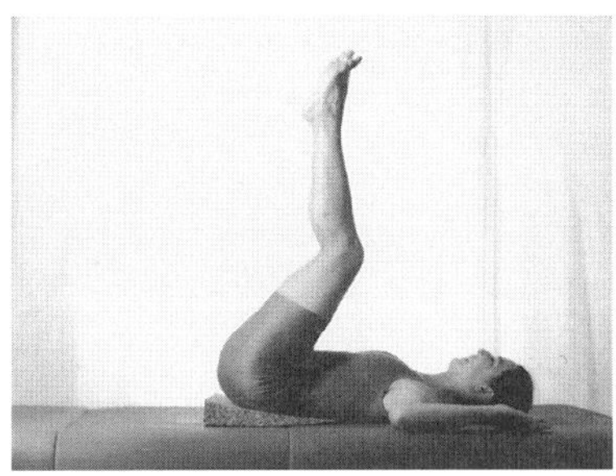

Eine methodische Hilfe ist auch ein Keilkissen oder eine noch höhere Unterlagerung des Gesäßes, um dem Patienten ein leichtes Abheben, immer noch dynamisch unter Mithilfe des Körperschwunges, zu ermöglichen. Dennoch sollte erklärt werden, dass das Ziel ist beide Beine senkrecht Richtung Decke hin anzuheben und somit den Po zwei bis drei Zentimeter vom Boden zu entfernen.

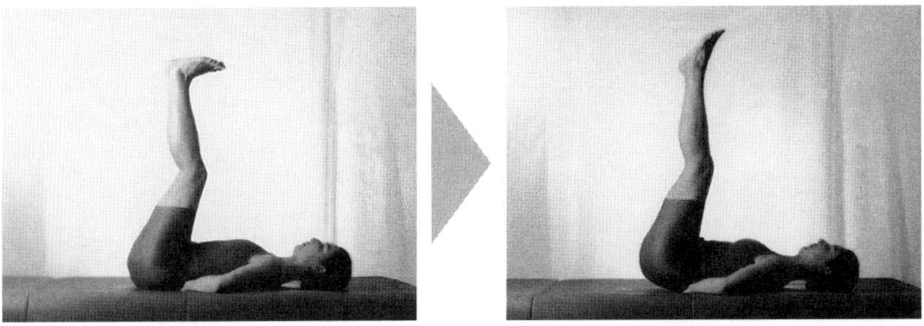

Als Eigenmittel für zu Hause ist es jederzeit erlaubt, beide Hände unter den Po zu legen, um auch hier wieder für die tiefe Bauchmuskulatur eine günstige Hebelvoraussetzung zu schaffen.

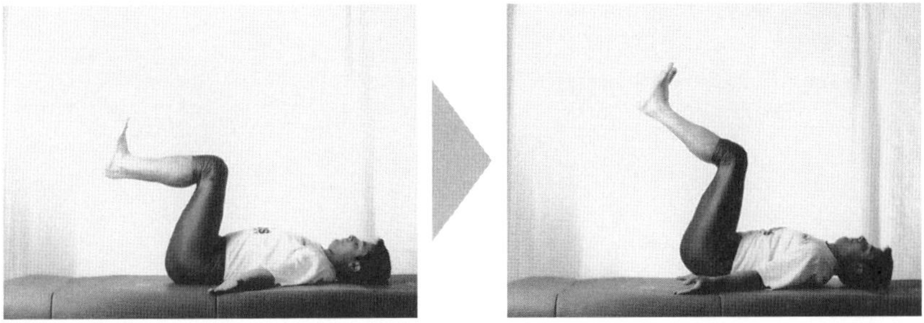

Der gute, bereits methodisch aufgebaute Patient sollte in der Ausgangsstellung 90-90, die Arme neben dem Körper in Außenrotation stabilisierend, den Po zwei bis drei Zentimeter abheben, ohne die Knie in Richtung Gesicht hochzuziehen.

1.2.3 Ventrale Kette, gerade untere Bauchmuskulatur

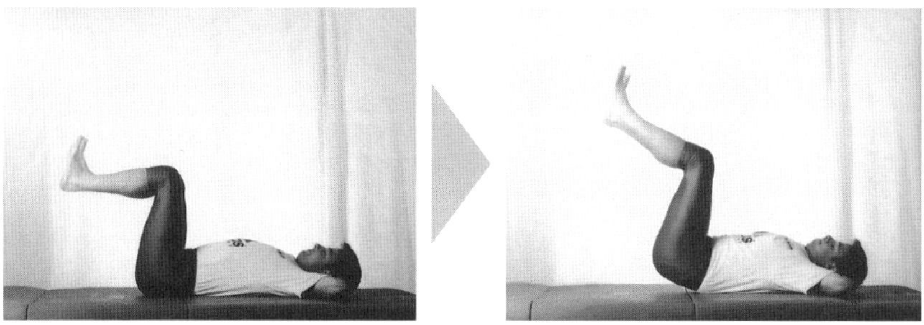

Schwieriger ist es, wenn die Unterstützungsfläche verkleinert wird und der Patient den Auftrag bekommt die Arme hinter dem Kopf zu verschränken und die Ellbogen auf dem Boden zu halten. Ziel ist es beide Knie Richtung Decke hochzuschieben.

1.2.4 Ventrale Kette, schräge untere Bauchmuskulatur

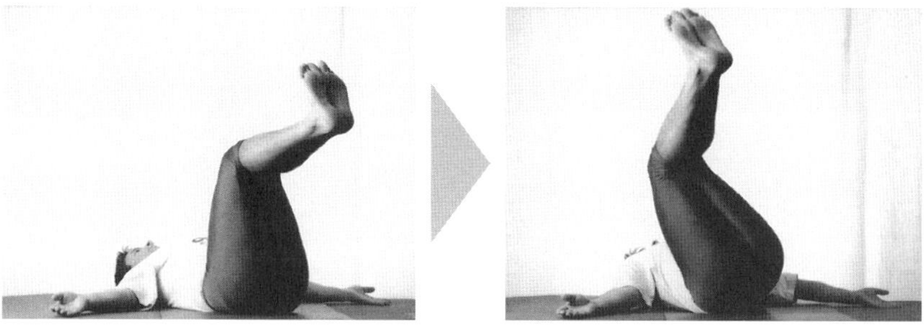

Um auch die schräge Zuggurtung der tiefen schrägen Bauchmuskulatur zu erreichen, ist es möglich die Beine leicht zur rechten oder linken Seite hin abfallen zu lassen und somit die vorherige Übung zu akzentuieren.

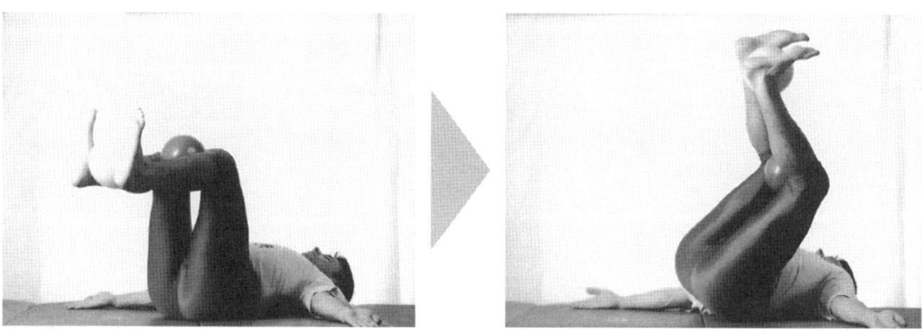

Als Zusatzaufgabe kann der Patient als weiteren stabilisierenden Faktor z. B. zwei Bälle zwischen Ferse und Knie nehmen, um die Innervation über die Adduktoren in die schräge Bauchmuskulatur zu steigern.

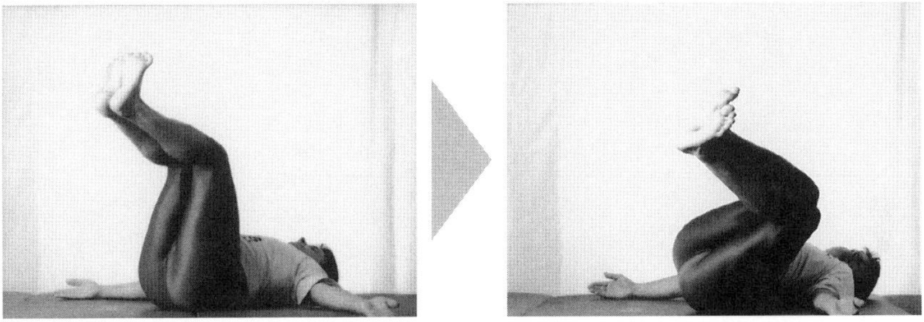

Der Patient lässt in der Ausgangsstellung 90-90 beide Beine nach rechts und nach links abfallen und aktiviert dabei die schräge tiefe Bauchmuskulatur.

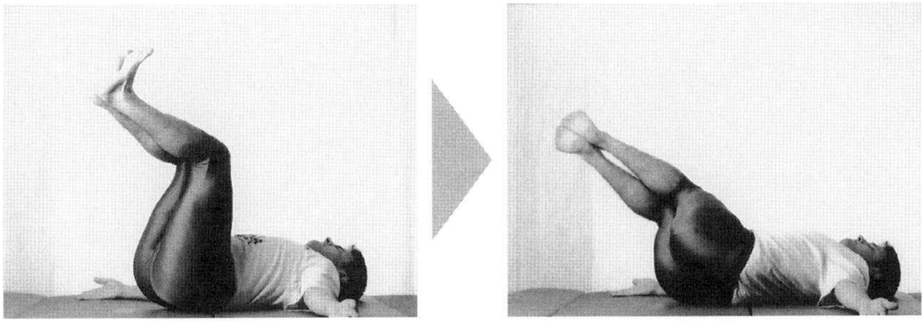

Je schneller die Übung durchgeführt wird, desto mehr erreichen wir über das exzentrische Training der schrägen Kette eine Stabilisation und eine Intensivierung des Muskeltrainings.

1.2.5 Gesamte abdominale Kette

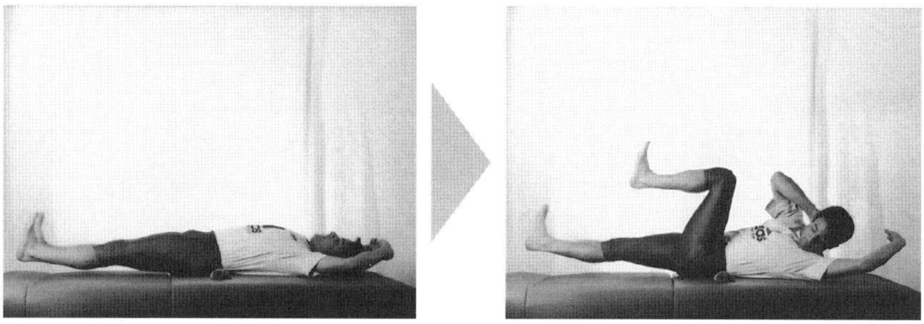

Dies ist eine gute Koordinationsübung für die gesamte ventrale Kette. Der Patient liegt in Rückenlage, die Lordose ist unterlagert und aktiv gesichert, Arme und Beine werden leicht abgehoben und dann die endgradige rotatorische Bewegung begonnen.

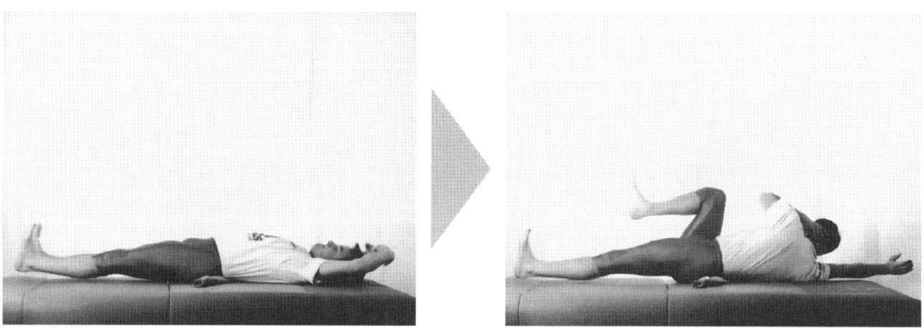

Der rechte Ellbogen geht am linken Knie vorbei in die endgradige Rotation. Der Patient streckt sich, ohne Arme und Beine abzulegen, und beginnt dann das Trainieren der Gegenseite endgradig rotatorisch. Auf die Lordosestabilisation ist zu achten!

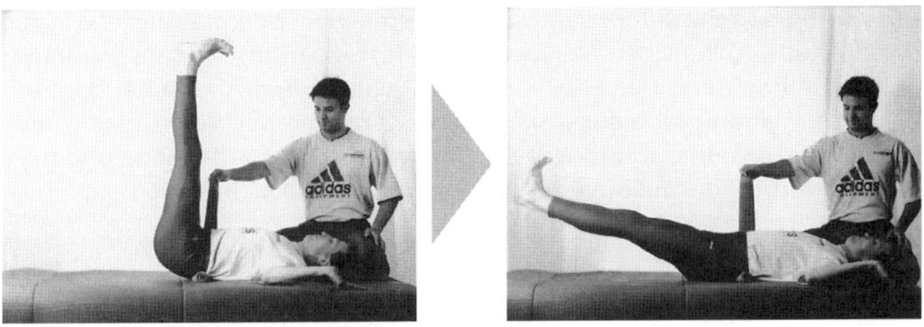

Als Test der ventralen Stabilisationsfähigkeit kann man dem Patienten in Rückenlage die Lordose unterlagern und die 90 Grad in der Hüfte gestreckten Beine langsam nach unten führen. Ist es dem Patienten möglich diesen langen Hebel mit der ventralen Kette zu halten und die Lordose zu stabilisieren, kann er sein Training weiter steigern.

1.2.6 Dorsale Kette, gerade Rückenmuskulatur

Um eine homogene Rumpfstabilisation zu erreichen, ist es natürlich nötig die dorsale Kette zu kräftigen. Vorwiegend ist hier die interscapuläre Spannung und die Aufrichtung der Brustwirbelsäule von Nöten. Aber auch die lumbale Stabilisation und hierbei nicht nur das Training des m. errector trunci, sondern die gesamte rotatorisch und lateralflektorisch arbeitende und über diese Zuggurtung stabilisierende Muskulatur muss beachtet werden.

Um gerade diese Funktionen der Rumpfmuskulatur zu erreichen, ist es notwendig den methodischen Aufbau des Trainings und der Trainingstherapie ebenso zu beachten wie die Körperwahrnehmung und die Empfindung des Patienten für gegebenenfalls neue Bewegungsmuster. Auch im Bereich der dorsalen Kette sollte ein Rückenkonzept von einer reinachsigen über eine lateralflektierende bis hin zu einer endgradig rotierenden Übungauswahl verfolgt werden.

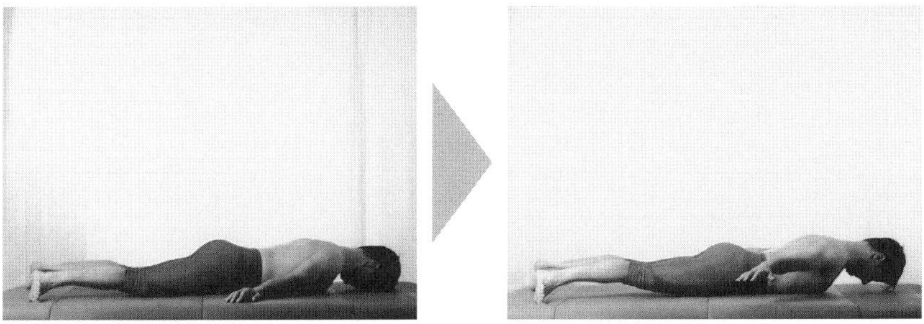

Der Patient liegt in Bauchlage, die Beine gestreckt, Sprunggelenke in Dorsalextension, Hüften außenrotiert. Über diese Position erreicht man eine Stabilisation der LBH-Region. Während die Arme von der Unterlage abgehoben werden, sollen die Schulterblätter nach unten innen zur Wirbelsäule gezogen werden. Um wiederum eine Stabilisation durch Kokontraktion zu erhalten, werden die Füße fest in die Unterlage gedrückt.

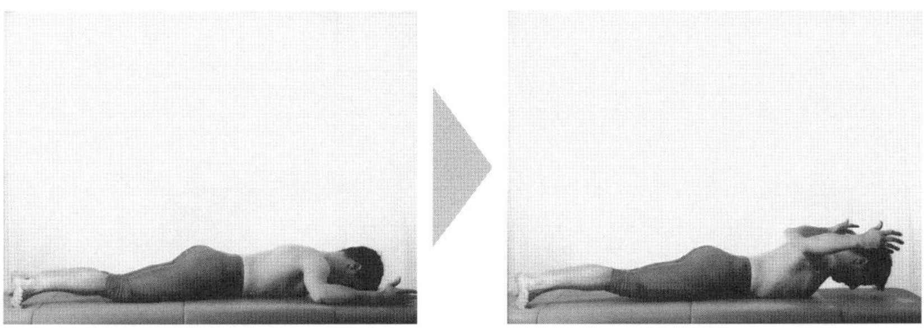

Um den Hebel des Oberkörpers zu verlängern, können die Arme in eine U-Haltung gebracht werden, gegebenenfalls ist es erlaubt den Kopf abzuheben. In der U-Haltung soll versucht werden die Hände auf die Höhe der Ellebogen zu bringen, um über diese Außenrotation vermehrt die thorakale Aufrichtung zu akzentuieren.

1.2.6 Dorsale Kette, gerade Rückenmuskulatur

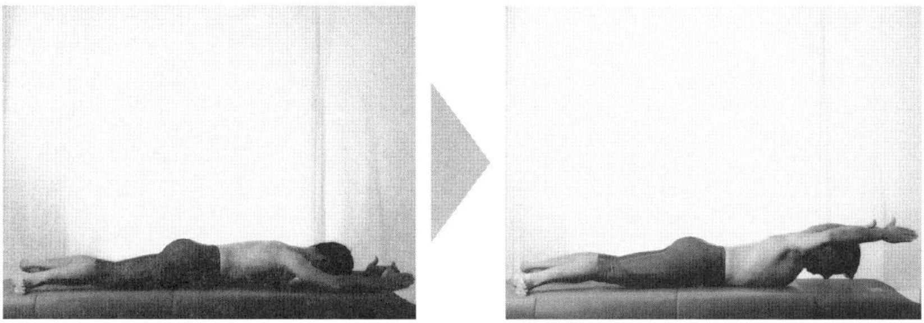

Je weiter die Arme im Sinne der Elevation kopfwärts ausgestreckt werden, um so schwieriger ist es, die Schulterblätter in ihrer endgradigen Depression inferior zu halten. Dennoch ist es wichtig, auch in diesen veränderten Positionen der Schulterblätter, die Brustwirbelsäulenaufrichtung zu stabilisieren. Bedeutend ist auch hier wieder die Kokontraktion über Bauch und Füße.

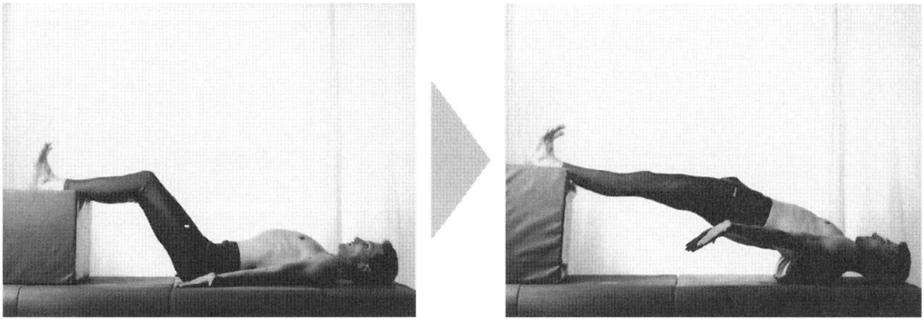

Die Fersen liegen erhöht, der Körper wird durchgespannt, sodass eine dorsale Spannung der gesamten Kette erreicht wird. Die Arme liegen in Außenrotation, die Schultern können unterlagert sein, um eine Kompression im cervico thoracalen Übergang zu vermeiden.

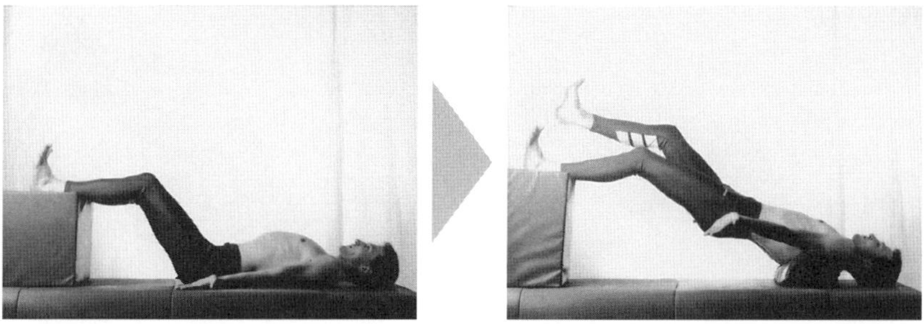

Um die Übung zu dynamisieren und schon mit rotatorischen Elementen anzureichern, können die Beine im Wechsel langsam abgehoben werden. Dabei ist es wichtig, dass die Stabilisation der LBH-Region gehalten wird und das Becken nicht abfällt.

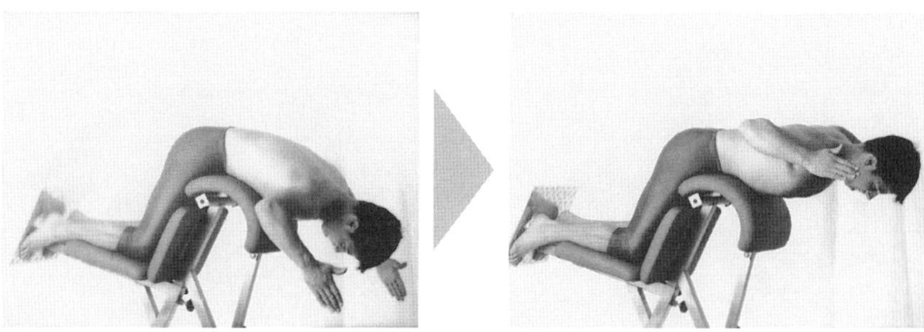

Der Rückentrainer gibt die Möglichkeit physiologisch sowohl die Brust, als auch die Lendenwirbelsäule im Bereich der dorsalen Kette zu akzentuieren. Wichtig ist dabei, dass sowohl die Hüfte, als auch die Kniegelenke gebeugt sind und die Füße im Bereich der Fußballen Kontakt zu einer Unterstützungsfläche, z.B. Brett, Wand usw., haben.

1.2.6 Dorsale Kette, gerade Rückenmuskulatur

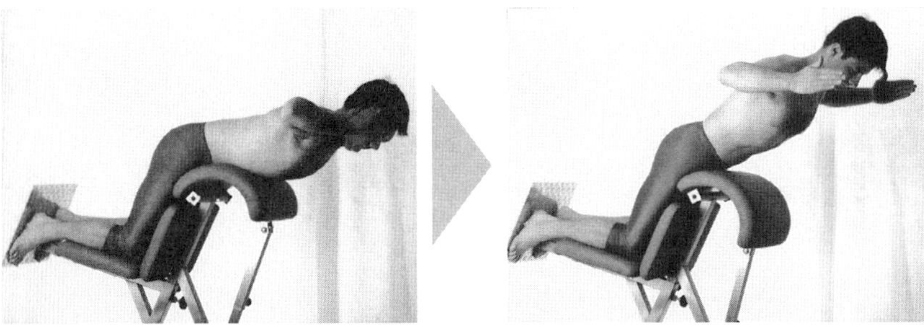

Je nachdem welcher Teilabschnitt erreicht werden soll, kann sowohl passiv über ein Gerät, als auch aktiv über Muskelanspannungen das Training akzentuiert werden.

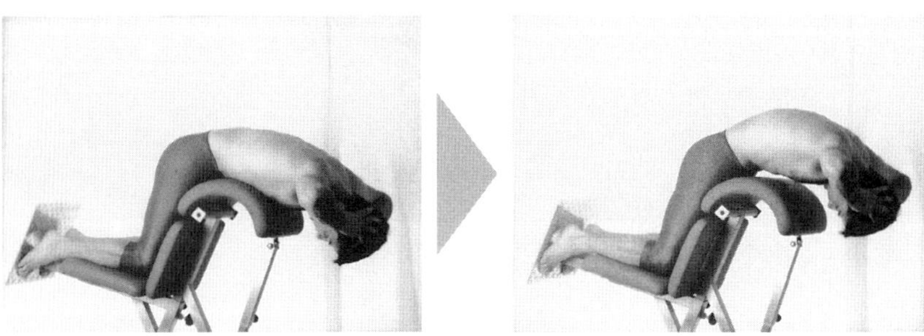

Der volle Bewegungsweg sollte trainiert werden über: – Becken drückt in die Unterlage – Bauchmuskulatur wird angespannt – Brustwirbelsäule wird in die Aufrichtung aufgerollt .

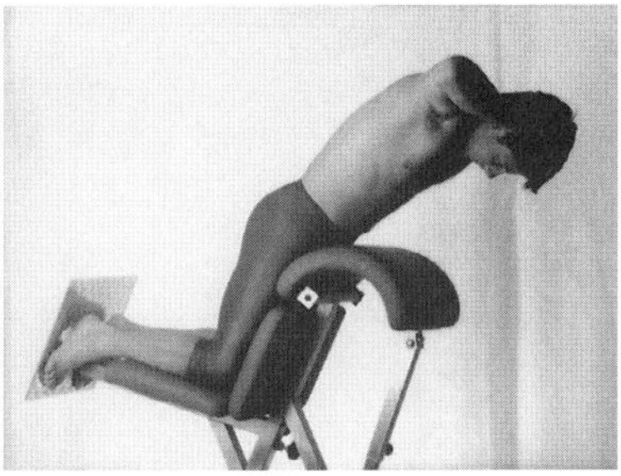

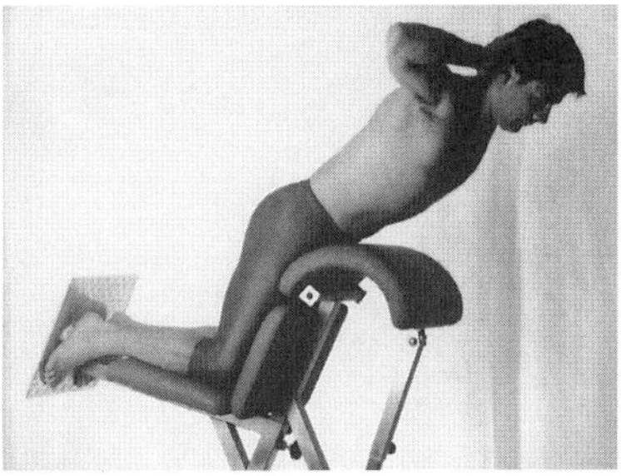

Der Oberkörper wird unter Stabilisation der LBH-Region abgehoben und geht hoch fast bis zur Senkrechten. Dabei soll die dorsale Spannung während der gesamten Übung nicht aufgelöst und die Übung sowohl konzentrisch, als auch exzentrisch durchgeführt werden.

Die Positionierung des Patienten auf dem Rückentrainer ist wichtig. Sowohl die Unterschenkellänge, als auch die Fixierung des Beckens auf der Rundfläche sind individuell je nach Intention und Therapieziel einzustellen.

1.2.7 Dorsale Kette, rotatorisch mit Zusatzgerät

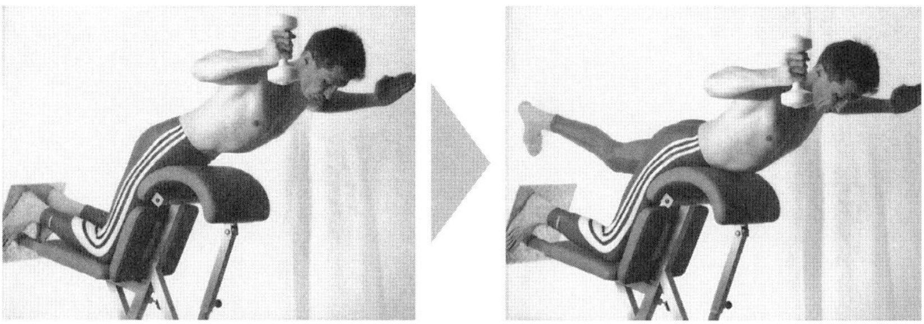

Um rotatorische Komponenten in diese Übung einzubauen, reicht es mit einem Zusatzgewicht in einer Hand zu beginnen, gegebenenfalls noch das kontralaterale Bein nach hinten auszustrecken, um eine rotatorische Einstellung vorzunehmen. Die Übung wird dynamisch ausgeführt in Beugung und Streckung der Wirbelsäule.

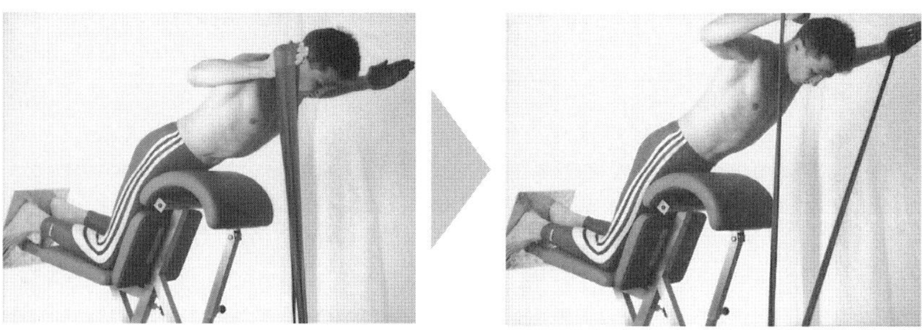

Als zusätzliche Erschwernis können z. B. Therabänder in beide Hände, für die gerade Rückenmuskulatur, oder ein Theraband in nur eine Hand zur Akzentuierung der rotatorischen Komponente als Hilfsmittel benutzt werden.

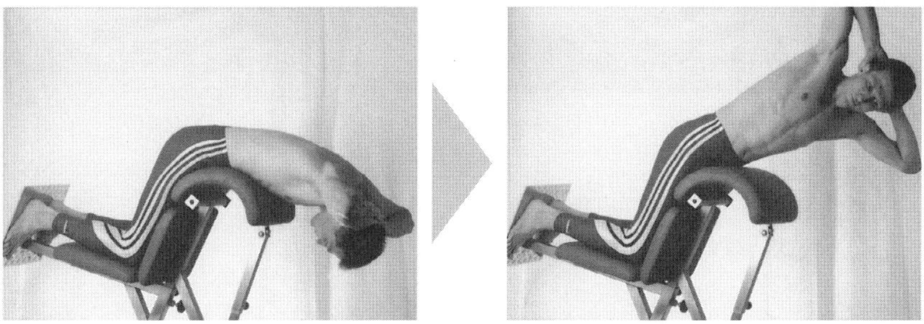

Dynamische Rotation unter dorsaler Stabilisation: Je nach Positionierung besteht die Möglichkeit, in einer aufgerichteten Position rechts und links dynamisch rotieren zu lassen.

1.3 Ganzkörperstabilisation

Die Übungen zur Ganzkörperstabilisation für die ventrale, laterale und die dorsale Kette werden in isometrischer Ausführung schon länger angeboten. Wichtig für die dynamische Stabilisation ist es aber, die Akzentuierung vor allem mit Rotation zu kombinieren.

Viele Bewegungsabläufe des täglichen Lebens bestehen aus Rotation, sei es Gehen, Laufen, Treppensteigen oder sonstige aktive Bewegungen, wie z. B. den Sicherheitsgurt im Auto anzulegen oder Ordner aus einem Regal zu holen. Aus diesem Grund ist es notwendig die Rotation zu beüben, zu stabilisieren und auch endgradig zu trainieren. Hierzu sollen die Übungen der Ganzkörperstabilisation einige Anregungen geben.

1.3.1 Ventrale Kette mit Rotation

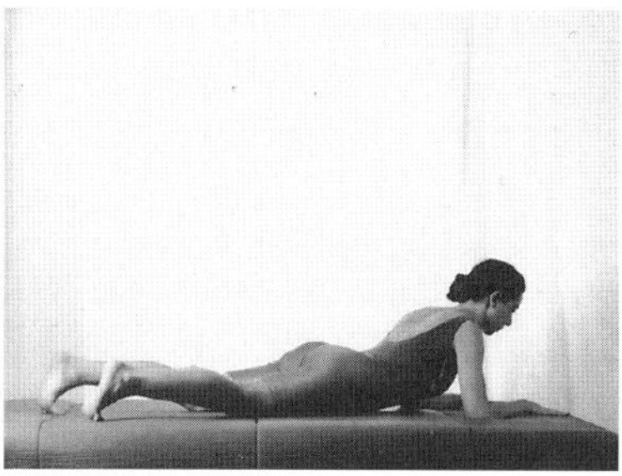

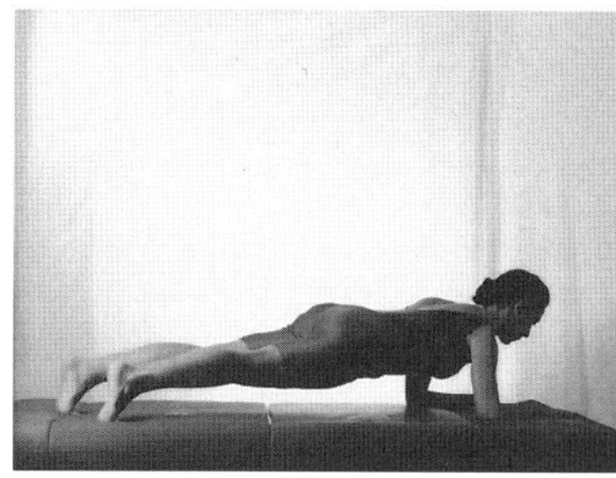

Der Patient hebt aus dem Unterarmstütz den Körper ab. Limitierender Faktor sind hierbei oft die Schultergelenke. Dynamisch wird die Übung, wenn der Körper nach vorne und nach hinten geschoben oder das Becken zehn Zentimeter angehoben oder gesenkt wird.

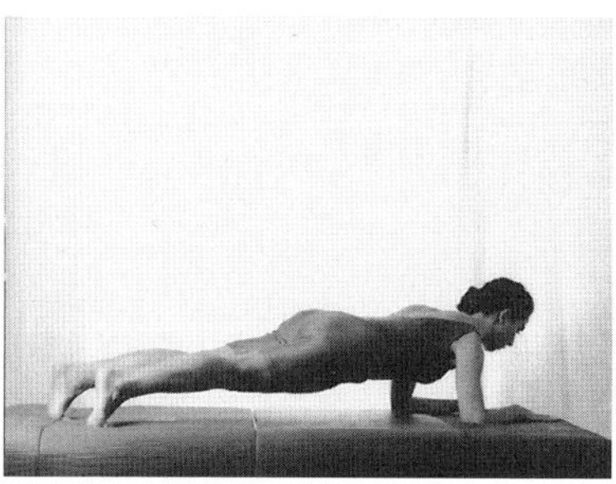

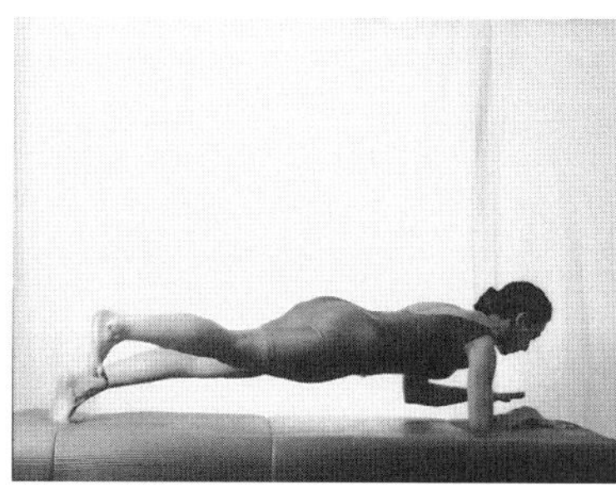

Um rotatorische Komponenten einzubauen, besteht die Möglichkeit, das rechte Bein und den linken Ellbogen leicht von der Unterlage abzuheben und den Körper zu stabilisieren. Das Ganze geschieht natürlich im Wechsel.

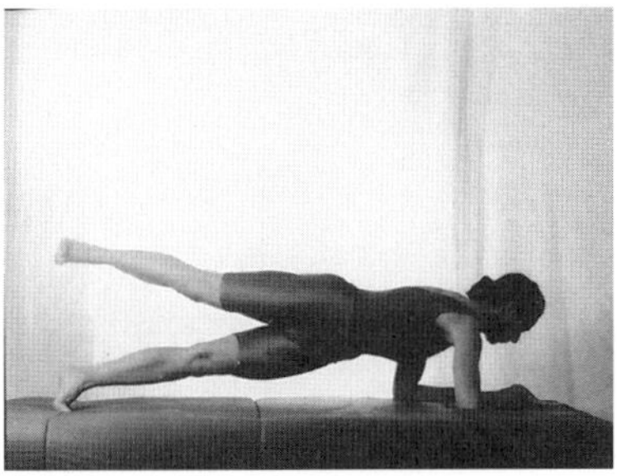

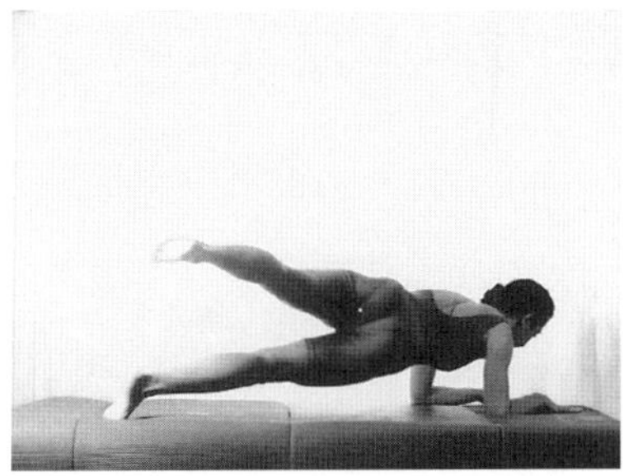

Bei fixiertem Unterarmstütz versucht man ein Bein abzuheben und über das andere Bein zu scheren und zur Seite abzuspreizen. Je nach Bedarf ist nur die Hüftrotation oder gar die Lendenwirbelsäulen- und thoracale Rotation mit einzubauen.

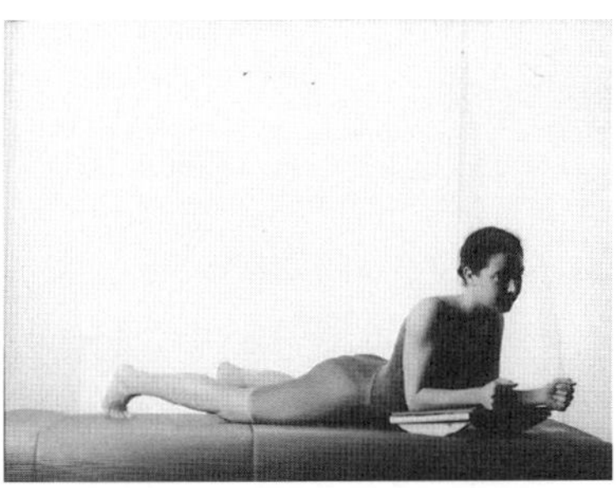

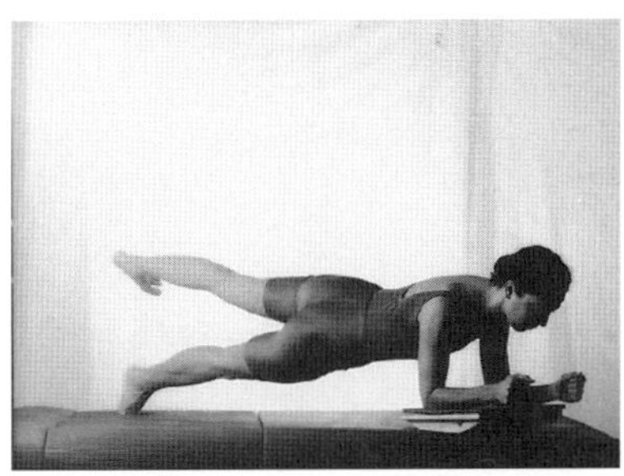

Um die Übung methodisch zu erschweren, positioniert man die Ellbogen auf einer instabilen Unterlage und lässt die rotatorische Bewegung des einen Beines über das stabilisierende Bein durchführen.

1.3.2 Laterale Kette mit Rotation

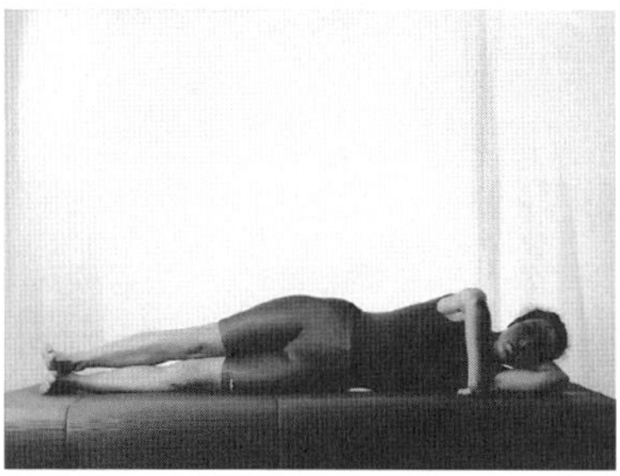

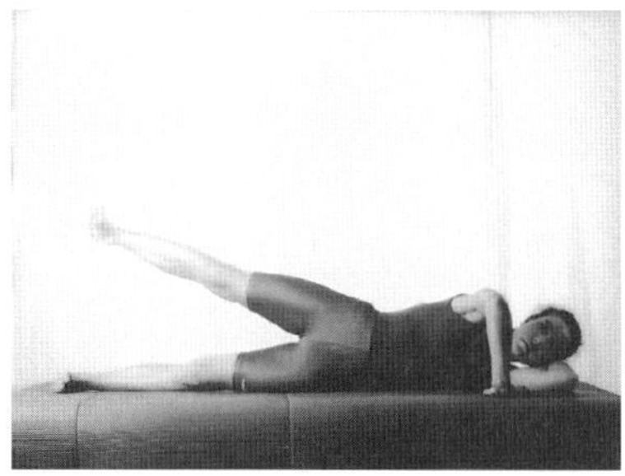

Zur Anbahnung der lateralen Kette bietet es sich an in Seitlage den oben liegenden Arm vor den Körper als Stützarm zu positionieren und das oben liegende Bein in gestreckter Position abheben zu lassen.

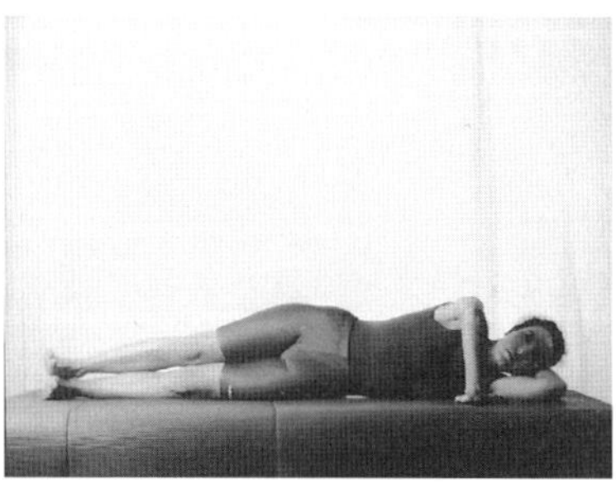

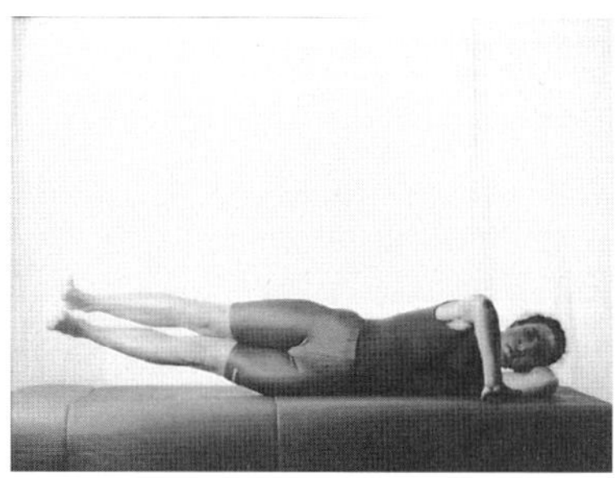

Der Oberkörper wird fixiert und man versucht beide Beine von der Unterlage abzuheben. Auch diese Übung ist dynamisch in Wiederholungen zu gestalten.

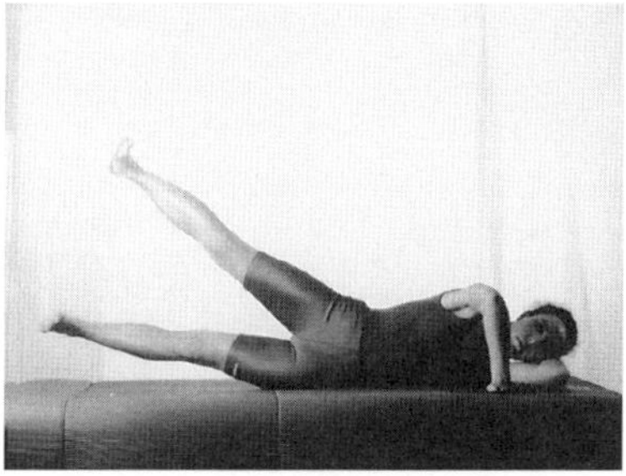

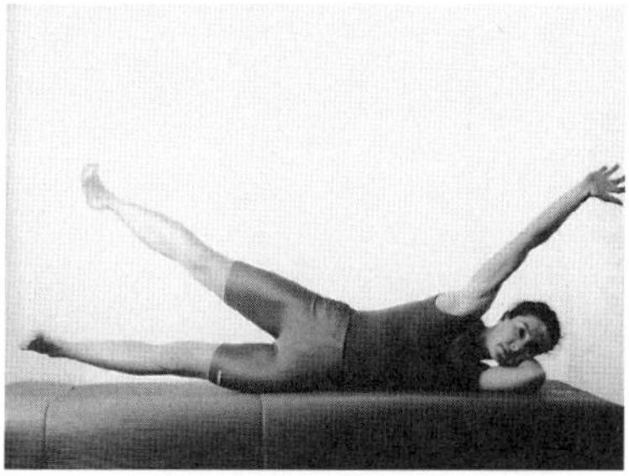

Vom Oberkörper her versucht man die Unterstützungsfläche zu verkleinern, indem der oben liegenden Arm Richtung Decke gestreckt und somit das stabilisierende Moment minimiert wird. Während beide Beine in der Luft gehalten werden, kann das oben liegende Bein durch Ab- und Adduktionsbewegungen dynamisisert werden.

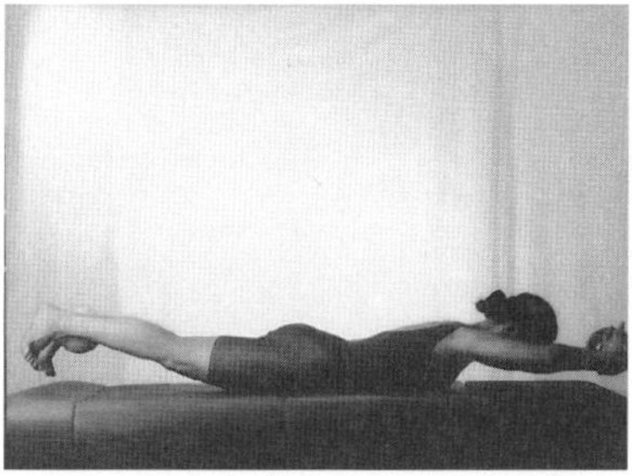

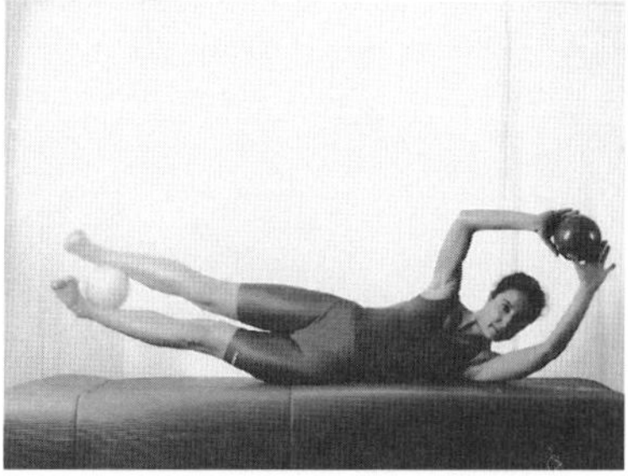

Eine sehr gute dynamische Übung zur Reaktionskraftschulung ist es, den Patienten über die Seitlage, beide Beine abgehoben, beide Arme abgehoben, über den Bauch auf die andere Seite rollen und dort wieder drei bis fünf Sekunden in der Seitenlage stabilisieren zu lassen.

1.3.2 Laterale Kette mit Rotation

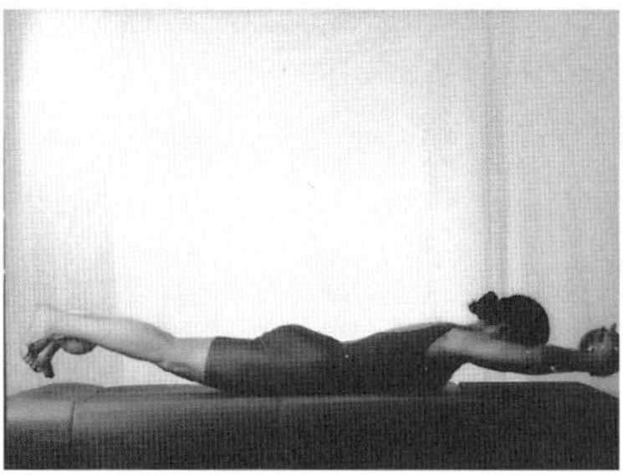

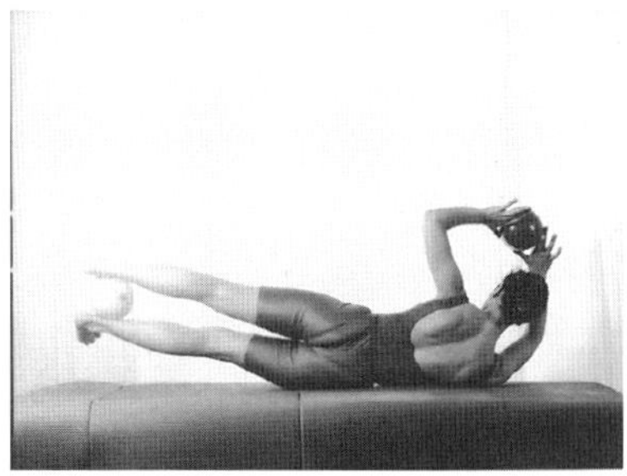

Je nach Akzentuierung ist es möglich über die Rückenlage diese Übung ausführen zu lassen. Wichtig ist es, in der Seitlage den Körper schnellstmöglich zu stabilisieren. Arme und Beine sollen während der Übung den Boden nicht berühren.

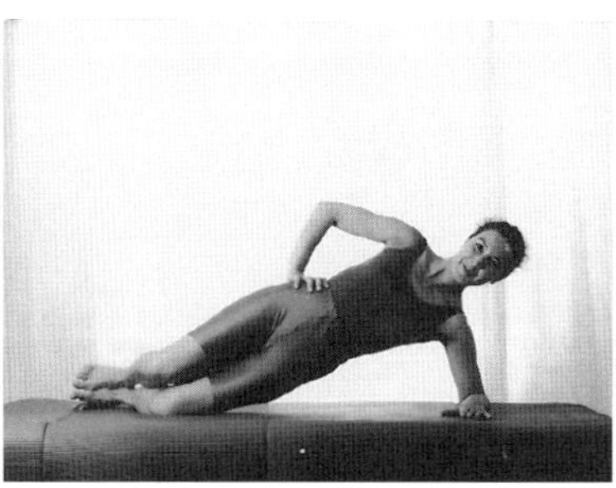

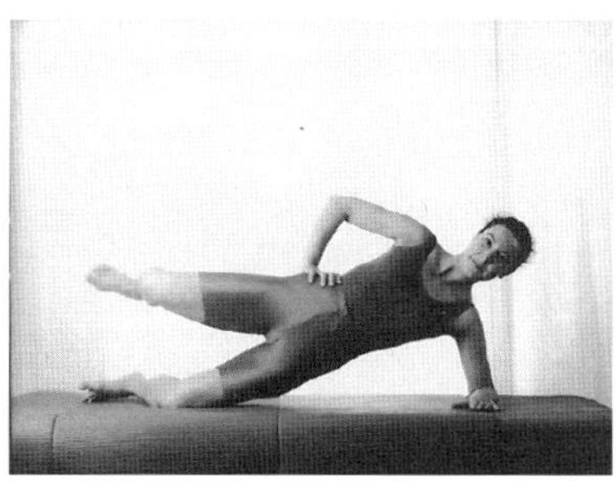

Der Unterarmstütz seitlich ist eine gute Möglichkeit die unten liegende laterale Kette statisch zu trainieren, die oben liegende dynamisch rotatorisch arbeiten zu lassen. Die Anfangsübung ist gegebenfalls mit angebeugtem Kniegelenk durchzuführen, um die Bewegung in einer methodisch einfachen Variante anzubahnen.

1.3.3 Dorsale Kette mit Rotation

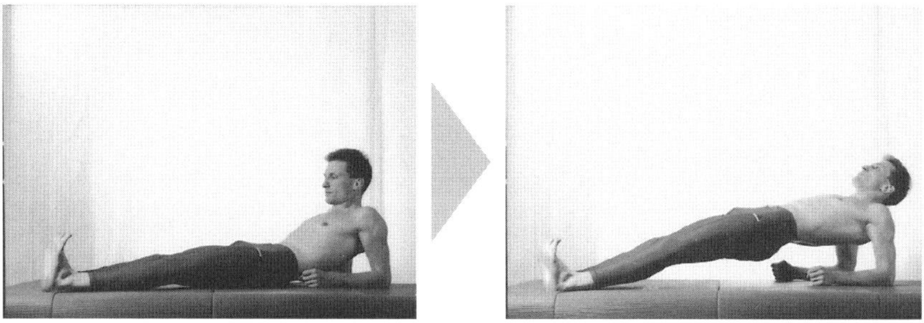

Zur Stabilisation der dorsalen Kette bietet sich der Unterarmstütz rücklings an. Bei einer Schulterinstabilität sollte von dieser Ausgangsstellung Abstand genommen werden. Der Übung entsprechend wird der Körper in eine Bogenspannung gebracht und kann sowohl statisch als auch dynamisch beübt werden.

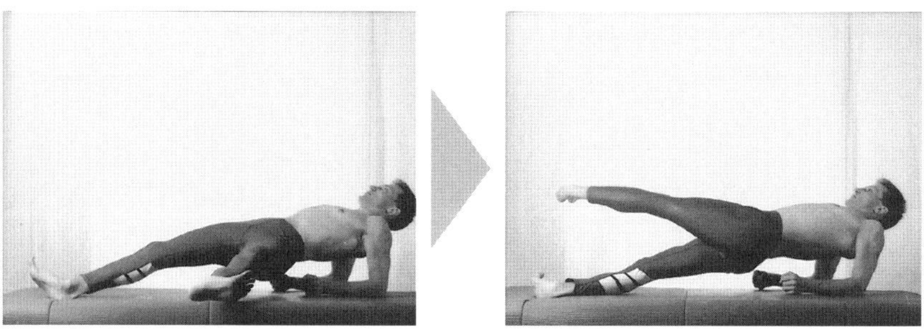

Auch hier sind rotatorische Komponenten jederzeit einbaubar, sodass ein Bein weit über das andere Bein geschert und wieder abgespreizt wird. Die Rotation kann durch das Bewegungsausmaß des scherenden Beines kontrolliert werden.

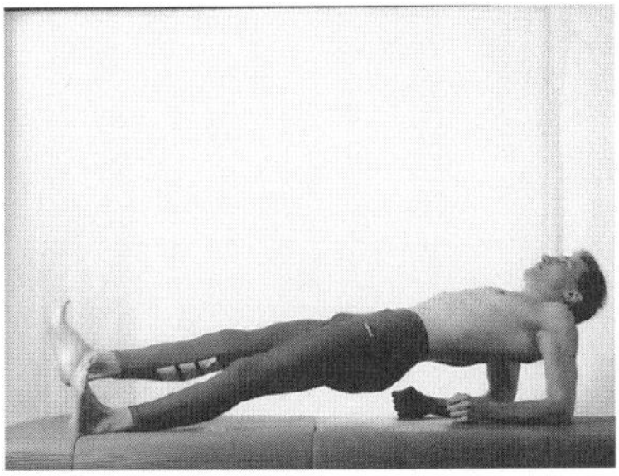

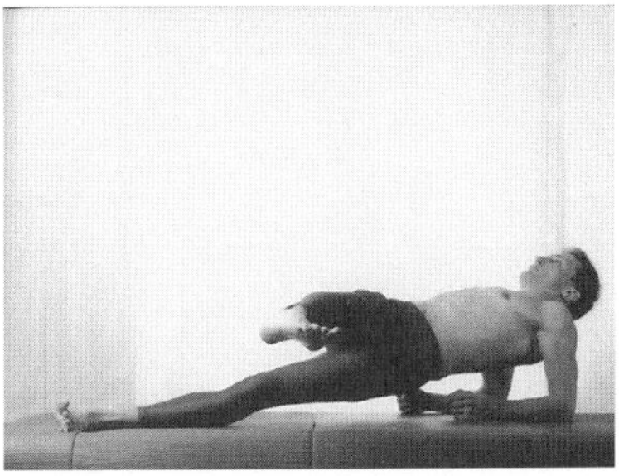

Diese Übung sollte im Wechsel gemacht werden, sodass einmal das rechte, einmal das linke Bein dynamisch arbeitet und jeweils die contralaterale Seite versuchen muss über die Aktivierung der dorsalen Kette zu stabilisieren.

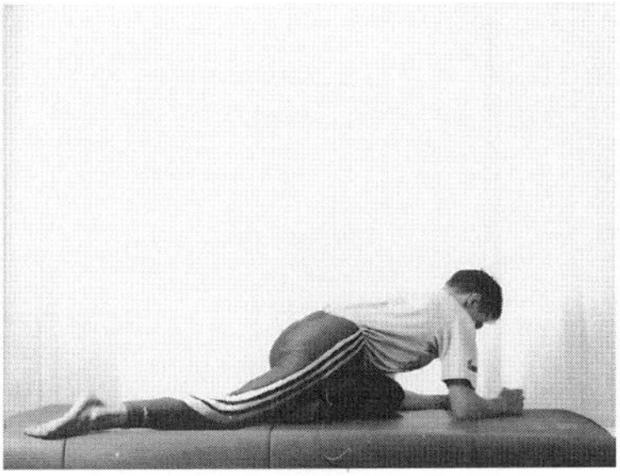

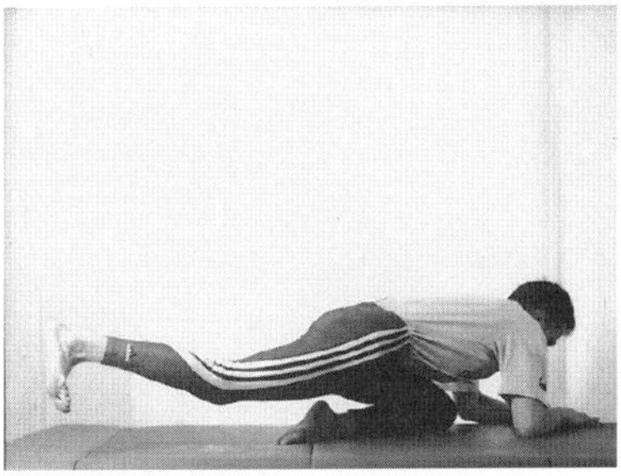

Diese Übung zeigt eine Möglichkeit den m. glutaeus maximus in isolierter Form zu trainieren. Der Patient sitzt auf einer Ferse, während er versucht, das ausgestreckte oder angebeugte Bein nach hinten abzuheben. Natürlich wird die gesamte dorsale Kette aktiviert, der limitierende Faktor ist oft die fehlende endgradige Hüftextension.

1.4 Therapieübungen mit Seilzügen

In der Medizinischen Trainingstherapie stellt der Seilzug ein wichtiges Gerät dar. Unter seiner Mithilfe können sowohl aktive Automobilisationen, Anbahnungsübungen, Kraftausdauerübungen, Hypertrophieübungen, Umsetzungsübungen als auch sportartspezifische und alltagsspezifische Spezialisierungsübungen vorgenommen werden.

Der Vorteil des Seilzugs gegenüber den Kraftgeräten ist seine Dreidimensionalität und somit die Funktionalität der Therapieübungen, die gegen Widerstand ausgeführt werden können. Weiterhin ist eine nahezu stufenlose Gewichtseinstellung am Seilzug möglich und durch die variable Einstellung seiner Höhe und der daraus resultierenden Angriffswinkel die Therapie sehr gut dosierbar.

Als Vorraussetzung muss gelten, dass der Seilzug einen möglichst geringen Reibungswiderstand hat und „sauber läuft" und die Eigendynamik des Gewichtsblocks gut kontrolliert werden kann.

Zu den verschiedenen Ausgangsstellungen ist zu bemerken, dass eine Position gefunden werden muss, die für den Patienten individuell zugeschnitten ist. Diese Position ist abhängig vom Therapieziel. Weiterhin gilt es schnellstmöglich von einer passiven zu einer aktiven Stabilisation zu gelangen.

1.4.1 Oberer Rücken, BWS

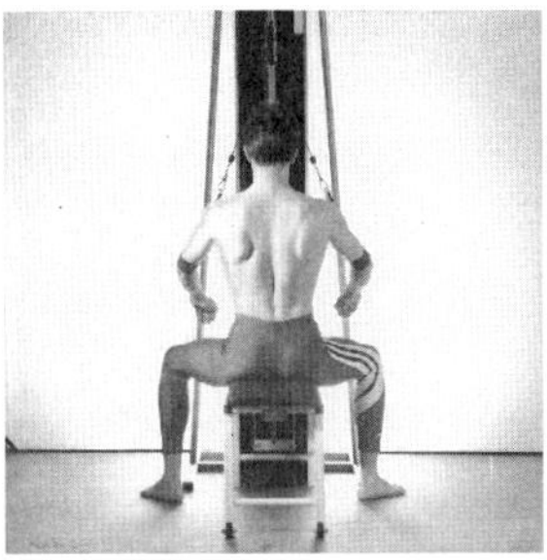

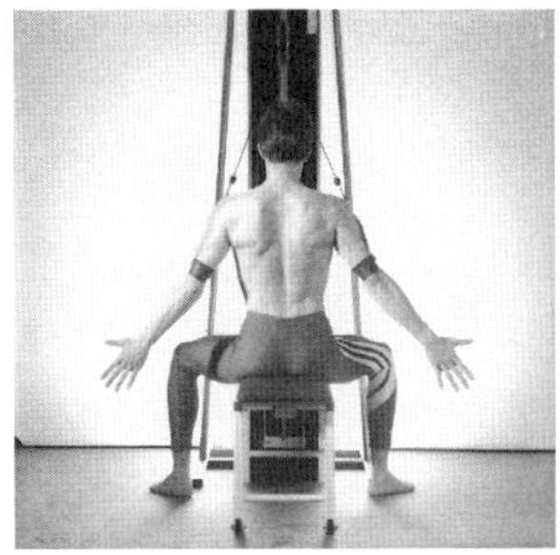

Im Sitz kann die Aufrichtung über einen proximalen Hebel, d. h. die Schlaufen des Seilzugs setzen oberhalb des Ellbogengelenkes an, angebahnt werden. Aufgabe ist es, die Arme in einer Außenrotation nach hinten zu führen und eine Depression inferior der Schulterblätter und eine Aufrichtung der Brustwirbelsäule aktiv auszuführen. Der Patient sitzt mit gespreizten Beinen und hat vollen Fußsohlenkontakt mit der Unterlage.

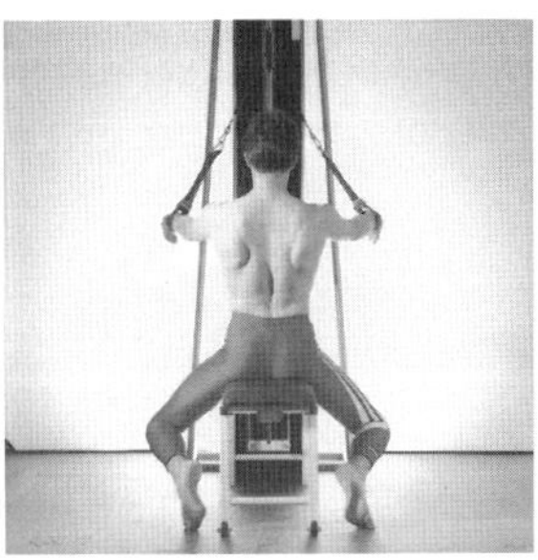

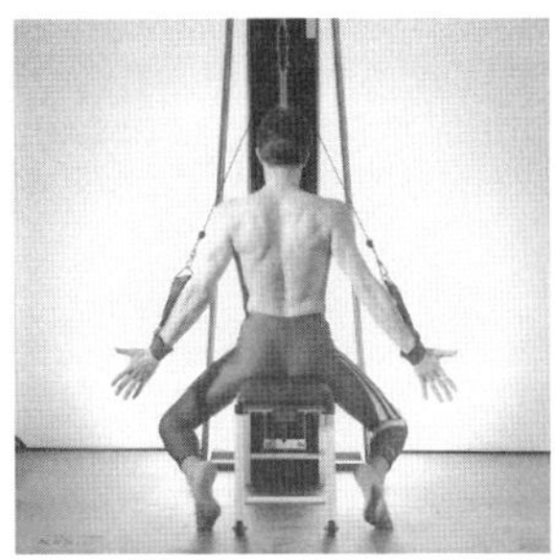

Hier sieht man die gleiche Übung mit distalem Hebel, während der Patient lordotisch positioniert ist, indem seine Füße nach hinten auf die Zehenspitzen gestellt eine vermehrte Lordose fordern. Je nach Indikation sollte der Patient durch die Ausgangsstellung der Beine in der LBH-Region stabilisiert werden.

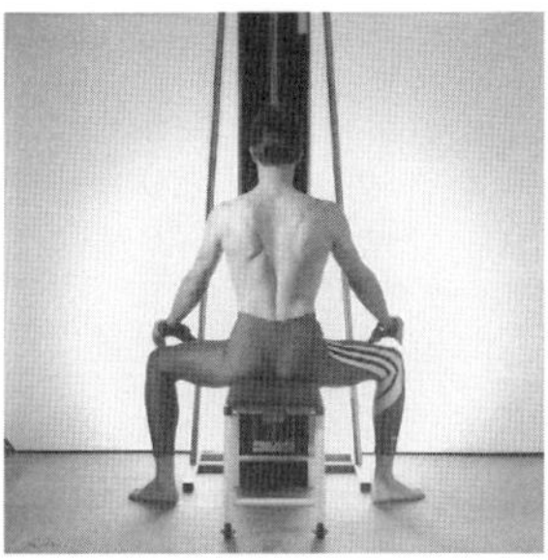

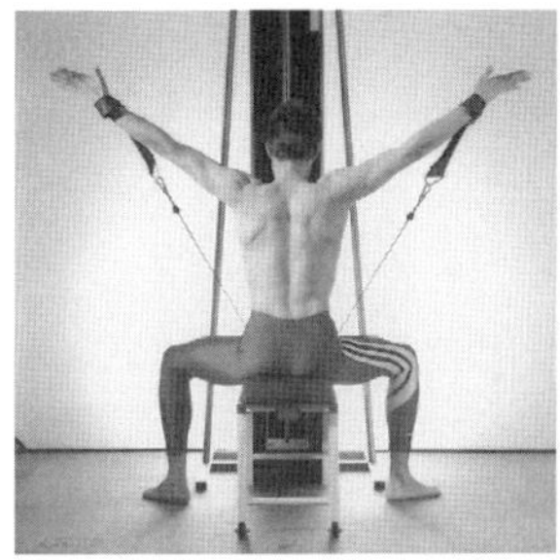

Während der Seilzug ganz bodenwärts gestellt ist, soll die Bewegung der Arme von vorne unten nach oben außen in die Aufrichtung und Elevation der Arme geführt werden. Je nach Positionierung der unteren Extremitäten kann eine lordotische oder entlordotisierte Aufrichtung gefordert werden.

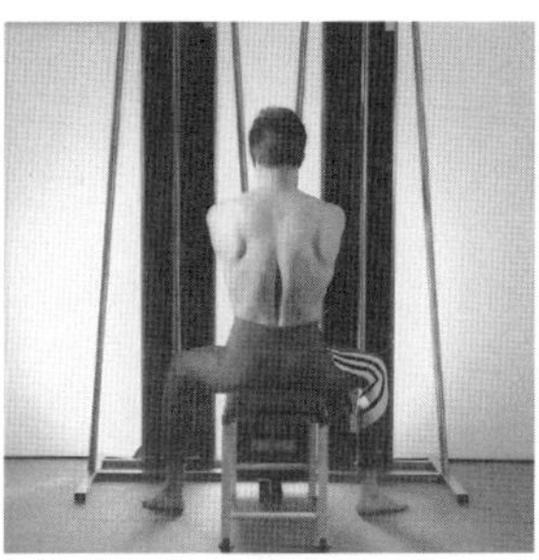

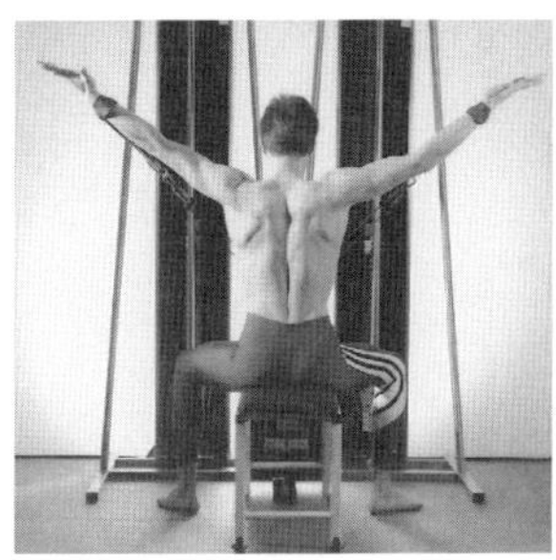

Um den Bewegungsweg gegen Widerstand zu verlängern, können die Seilzüge vor dem Körper überkreuzt werden. Dies gilt für alle Übungen, die mit zwei Seilzügen ausgeführt werden.

1.4.1 Oberer Rücken, BWS

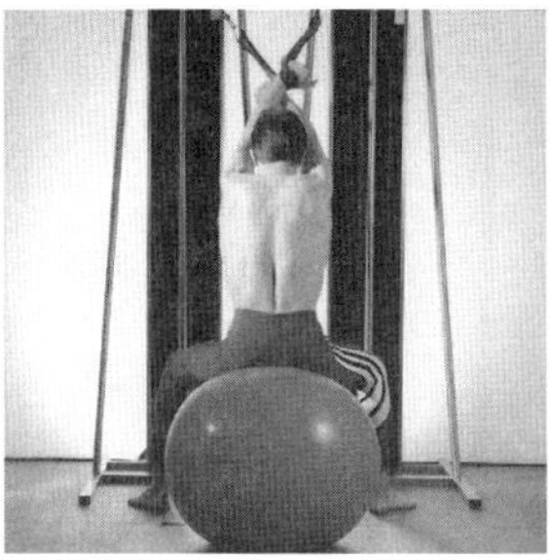

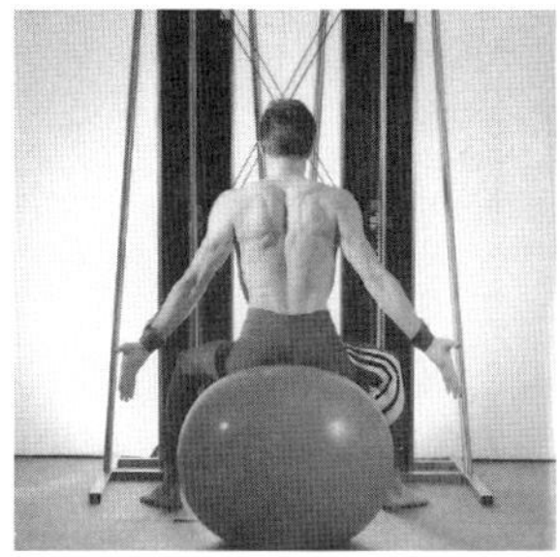

Um den koordinativen Aspekt zu erhöhen, kann der feste Sitz natürlich jederzeit mit einer labilen oder instabilen Unterlage, z. B. Powerball, vertauscht werden.

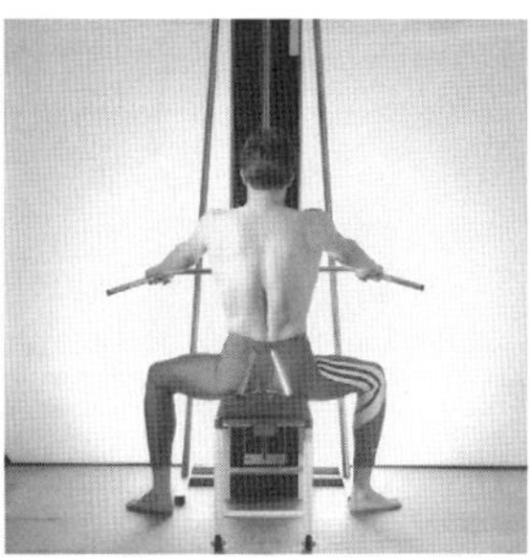

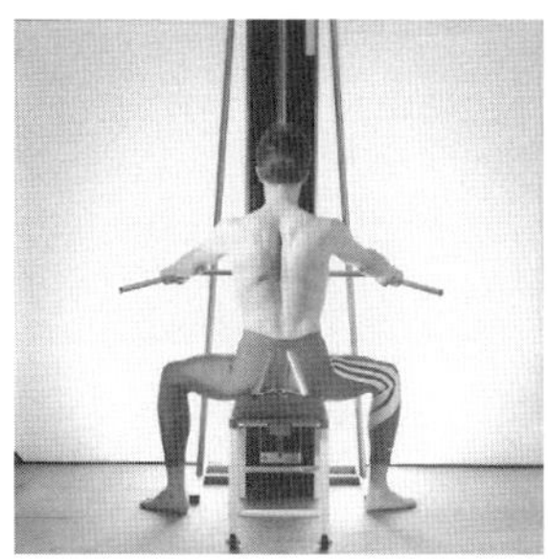

Zur Anbahnung der interscapulären Spannung kann auch das Rudergerät genommen werden. Hierbei sollte anfänglich bei gestreckten Armen erstmals nur die Depression inferior des Schulterblattes und die Retraktion des Schultergürtels angebahnt werden.

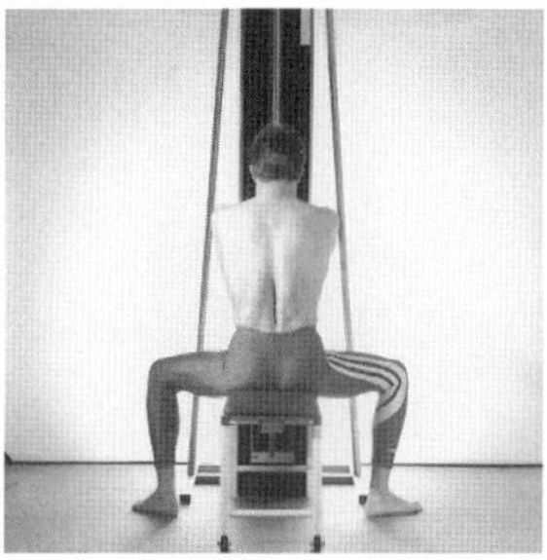
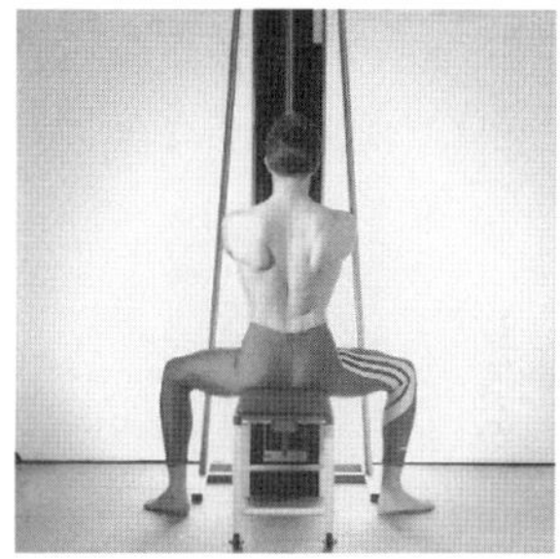

Ein zu hohes Eigengewicht der Ruderstange kann die Schulterblattelevation nach sich ziehen und somit den gewollten Therapieerfolg in Frage stellen. In diesem Fall muss der von oben kommende Seilzug das Eigengewicht der Arme mindern.

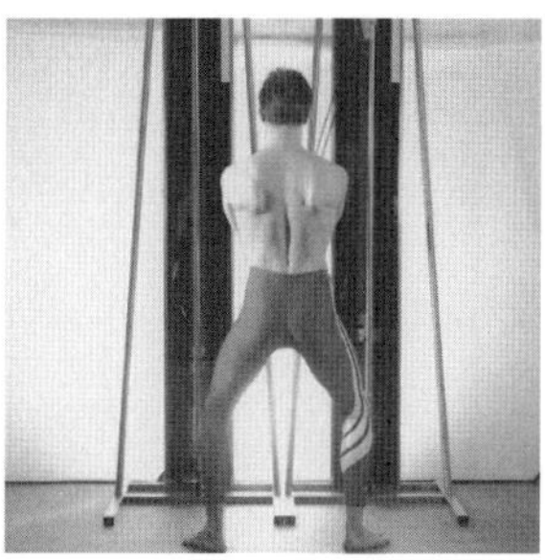
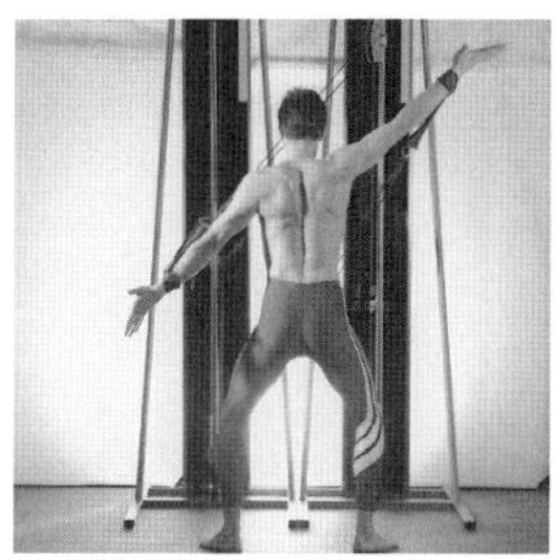

Für Funktionsstabilisation ist der aktive Stand elementar, gemeint ist damit ein aktiver Fuß, eine zehn- bis zwanziggradige Knieflexion, eine physiologische Fixation des Beckens und eine dynamische Durchführung der Aufrichtung über die Arme gegen den Widerstand des Seilzugs.

1.4.1 Oberer Rücken, BWS

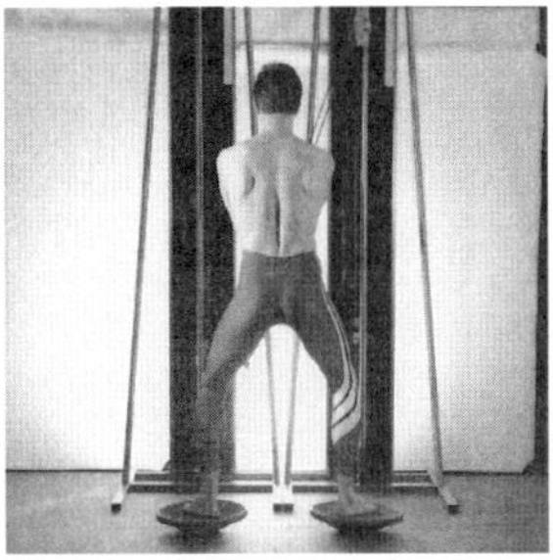

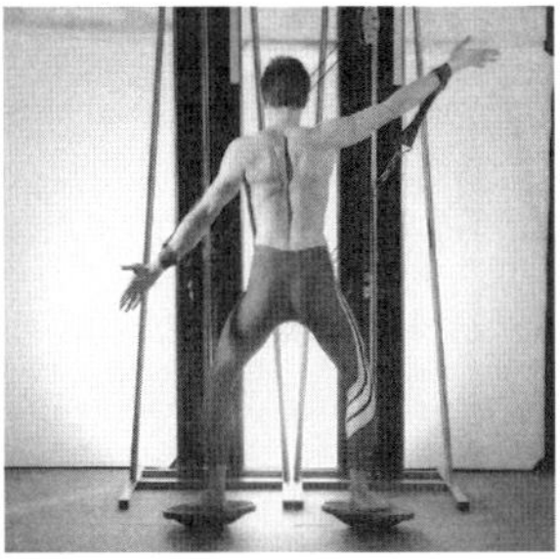

Um die Übung koordinativ zu erschweren, kann man den Patienten z. B. auf zwei instabilen Unterlagen, wie hier zwei Kreisel, positionieren und die Übung dynamisch durchführen lassen.

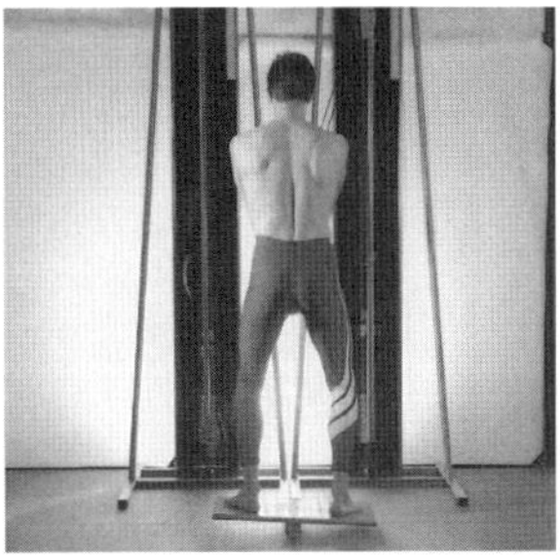

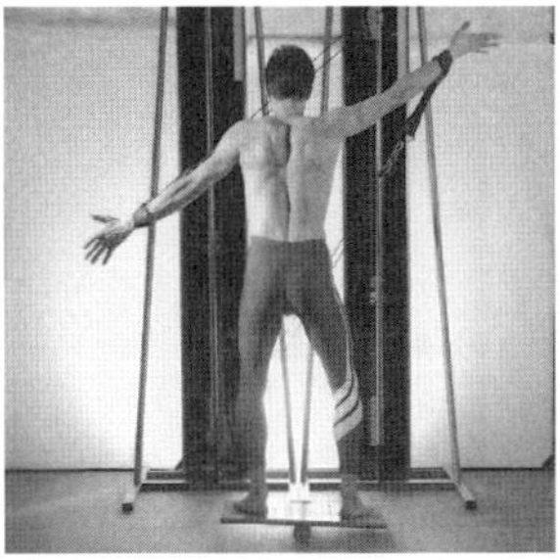

Wesentlich erschwert wird diese Übung durch ein Schaukelbrett. Hierbei überwiegt natürlich der koordinative Faktor und das Gewicht des Seilzuges muss deutlich reduziert werden.

1.4.2 Obere Rumpfrotation

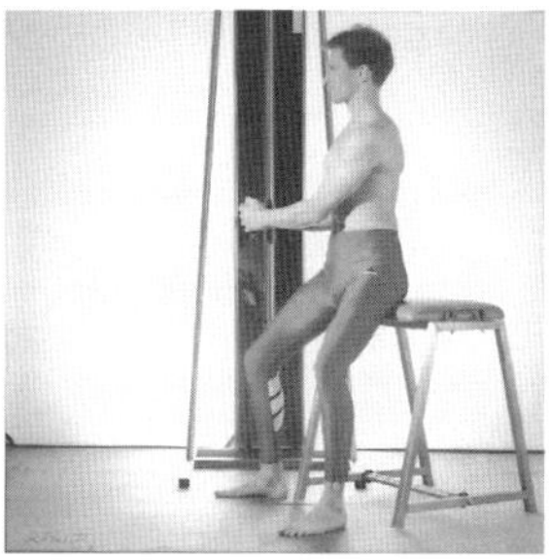

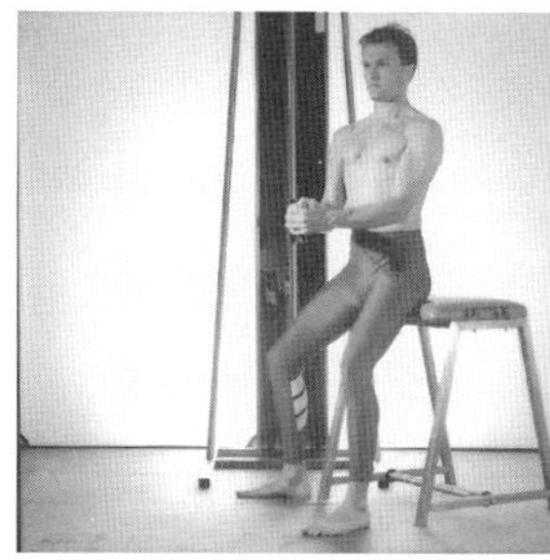

Nachdem vorher schon auf die Rotation eingegangen wurde, soll auch mit dem Seilzug die Rotation angebahnt und trainiert werden. Wichtig ist dabei ein funktioneller Sitz in einer Position, in der eine lordotische Position der LWS eingestellt werden kann. Unter Aufrichtung der Brustwirbelsäule soll der Patient leichte rotatorische Bewegungen mit angebeugten Ellbogen gegen den Widerstand des Seilzuges durchführen.

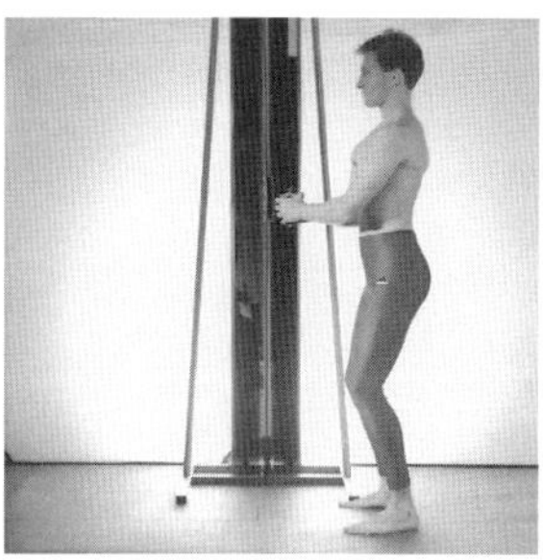

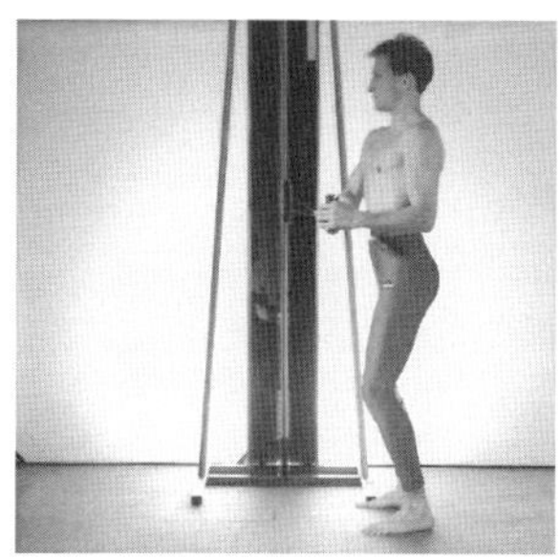

Sehr viel schwieriger ist es die Übung im Stand durchzuführen. Es bietet sich an vom Hochsitz über den Einbeinkniestand und Kniestand in den Stand zu wechseln.

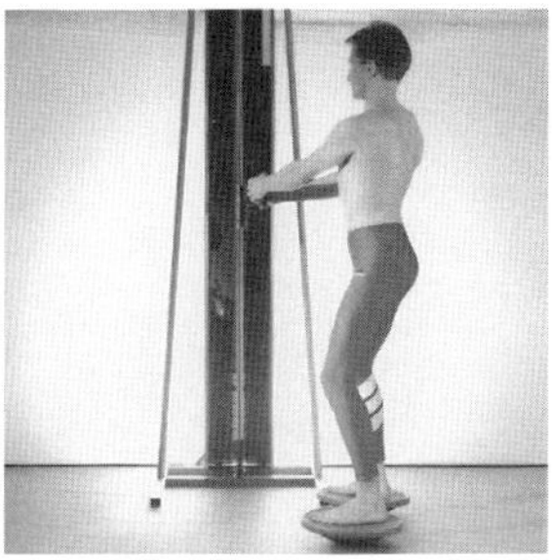

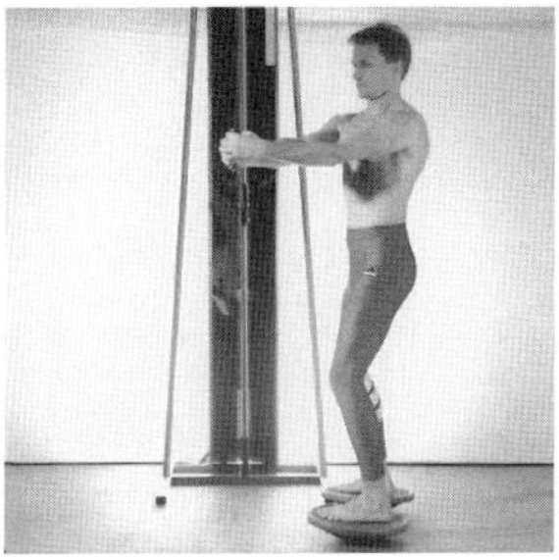

Natürlich ist der koordinative Faktor wieder aufzubauen, indem instabile Unterlagen für diese Übung gewählt werden. Gerade hier ist die methodische Auswahl sehr wichtig.

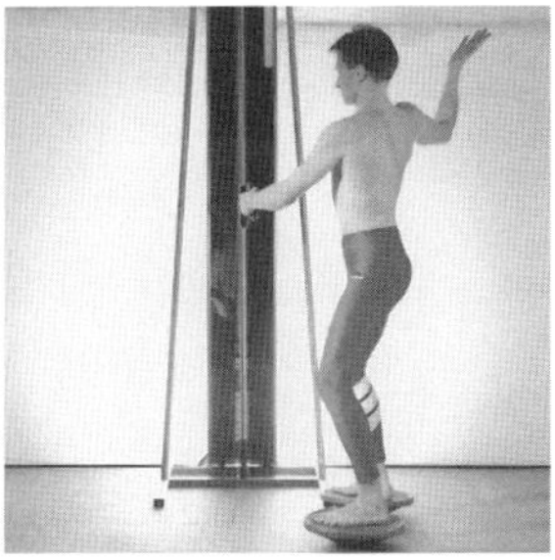

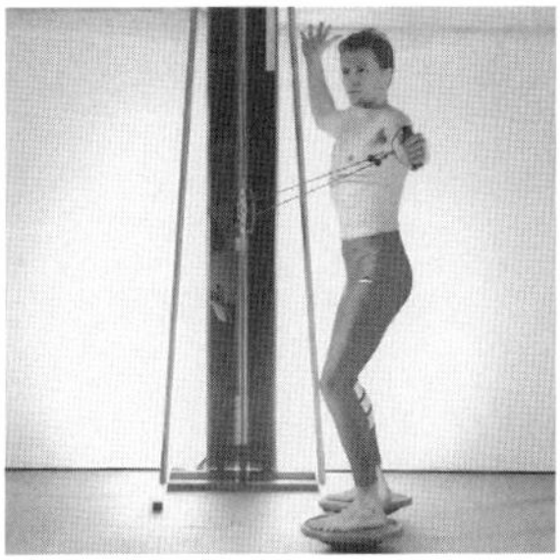

Ein Beispiel für eine Spezialisierung wäre diese Übung im Einhandgriff für einen Rackettsportler, z. B. Tennisspieler. Ziel ist die Stabilisation der Aufschwungphase unter aufrichtender Komponente der Brustwirbelsäule.

1.4.2 Obere Rumpfrotation

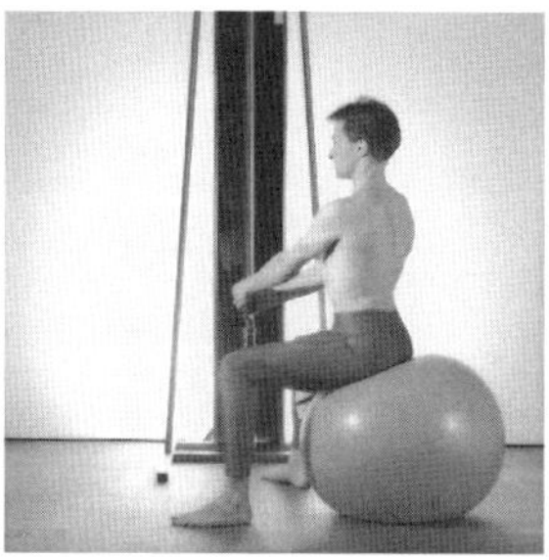

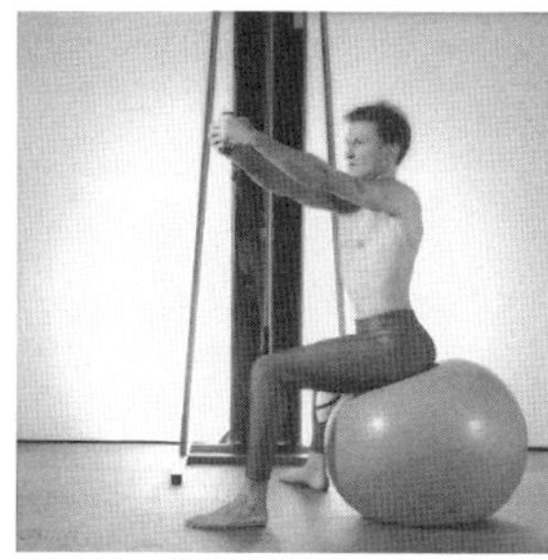

Von der reinachsigen Rotation kann nun auch die Rotation und Lateralflexion beübt werden. So kann z. B. sitzend auf dem Powerball der Seilzug von vorne unten nach hinten oben gezogen werden.

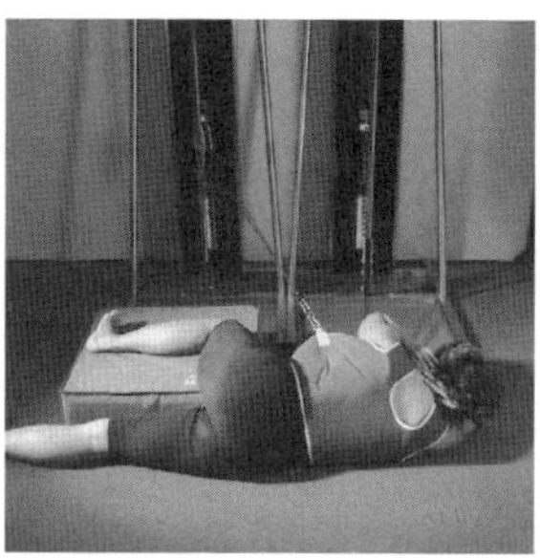

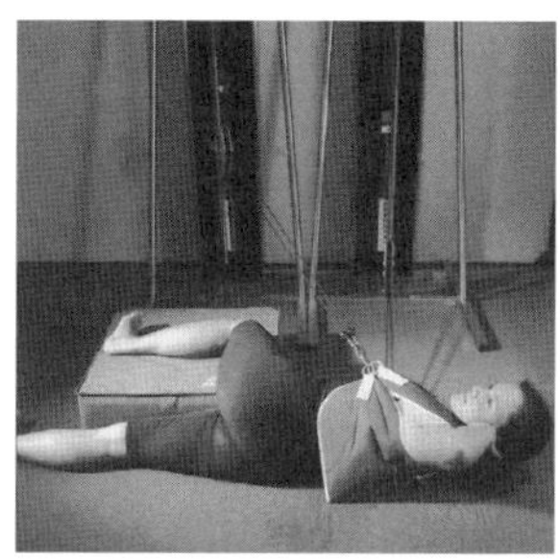

Diese Rotationsübung bietet sich sowohl zur Anbahnung nach traumatischen oder operativen Eingriffen an der Wirbelsäule an, als auch als reines Krafttraining für die rotatorischen Muskeln der Wirbelsäule. Die Lendenwirbelsäule kann sowohl über die Hüftflexion, als auch über die Rotation der Wirbelsäule geschützt werden, wie man es aus der Manuellen Therapie kennt. Somit kann man die Höhe der rotatorischen Bewegung festlegen. Der Patient liegt in einem Brustwirbelsäulengurt, bekannt aus dem Schlingentisch, und bringt sich in endgradige Rotation.

1.4.3 Untere Rumpfrotation

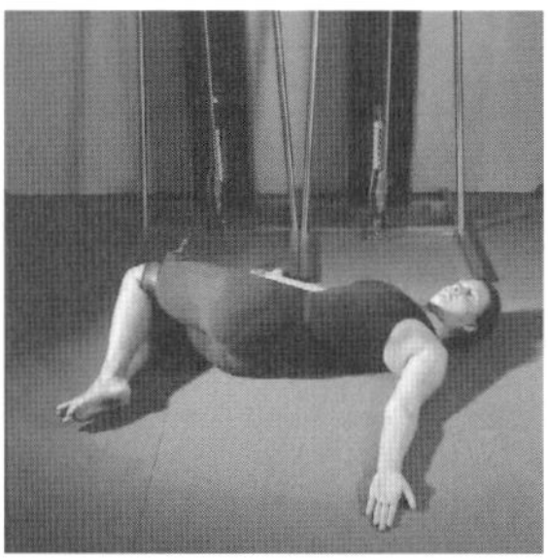

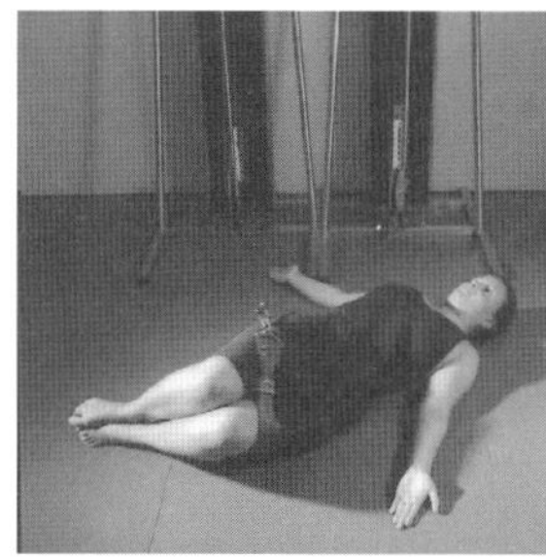

Um die untere Rumpfrotation zu akzentuieren, kann bei gebeugten Knien der Widerstand des Seilzugs gegen die untere Rumpfrotation angebracht werden und der Patient aus der Vordehnung heraus den gesamten Bewegungsweg trainieren.

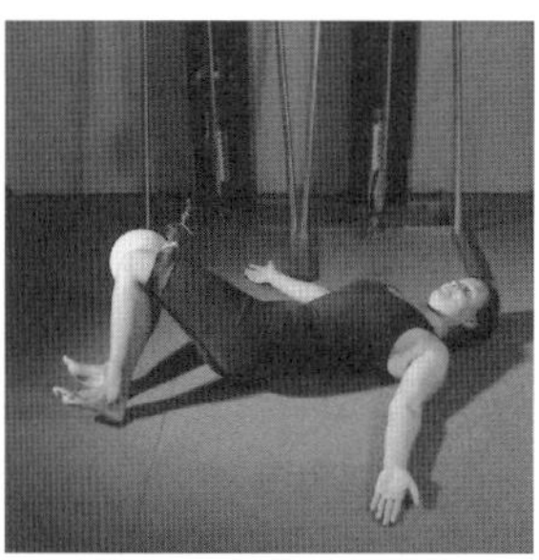

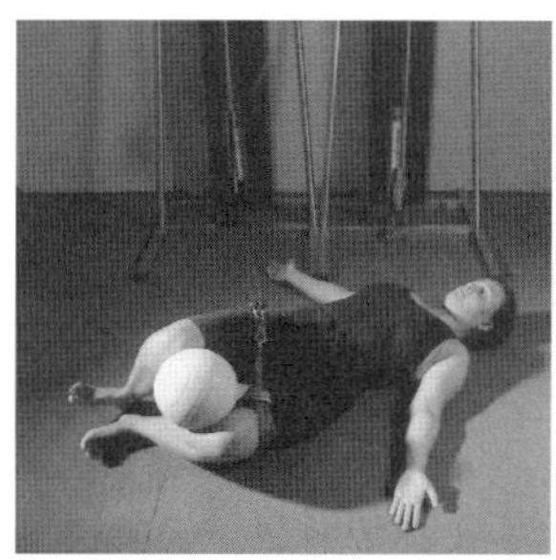

Um gegebenfalls die Übung zu erschweren, kann über die adduktorische Komponente – ein Ball zwischen den Knien – eine Zusatzaufgabe eingebaut werden. Diese Komponente fordert z.B. die Aktivität der ventralen Kette.

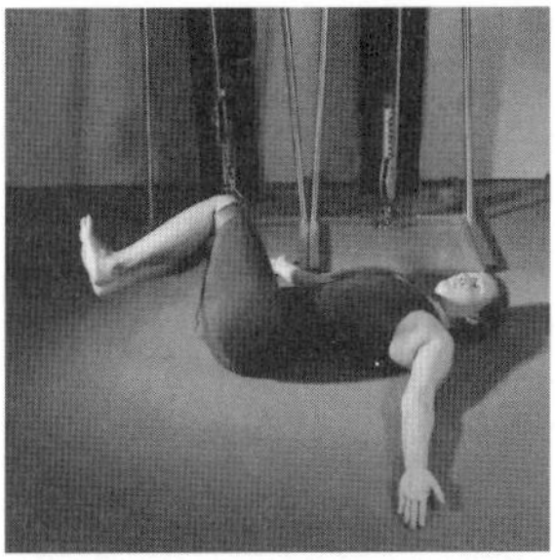

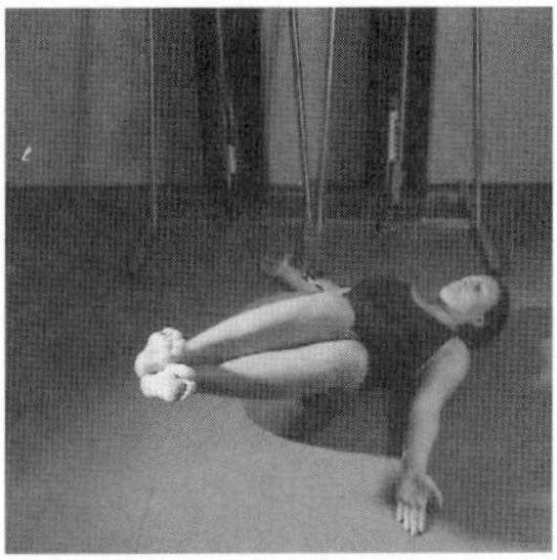

Wenn die Fersen abgehoben werden, wird eine deutliche Stimulation der ventralen Kette unter dynamischer Rotation erzeugt. Diese Variation hat einen hohen Anspruch an Kraft und Koordination.

2 Untere Extremität mit Seilzug

Im Bereich der unteren Extremität sind uns die Seilzüge vorwiegend im Sinne der Automobilisation, der Anbahnung und im Ausdauerbereich eine große Hilfe. Die folgenden Übungen sind variabel einsetzbar bei Pathologien der gesamten unteren Extremität, sowohl bei Fuß- und Sprunggelenks-, als auch bei Knie- und bei Hüftgelenkspathologien. Eine grobe Unterteilung soll dennoch vorgenommen werden.

Wir unterscheiden im Bereich der unteren Extremität zwischen dem sogenannten „offenen oder geschlossenen System" der Streckerkette.

Interessant ist diese Unterscheidung für das Kniegelenk. Man differenziert hier aus biomechanischen und physikalischen Gesichtspunkten, um intraartikuläre oder Stabilitätsprobleme spezifisch angehen zu können.

Vom offenen System spricht man, wenn das Kniegelenk gegen einen Widerstand in die Extension konzentrisch und exzentrisch bewegt wird, wobei sich der Unterschenkel um den stabilen Oberschenkel bewegt, z. B. beim sitzenden Patienten, und der Fuß keinen Kontakt zu einer Unterstützungsfläche hat. Diese typische Beincurl-Situation setzt in der Therapie ein pathologiefreies und ein stabiles Kniegelenk voraus und kann sehr gut zum isolierten Training des M. quadrizeps genommen werden.

Das geschlossene System hat den Vorteil bereits sehr früh unter sanfter Dosierung mit funktionellen Bewegungen beginnen zu können. Dabei ist Voraussetzung, dass der Fuß einen festen Kontakt zu einer Unterstützungsfläche hat, sei es den Boden, ein Bodenblech, ein Pedal, eine Fußschlaufe o. ä., und somit bei konzentrischer und exzentrischer Kniegelenksstreckung die gesamte knieumgreifende Muskulatur stabilisierend und schützend aktiviert wird. Therapeutisch gesehen sollte bei Pathologien am Kniegelenk die Therapie im geschlossenen System begonnen und später bei einer verbesserten Gelenkmechanik und Stabilität des Kniegelenks wenn notwendig im offenen System spezialisiert werden.

Der Einsatz des offenen oder geschlossenen Systems ist jedoch befund- und indikationsorientiert anzuwenden und in seiner Auswahl patientenabhängig einzusetzen.

2.1 Knie und Bein

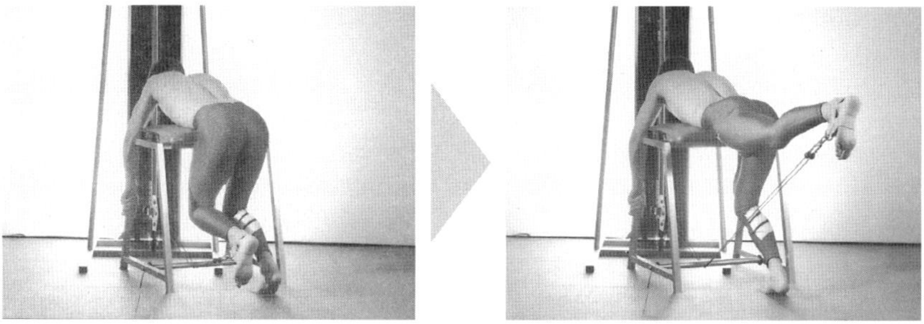

Der Seilzug ist am Fuß mit einer Schlaufe befestigt, der Patient mit dem Oberkörper über einen Hocker fixiert, das stabilisierende Bein in Hüft und in Knieflexion auf den Boden gestellt. Der Patient wird aufgefordert gegen den Widerstand des Seilzugs eine endgradige Extension der Hüfte und des Kniegelenks durchzuführen. Der Widerstand des Seilzugs kann hier als Führungswiderstand bezeichnet werden.

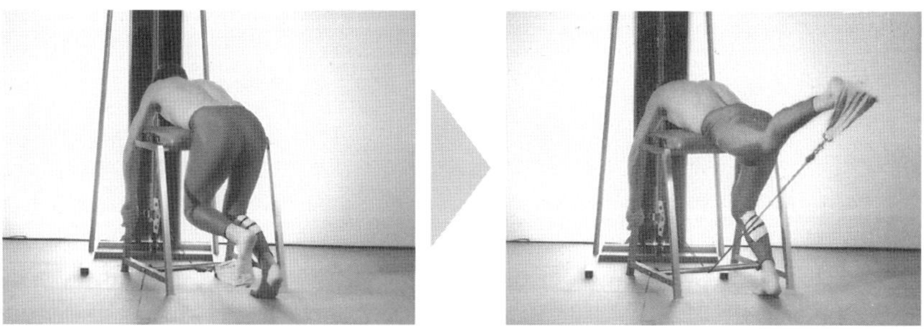

Um die gesamte Streckerkette auszunützen, kann die Fußschlaufe auch im Bereich des Vorfußes angebracht werden. Während der dynamischen Beübung der Streckerkette wird eine stabilisierende Aktivität der gesamten hüftumgreifenden Muskulatur gefordert.

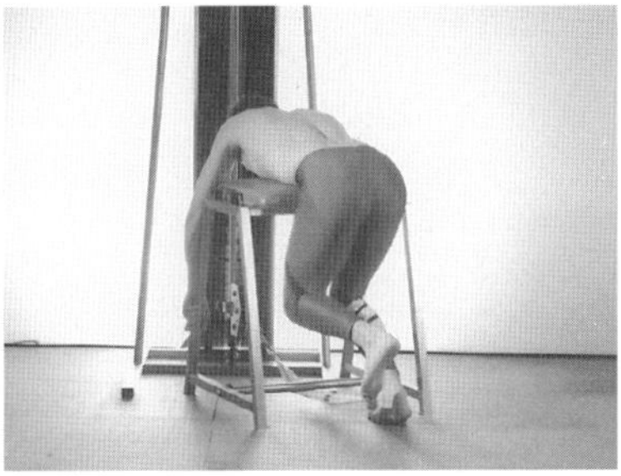

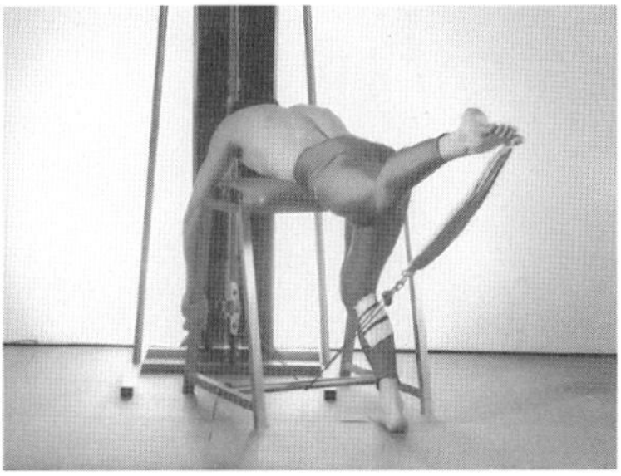

Eine Akzentuierung der gewölbeaktivierenden Muskulatur ist zu erreichen, wenn der Seilzug lediglich z. B. am Großzeh fixiert wird und somit eine Aktivierung des m. flexor hallucis longus und des m. tibialis posterior erreicht wird. Zur methodischen Steigerung kann das stabilisierende Bein von der Unterlage entfernt werden.

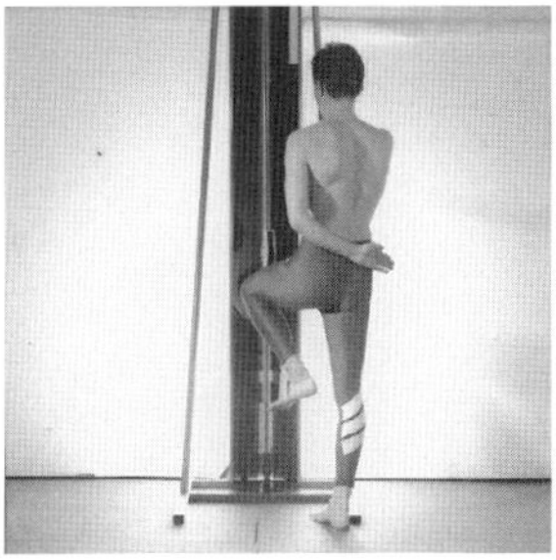

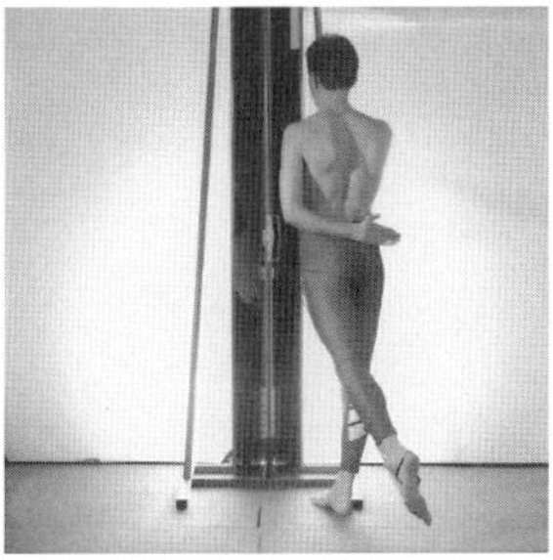

Wenn das Bewegungsmuster für die untere Extremität angebahnt und gespeichert ist, ist es jederzeit möglich, die Übung im Stand fortzusetzen; hier mit Fixation durch die contralaterale Hand am Gerät.

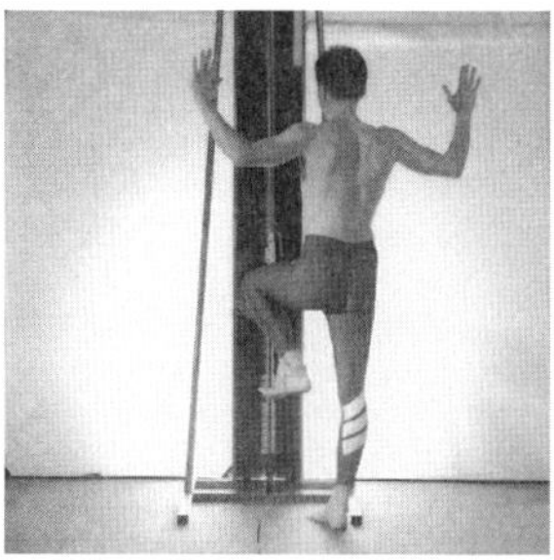

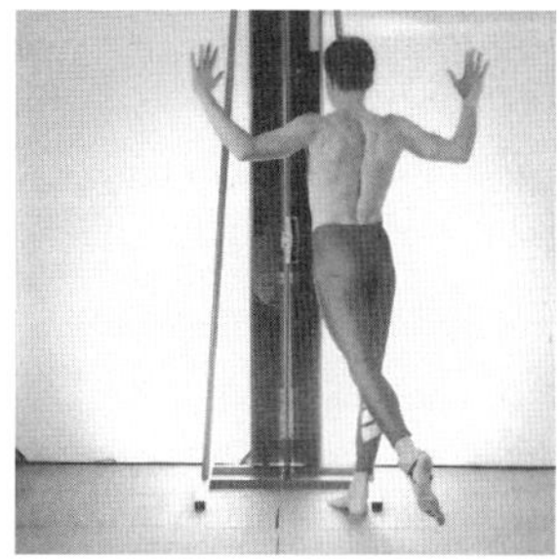

In Autostabilisation mit aufgerichtetem und aktiv fixiertem Oberkörper soll die dynamische Bewegung gegen den Seilwiderstand z. B. die Abdruckphase beim Treppensteigen simulieren und methodisch trainieren. Dieses freie Stehen fordert eine Reduzierung des Widerstandes.

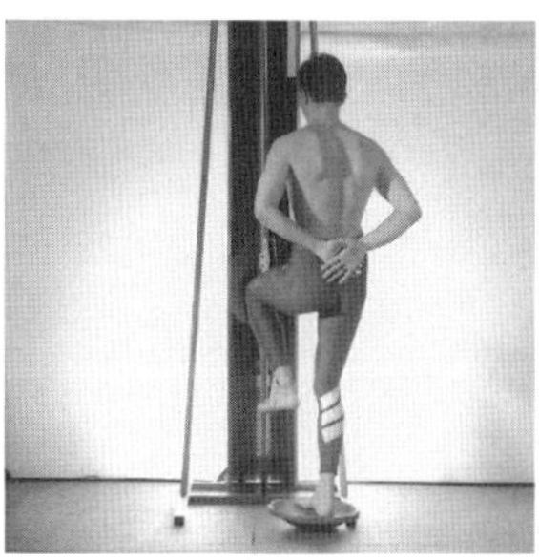

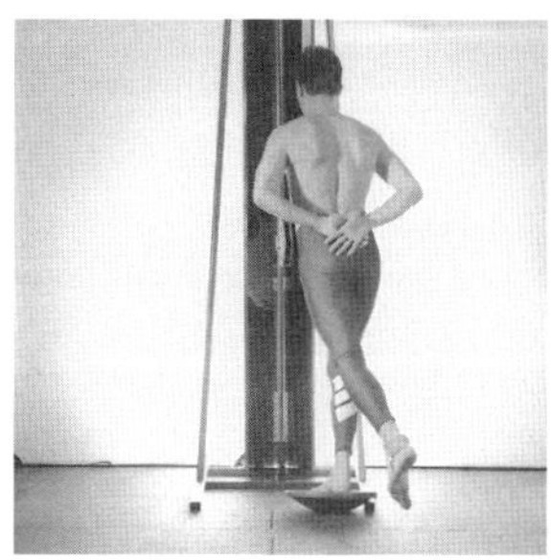

Um die Übung koordinativ zu erschweren, kann man auf einer instabilen Unterlage arbeiten. Hierbei ist darauf zu achten, dass deutlich weniger Gewicht herangezogen werden kann, da der Patient wesentlich mehr Probleme mit seinem Standbein hat.

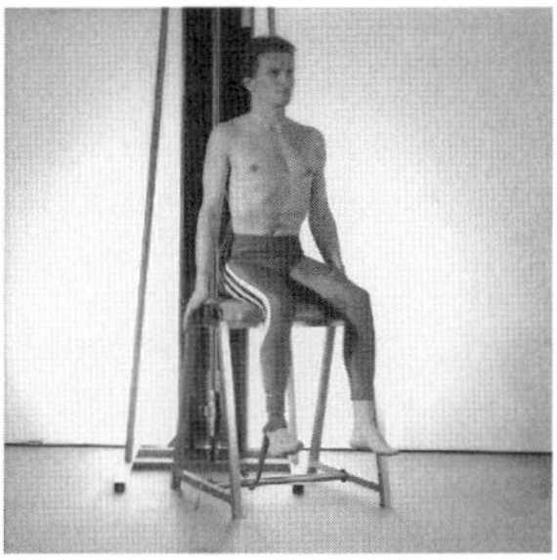

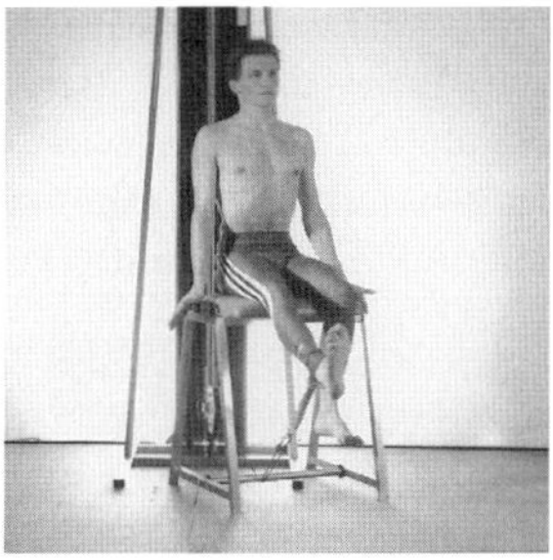

Im Sitz wird die Situation des Bein-curl zur isolierten Kniegelenksstreckung mit dem Seilzug trainiert. Gegen Widerstand wird der Unterschenkel in die Kniegelenksstreckung bewegt und exzentrisch wieder abgelassen. Elementar hierfür ist eine Oberkörperstabilisation und Aufrichtung der gesamten Wirbelsäule.

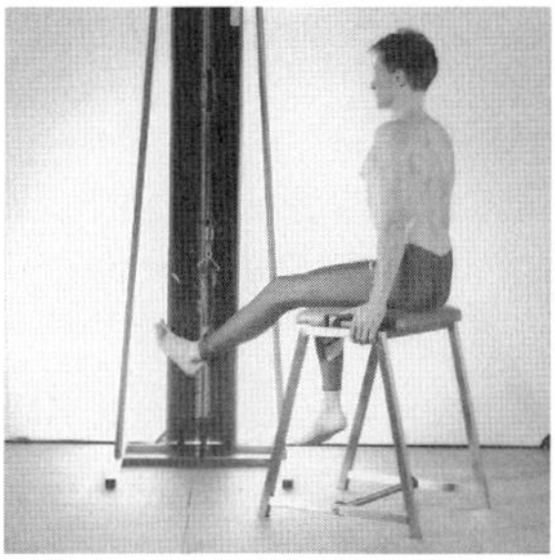

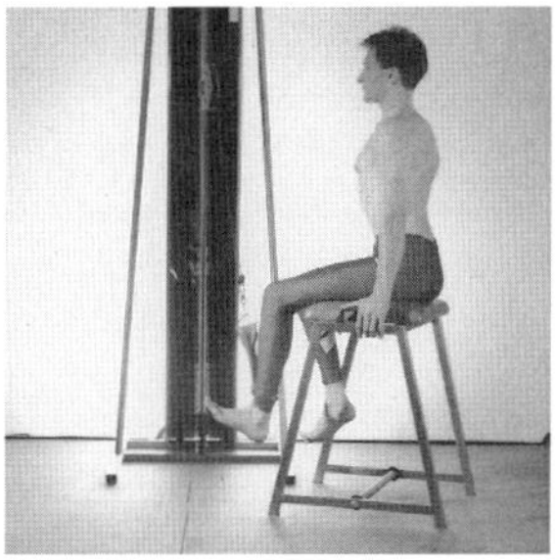

Analog zur vorherigen Übung kann natürlich auch die Flexion im Kniegelenk über den Seilzug trainiert werden. Gegen den Widerstand des Seilzuges wird das Kniegelenk aus der Streckung in die Beugung geführt. Hier ist Akzentuierung der medialen oder der lateralen Beugerkette über die Innen- und Außenrotation möglich.

2.2 Fuß und Sprunggelenk

Da der Fuß und das Sprunggelenk die Basis der menschlichen Belastung und Bewegung darstellen, muss der Therapie besondere Aufmerksamkeit geschenkt werden. Nicht nur bei Sprunggelenksverletzungen, sondern gerade bei Veränderungen der gesamten Beinachse muss sehr viel Wert auf die solide Stabilisation des Fußes gelegt werden.

Die muskuläre Situation des Unterschenkels stellt in ihrer Synergie die Stabilisation des oberen sowie des unteren Sprunggelenks dar. Zur Therapie bietet der Seilzug gute Möglichkeiten, um spezielle Gelenkwinkel zu limitieren und Komplex und Kombinationsbewegungen anzubahnen.

Dieses Koordinationstraining kann auch in entlasteter Position vorgenommen werden, z. B. wenn dem Patienten noch keine Vollbelastung erlaubt ist.

Sowohl die reinachsigen Bewegungen, wie die Dorsalextension und die Plantarflexion, als auch die Mischbewegungen des oberen und unteren Sprunggelenks in Verbindung mit dem Vorfuß erfordern ein hohes Maß an Bewegungsgefühl. Umso wichtiger ist es, den Patienten genau zu positionieren und die Einstellung des Seilzugs regelgerecht einzustellen.

Die genaue Kenntnis der Anatomie und die schematische Einteilung der Unterschenkelmuskulatur in die vier Quadranten ist daher elementar, um auch muskuläre Dysbalancen und funktionelle Instabilitäten therapieren zu können.

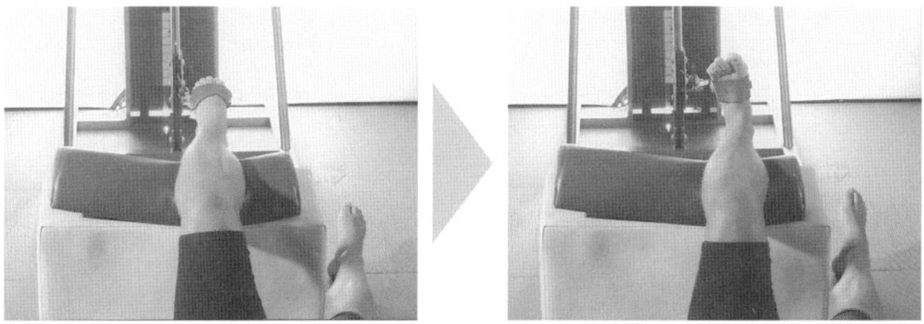

Der Patient befindet sich in Rückenlage, das Kniegelenk ist angebeugt, der zu beübende Unterschenkel unterlagert. Aus dieser Ausgangsstellung wird aus einer Plantarflexion gegen den Widerstand des Seilzugs eine Dorsalextension reinachsig trainiert. Um eine Stabilisation im Bereich der unteren Extremität zu erreichen, wird der Patient aufgefordert seine Ferse fest in die Unterlage zu drücken.

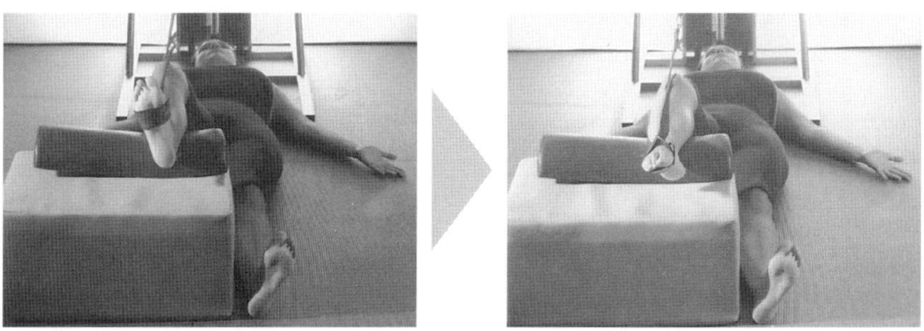

Analog zur vorherigen Übung wird die Plantarflexion geübt, indem der Patient einfach mit dem Kopf zum Seilzug gelegt wird. Die Ausgangsstellung bleibt gleich, aus einer vorpositionierten Dorsalextension wird gegen den Widerstand des Seilzugs, der jetzt allerdings von weiter oben kommen muss, die Plantarflexion beübt. Um den m. gastrognemius besser ansprechen zu können, muss das Kniegelenk gestreckt werden.

2.2 Fuß und Sprunggelenk

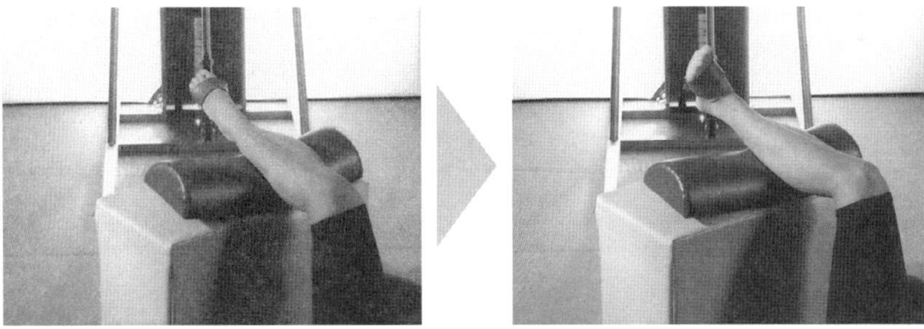

Der Patient wird schräg vor dem Seilzug positioniert und spannt aus einer Plantarflexion/Adduktion/Supination in die Dorsalextension/Abduktion/Pronation. Je nach Positionierung des Patienten und je nach Einstellung des Seilzugs kann jeweils eine Funktion dieser Komplexbewegung stärker akzentuiert werden.

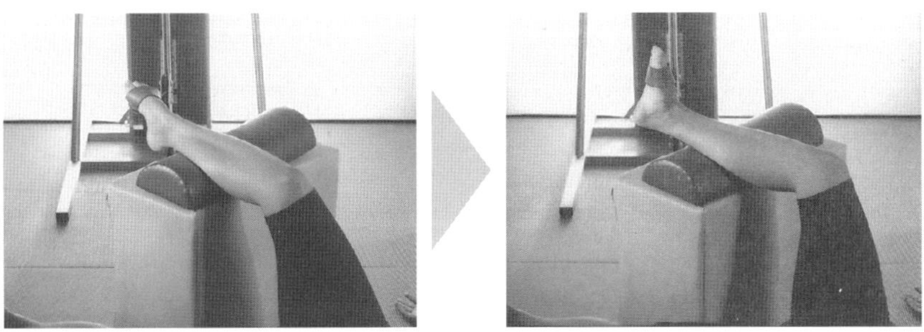

Genauso bietet es sich an, aus einer Plantarflexion/Abduktion/Pronation in die Dorsalextension/Adduktion/Supination zu arbeiten. Die Komplexbewegung wird in der obigen Ausgangsstellung angebahnt und die Muskulatur, vornehmlich m. tibialis anterior und m. extensor hallucis longus, trainiert.

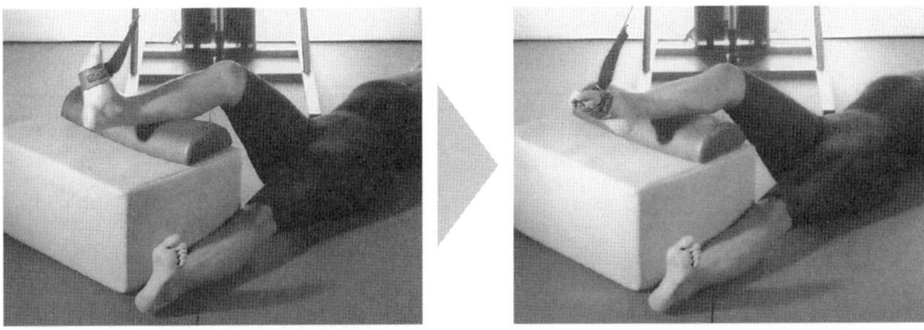

Zum aktiven Training der Fußgewölbesituation bietet sich die Funktion Plantarflexion, Adduktion, Supination an. Für die Abdruckphase im Gang ist die Kontraktionsfähigkeit, für die Abrollphase die Stabilisationsfähigkeit vor allem des m. tibialis posterior und des m. flexor hallucis longus notwendig.

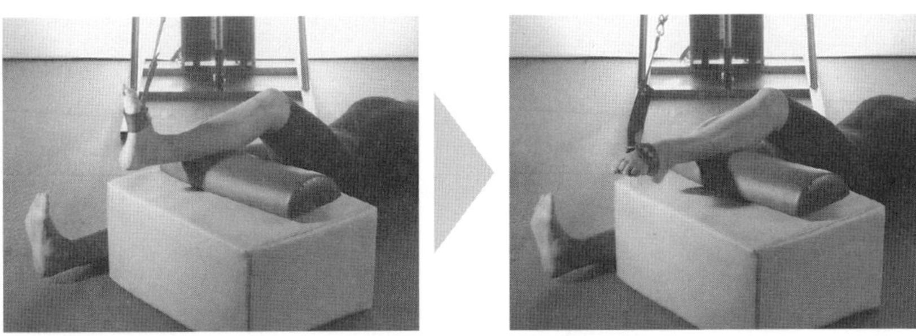

Als letzter Quadrant wird aus der Ausgangsstellung Dorsalextension/Supination/Adduktion die Plantarflexion/Abduktion/Pronation trainiert. Diese Hauptfunktion der Peronaealmuskulatur sollte im Training nicht vergessen werden, stabilisiert sie doch hauptsächlich die laterale Kette.

2.3 Hüftgelenk und Becken

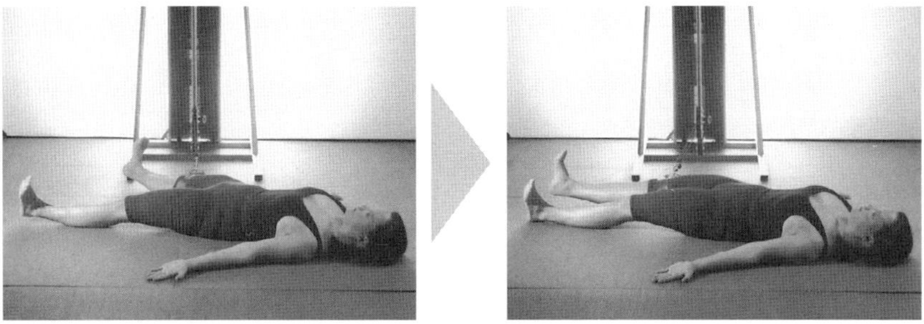

Zur Anbahnung, z. B. der adduktorischen Komponente unter Hüftgelenksextension, lässt man den Patienten in Rückenlage mit einem Seilzug von seitlich und dem proximalen Hebel gegen wenig Widerstand diese Bewegung ausführen.

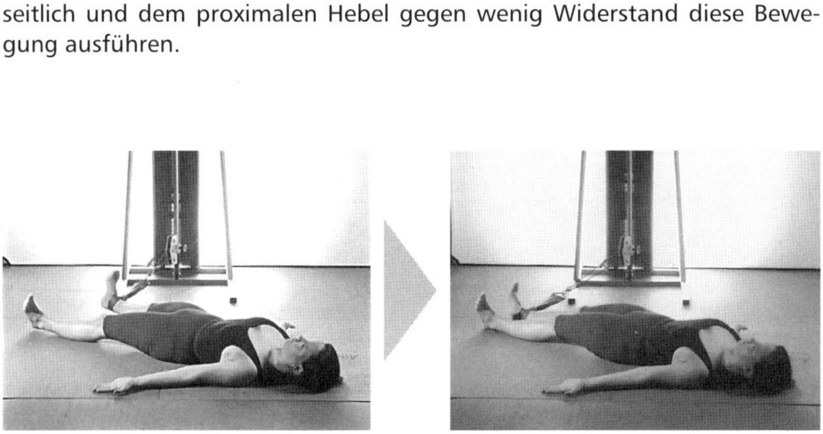

Mit dem distalen Hebel in Höhe des Sprunggelenkes verändert sich natürlich deutlich die zu bewegende Last. Hier muss vor allem im Bereich der Dosierung vorsichtig vorgegangen werden, um Gelenke und Muskulatur nicht zu überlasten.

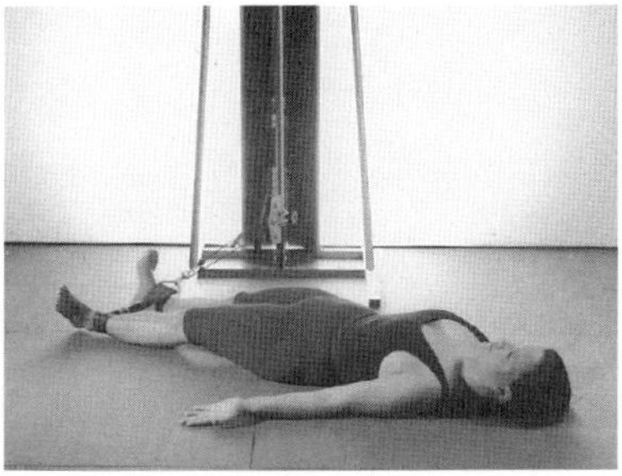

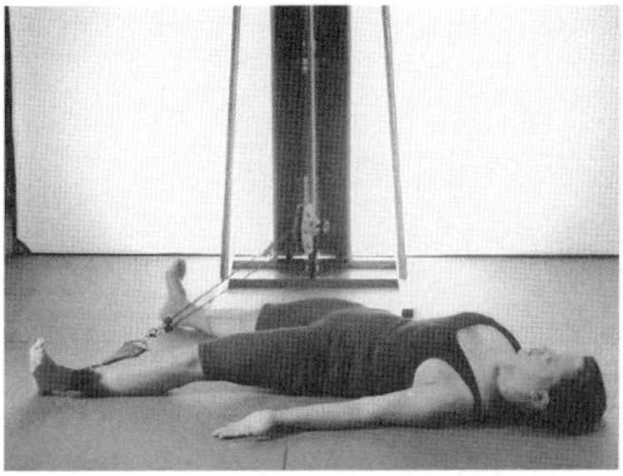

In der gleichen Ausgangsstellung kann mit kurzem oder langem Hebel die Abduktion angebahnt oder trainiert werden. Hier wird das zu bewegende Bein aus der Mittellinie in die Abduktion geführt. Zur Akzentuierung sind hierbei Innen- oder Außenrotation der Hüfte geeignet.

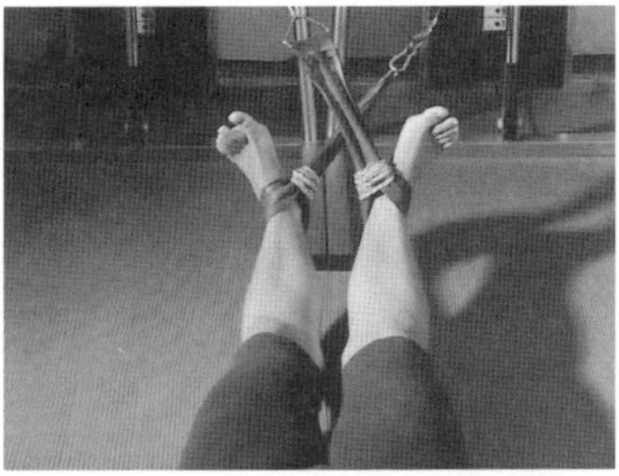

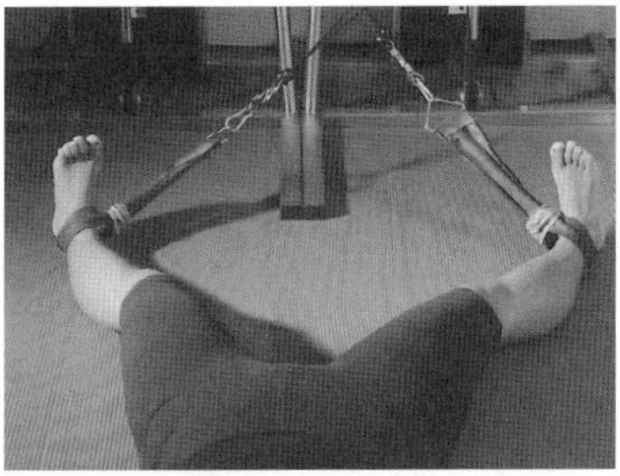

Diese Ausgangsstellung bietet die Möglichkeit dynamisch beidbeinig eine Hüftextension und Abduktion zu stimulieren. Für Hüftarthrotiker oder Patienten mit Hüftoperationen ist häufig die entlastete Position mit dosierter Traktion durch den Seilzug angenehm. Je nach Indikation können verschiedene Funktionen akzentuiert werden.

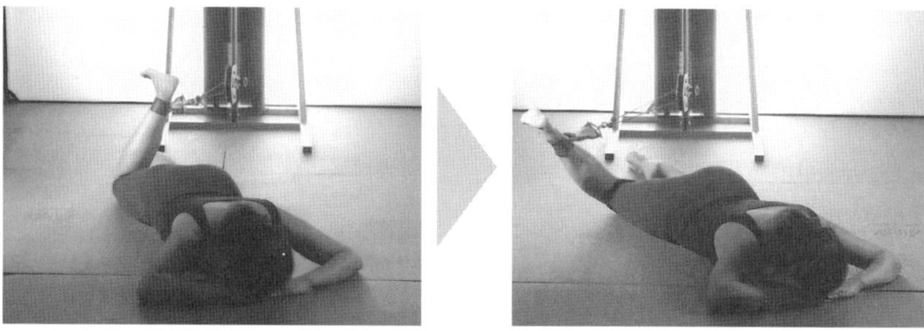

Zur Beübung der Hüftinnenrotation bietet sich die Bauchlage an. Der Patient wird aufgefordert mit angebeugtem Kniegelenk den Unterschenkel nach außen gegen den Widerstand des Seilzug zu drehen und exzentrisch in die Ausgangsstellung zurückzubringen.

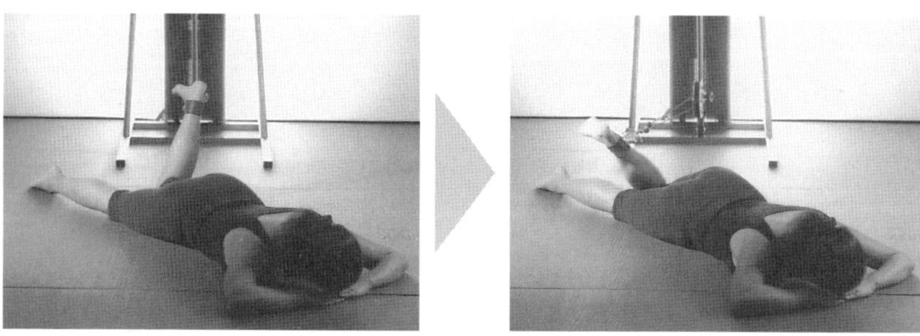

Soll die Außenrotation angebahnt oder trainiert werden, kann der Unterschenkel von außen gegen den Widerstand des Seilzugs nach innen geführt werden. Eine 90-gradige Knieflexion soll gehalten werden. Zum Schutz gegen Ausweichbewegungen wird der Patient aufgefordert die Beckenknochen auf dem Boden fixiert zu halten.

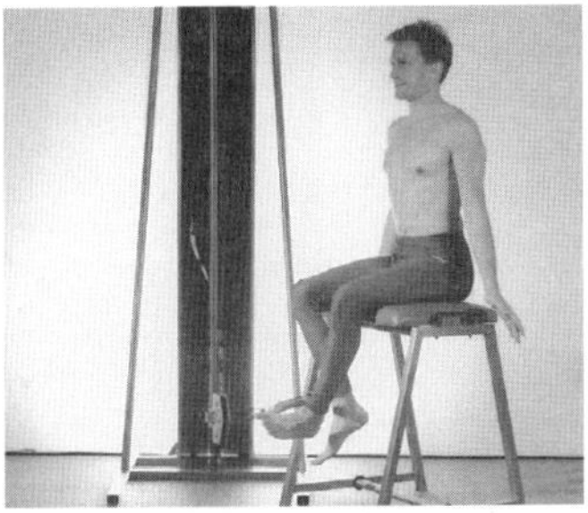
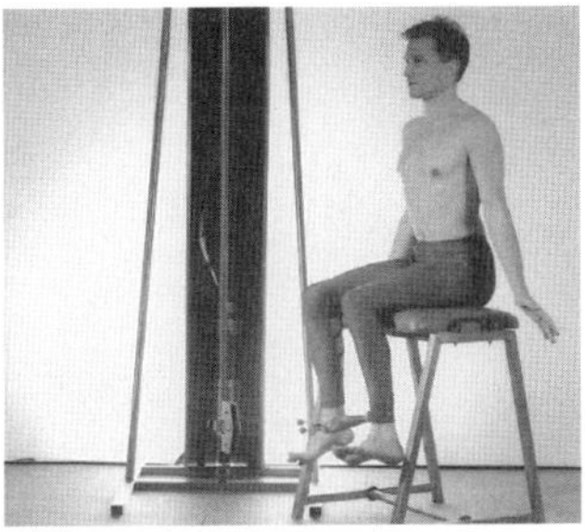

Eine andere Möglichkeit die Rotation zu beüben, und zwar in Hüftflexion, ist der Sitz auf einem hohen Bock. Der Patient zieht bei 90-Grad-Knieflexion aus der Ausgangsstellung in die Hüftinnenrotation.

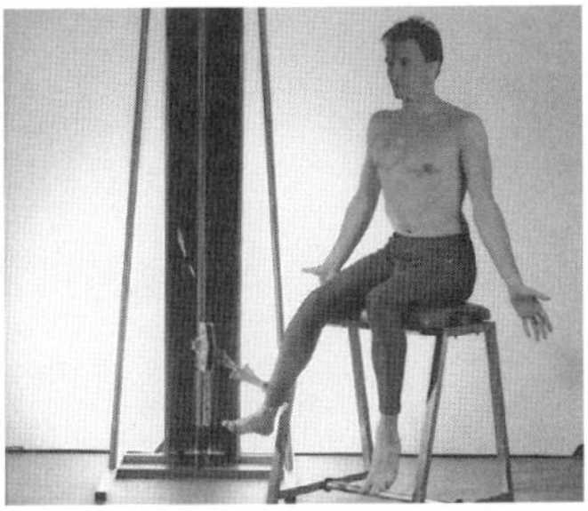
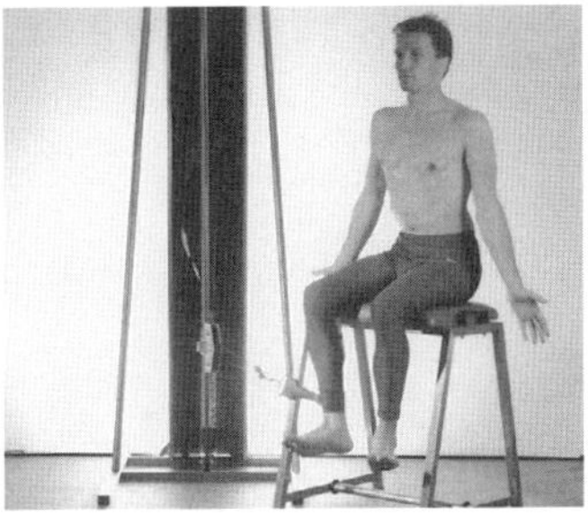

Das Gleiche gilt für das Training der Außenrotatoren. Der Unterschenkel wird von außen nach innen über das andere Bein rotiert und dadurch die Außenrotation angesprochen.

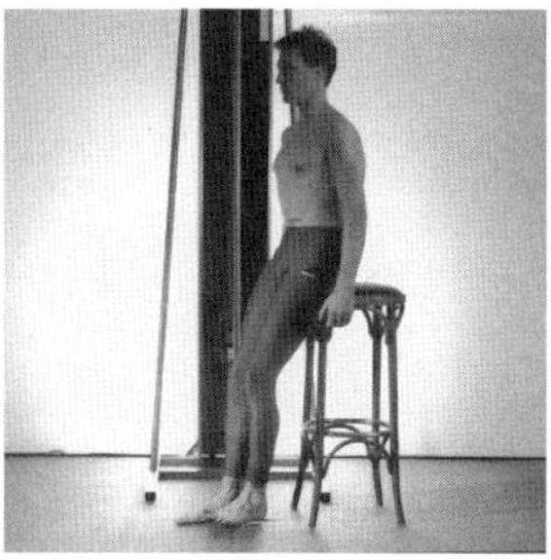

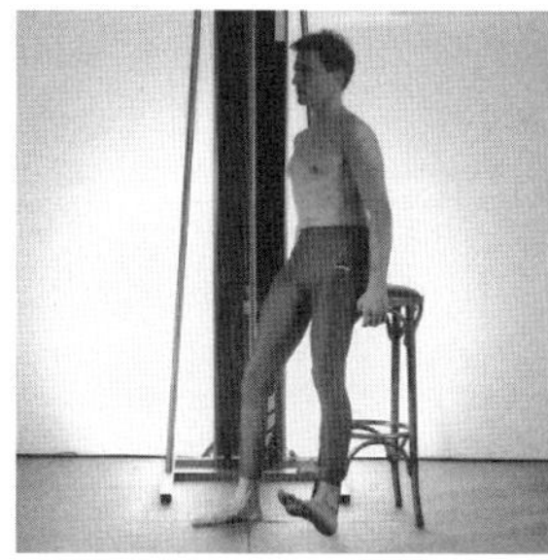

Unter Zuhilfenahme eines hohen Stuhls oder Hockers bietet diese Übung die Möglichkeit, z. B. einem Hüftarthrotiker die Abduktion der Hüfte über den langen Hebel anzubahnen. Für viele Patienten ist die Seitlage noch zu schwer. Hier hat man die Möglichkeit, mit dosiertem Widerstand die Bewegung schmerzfrei zu beüben.

3 Obere Extremität mit Seilzügen

Mehr als jedes andere Gelenk am menschlichen Körper ist das Schultergelenk ein muskulär geführtes und muskulär stabilisiertes Gelenk. Umso wichtiger ist es, einen methodischen Aufbau zur Stabilisation des Schultergelenkes zu beachten.

Die Biomechanik setzt am Schultergelenk einige Bewegungsabläufe voraus, die einzeln beübt, angebahnt und trainiert werden müssen, um später zu einem großen Komplex zu verschmelzen. Elementar ist es dabei, nicht nur auf das Glenohumeralgelenk Bezug zu nehmen, sondern den ganzen Schultergürtel muskulär und koordinativ zu stabilisieren.

Bevor das Schultergelenk selbst therapiert wird, muss erst der Schultergürtel stabilistiert werden. Der Gelenkpartner Scapula wird über die Aufrichtung der Brustwirbelsäule positioniert und durch die interscapuläre Spannung stabilisiert. Erst dann werden die Depressoren des Humeruskopfes durch eine Adduktion angebahnt. Desweiteren folgen die Innen- und die Außenrotation. Misch- und Komplexbewegungen werden zur muskulären Absicherung trainiert, bevor mit abduktorischen Bewegungen begonnen wird.

Die Reihenfolge der Schulterstabilisation wäre also:

- Aufrichtung der Brustwirbelsäule
- Interscapuläre Spannung
- Adduktion
- Innenrotation
- Außenrotation
- Abduktion

Diese Schlagworte sollten bei einem Nachbehandlungskonzept von Schulterpathologien beachtet und je nach Krankheitsbild im Einzelnen angesprochen werden.

3.1 Schulter

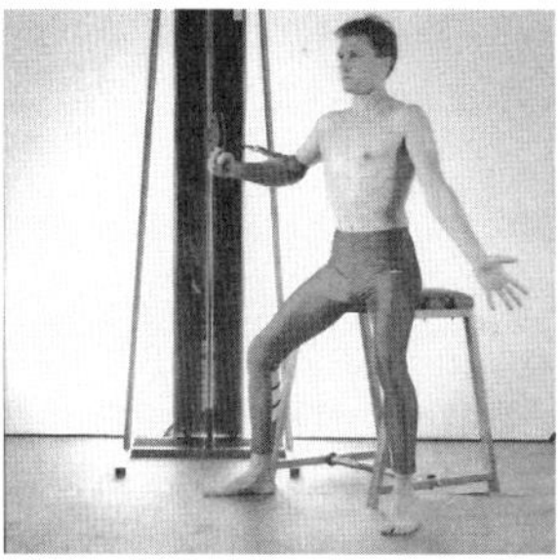

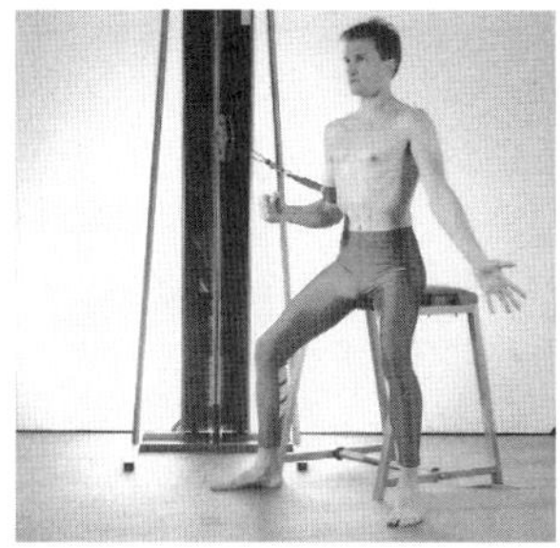

Zur Anbahnung wie zur Stabilisation des Schultergelenks und des Schultergürtels wird der Patient in aufrechter Haltung sitzend positioniert. Aufrichtung der Brustwirbelsäule, interscapuläre Spannung, gegebenenfalls Außenrotation des contralateralen Armes sind Voraussetzungen für eine adduktorische Bewegung gegen den Widerstand des Seilzugs mit proximalem Hebel.

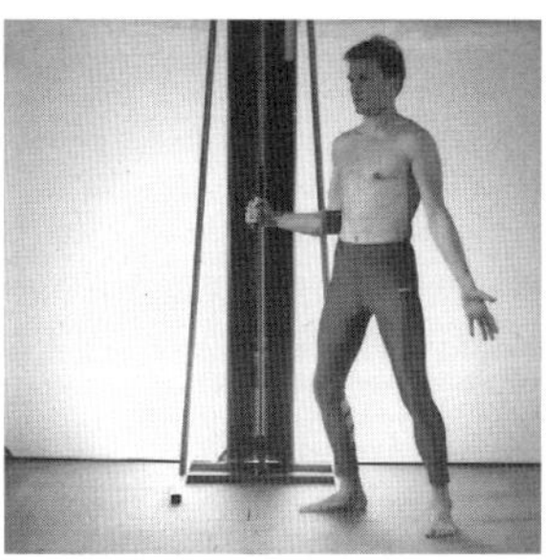

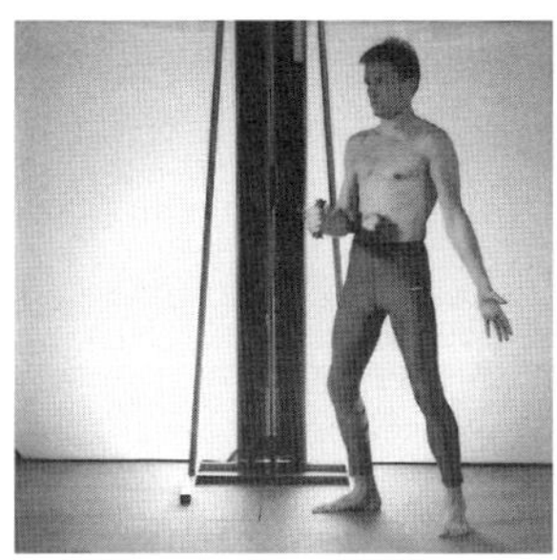

Unter Aufrichtung und interscapulärer Spannung wird der Patient aufgefordert, eine Innenrotation des Schultergelenkes mit angebeugtem Ellbogen gegen den Widerstand des Seilzugs durchzuführen. Um eine Humeruskopfdepression zu erreichen, wird ein Gegenstand zwischen Ellbogen und Körper eingespannt und eine adduktorische, statische Muskelkontraktion akzentuiert (Zentrierung).

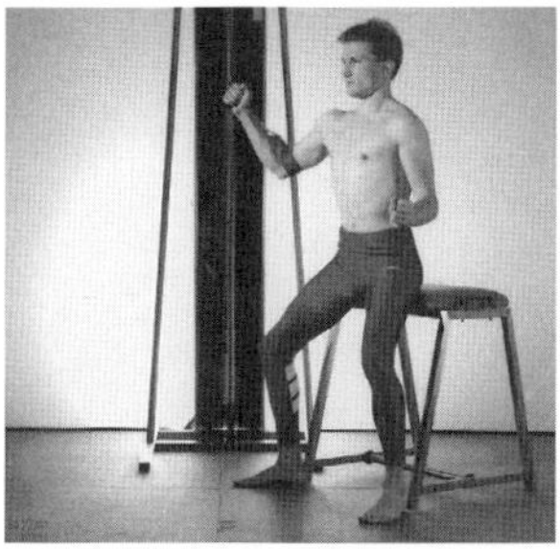

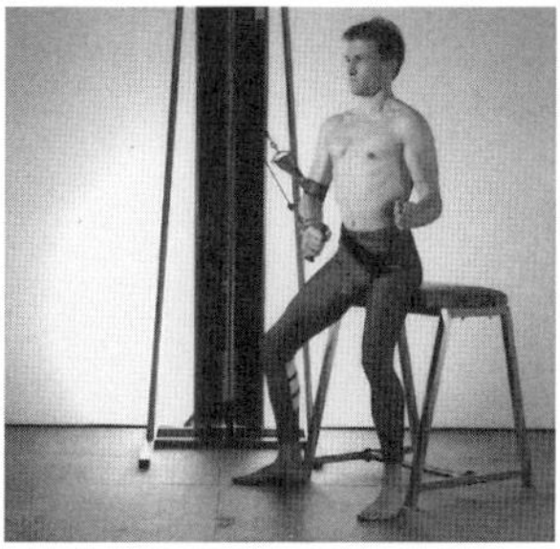

Mit einem Doppelseilzug kann ein Widerstand gegen die Adduktion mit proximalem Hebel und gegen die Innenrotation mit einem Handgriff gegeben werden. Der Patient soll sowohl Einzelbewegungen, als auch eine Komplexbewegung gezielt durchführen.

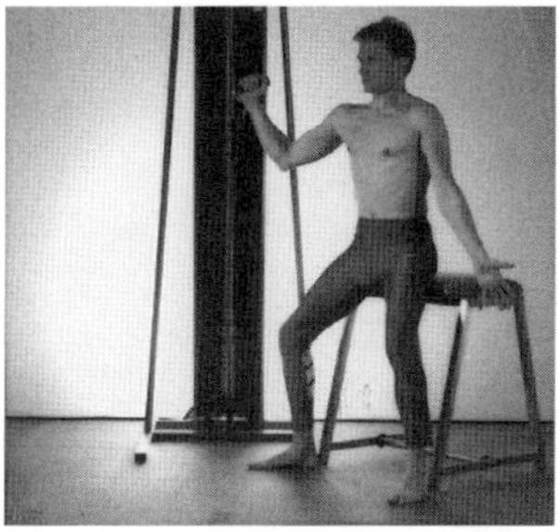

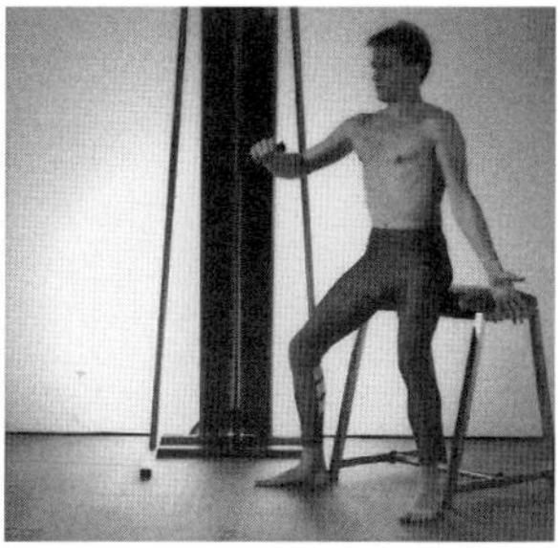

Als methodische Steigerung wird eine Abduktion und Flexion im Schultergelenk eingestellt und die Innenrotation gegen Widerstand aktiv beübt.

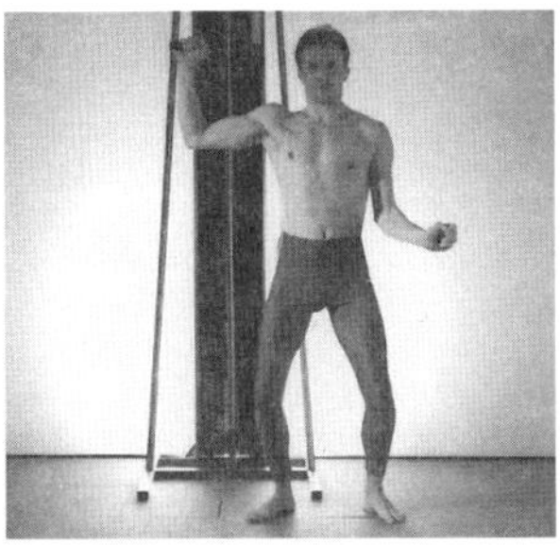

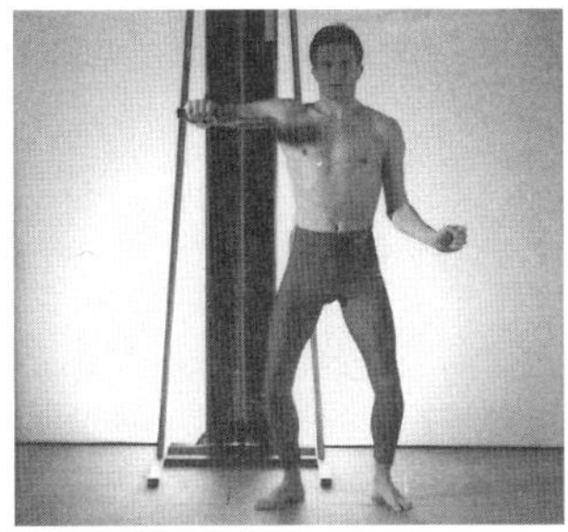

Bei zunehmender Stabilisationsfähigkeit des Schultergelenks ist eine 90-gradige Abduktion möglich. Aus einer eingestellten Außenrotation wird die Innenrotation gegen den Seilzug beübt. Große Vorsicht ist geboten bei ventraler Instabilität des Schultergelenkes, da die Ausgangsstellung, Abduktion/Außenrotation eine luxationsgefährdete Position für das Glenohumeralgelenk darstellt.

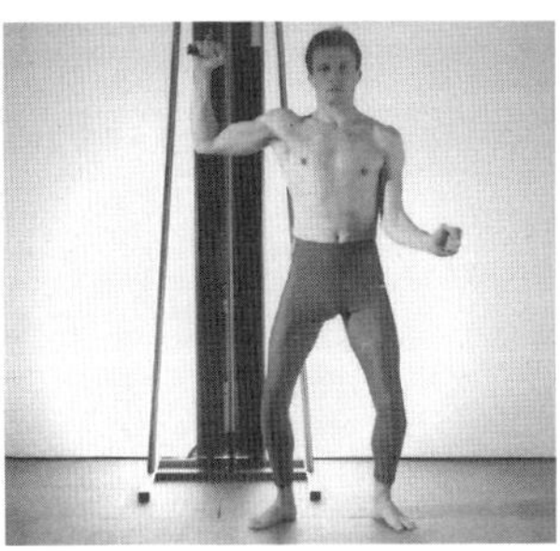

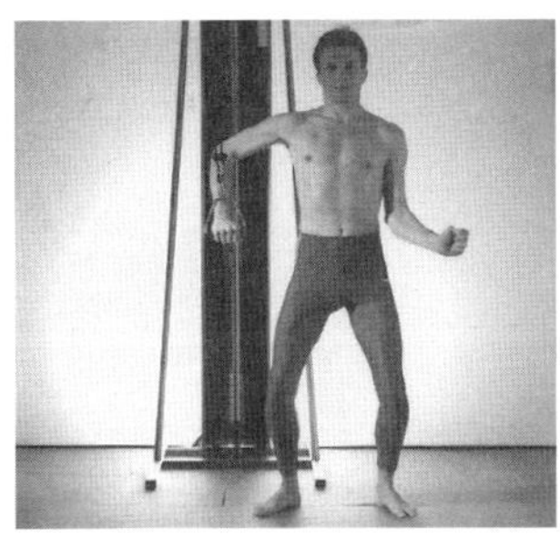

In dieser Ausgangsstellung ist der gesamte Bewegungsweg aus der endgradigen Außenrotation in die endgradige Innenrotation mit einem Seilzug nur sehr schwer zu trainieren. Deshalb bietet es sich an den Bewegungsweg zu halbieren.

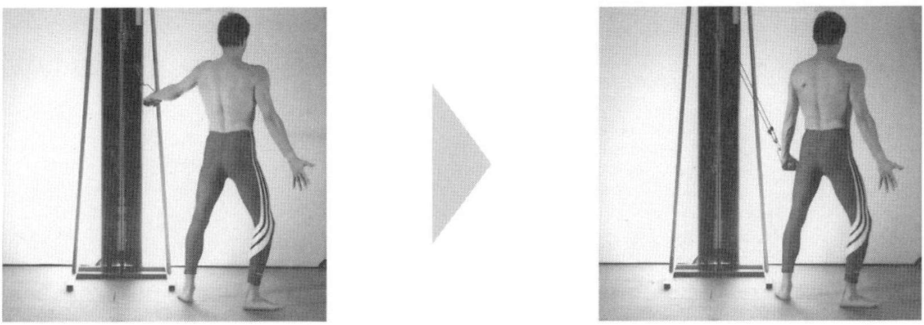

Als isoliertes Training für die Adduktoren und Depressoren des Humeruskopfes ist die Adduktion mit dem langen Hebel in funktioneller Aufrichtung und im Stand möglich.

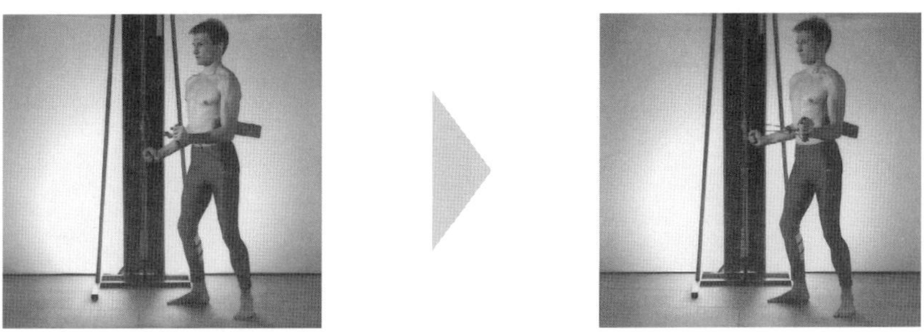

Zum Training der isolierten Außenrotation wird als methodischer Weg ebenfalls die statische adduktorische Komponente gewählt. Der Ellbogen wird mit einem Gegenstand am Körper aktiv fixiert.

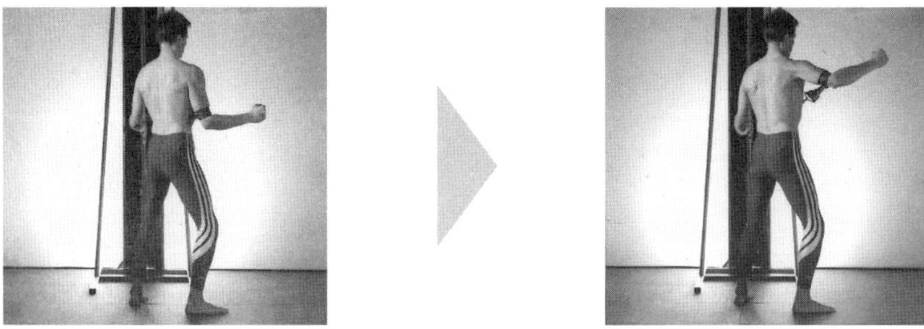

Die Abduktion wird als letzte Funktion beübt, wenn eine adduktorische und rotatorische Stabilität erreicht ist und der Humeruskopf in seiner Depression fixiert werden kann. Zur Anbahnung bietet sich der kurze Hebel an.

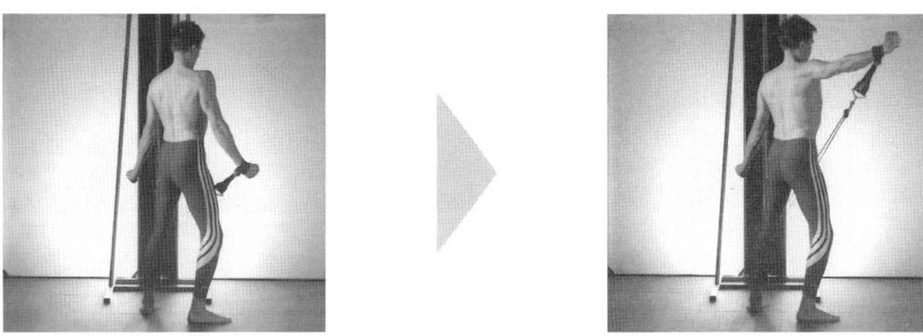

Je nach fortschreitender Stabilisationsfähigkeit kann der lange Hebel des Armes für die Abduktion gewählt werden. Hierbei muss beachtet werden, dass die Schwierigkeit mit Verlängerung des Hebels deutlich ansteigt. Die Zentrierungsfähigkeit ist absolute Voraussetzung für diese Ausgangsstellungen.

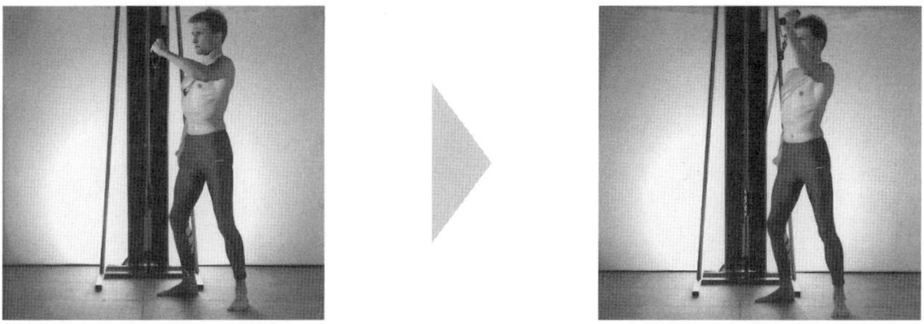

Bei stabilisierter Abduktion und Flexion im Schultergelenk wird mit 90-Grad-Ellbogenflexion die Außenrotation isoliert beübt. Häufig ist die statisch arbeitende Schulter und Wirbelsäulenmuskulatur der limitierende Faktor für diese Übungen.

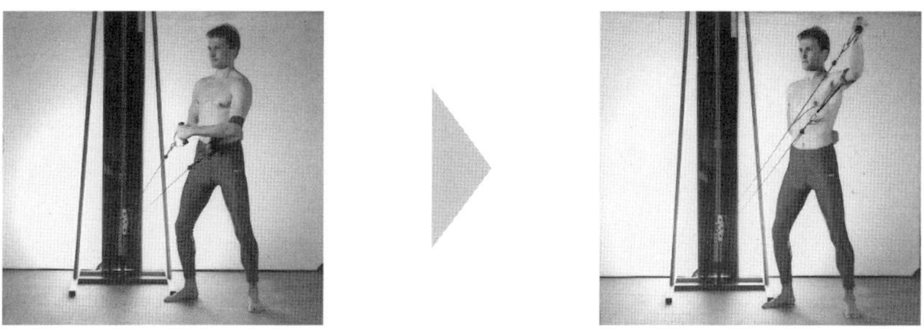

Eine Akzentuierung für Abduktion und Außenrotation ist jederzeit mit zwei Seilzügen oder mit einem Doppelseilzug zu gewährleisten, indem ein proximaler Hebel als Widerstand gegen die Abduktion und eine Handschlaufe als Widerstand gegen die Außenrotation gegeben werden.

3.2 Das Ellbogengelenk

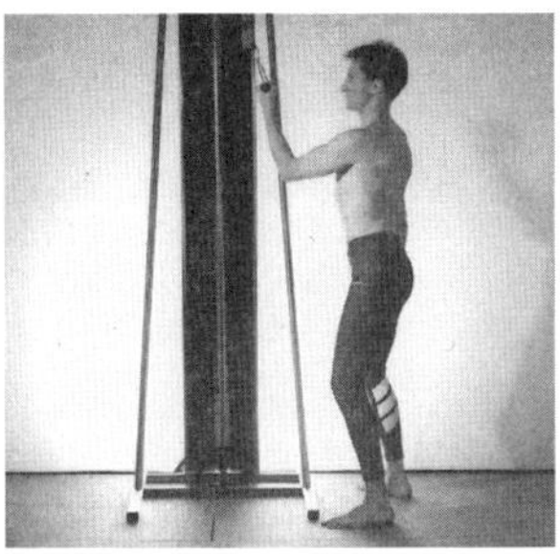

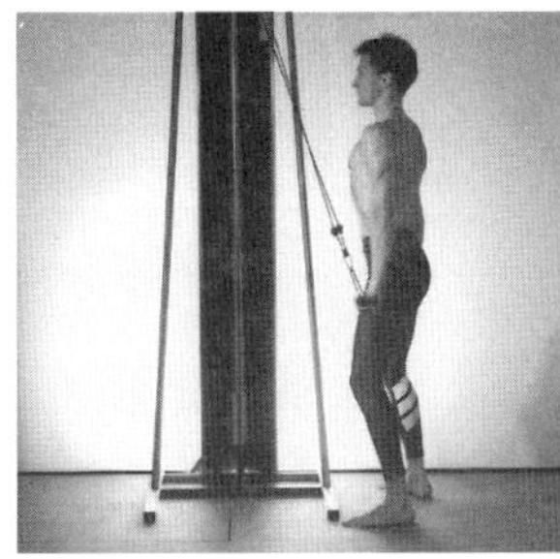

Für die Anbahnung der Extension im Ellbogengelenk, zum Training des m. triceps als auch für Stabilisationsfähigkeit des Schultergelenkes, kann aus der Flexion des Ellbogengelenks in eine Extension des Ellbogengelenks, verbunden mit einer Retroversion des Schultergelenkes, gearbeitet werden.

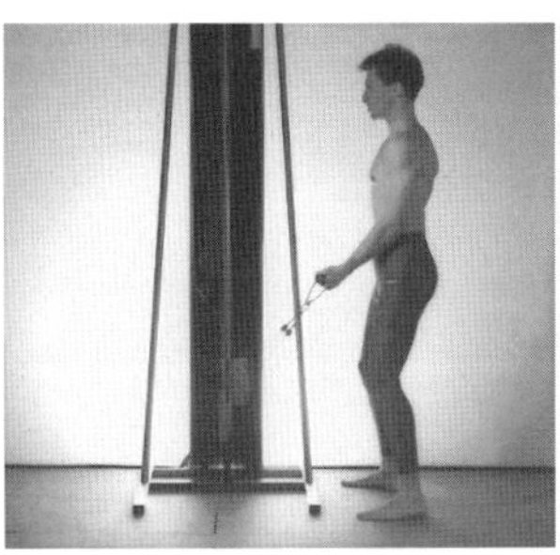

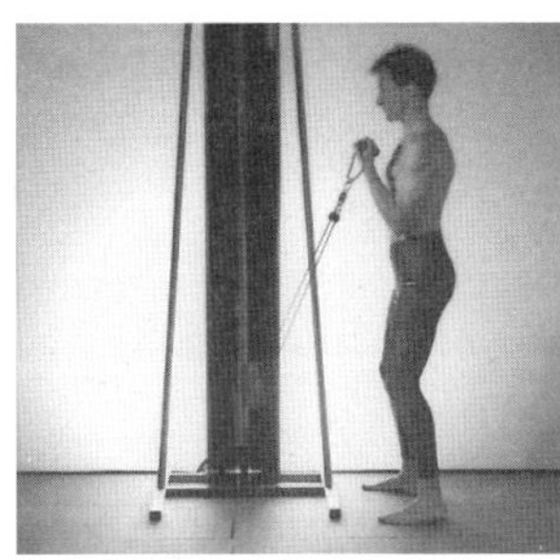

Verändert man den Ausgangspunkt des Seilzugs, trainiert isoliert der M. biceps brachii und die ventrale Beugerkette gegen den Widerstand des Seilzugs. Wichtig ist es das Schultergelenk aktiv zu stabilisieren.

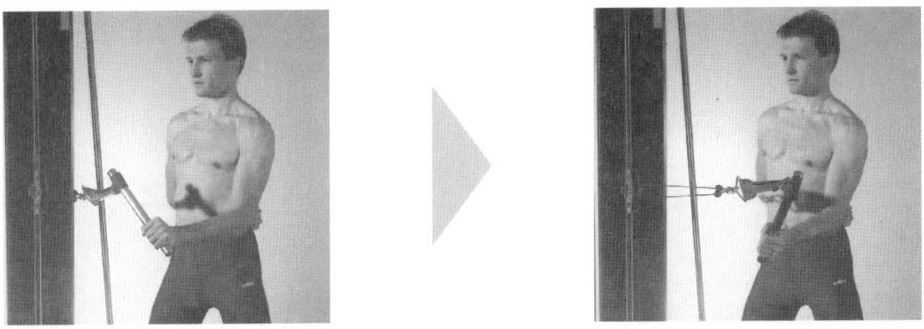

Für die Freiheitsgrade der Pro- und Supination bei flektiertem Ellbogengelenk ist der Widerstand des Seilzugs mit Hilfe eines Kurzhantelstabes gut zu nützen. Hierbei wird aus der vorpositionierten Pronation in die Supination gearbeitet.

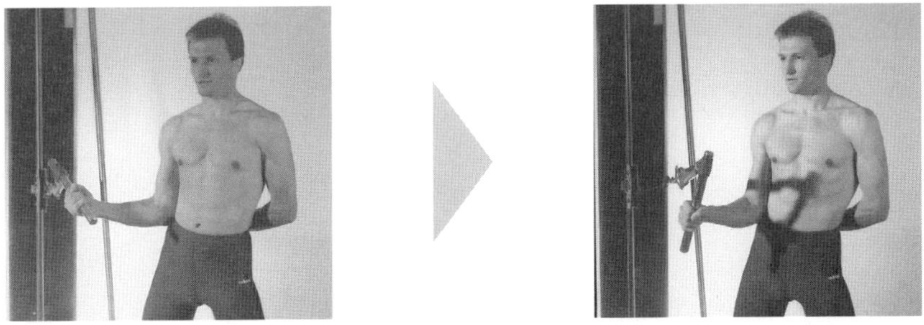

Unter aktiver Stabilisation des Schultergelenkes und der Ellbogenflexion wird dynamisch aus der eingestellten Supination in die Pronation gearbeitet. Der Vorteil gegenüber einem Freihanteltraining ist der längere Bewegungsweg gegen einen Widerstand, sodass die volle Bewegungsbahn genutzt werden kann.

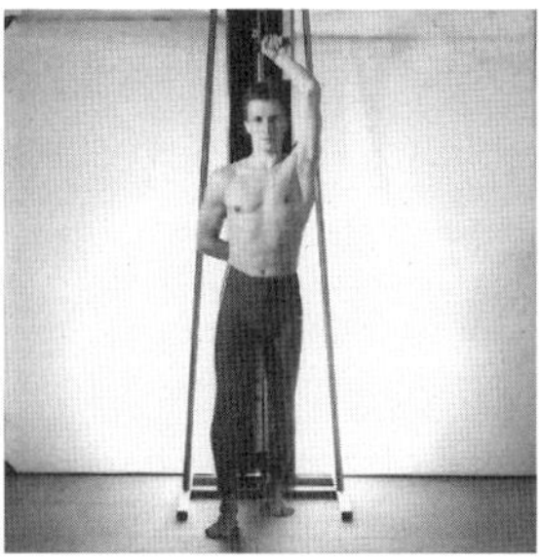

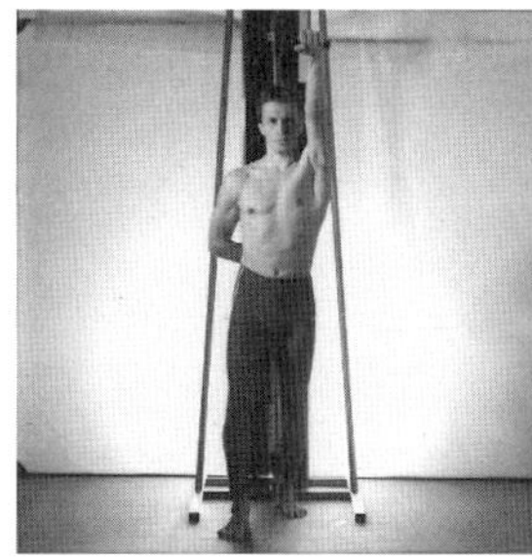

Zur Akzentuierung des langen Kopfes des m. triceps brachii oder auch zur Spezialisierung z. B. für Überkopf- oder Wurfsportarten bietet es sich an die obige Ausgangsstellung zu nutzen. Der Oberarm kann aktiv oder passiv, z. B. mit der freien Hand, stabilisiert werden.

3.3 Komplexe Schultergürtelstabilisation

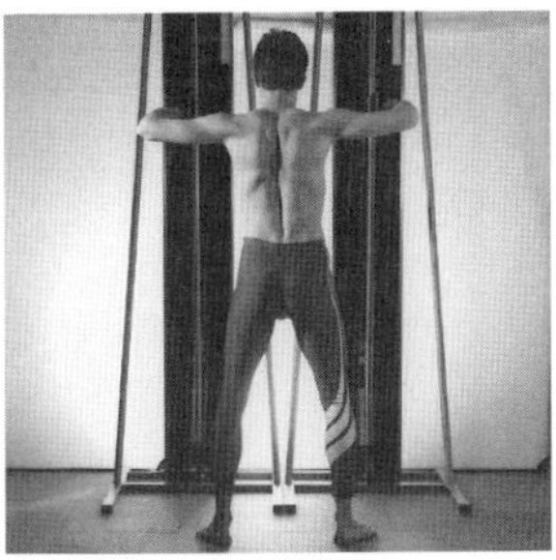

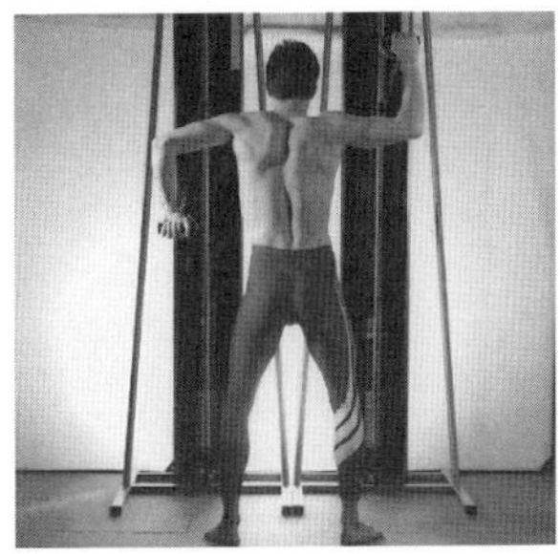

In symmetrischen oder assymmetrischen Mustern kann eine Schultergürtelstabilisation gegen zwei Seilzüge durchgeführt werden. Unter statischer Aufrichtung und interscapulärer Spannung werden die Außen und die Innenrotation dynamisch gegen den Widerstand zweier Seilzüge trainiert.

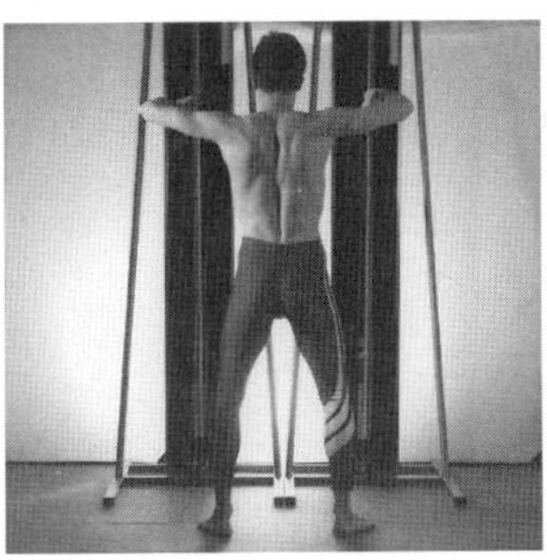

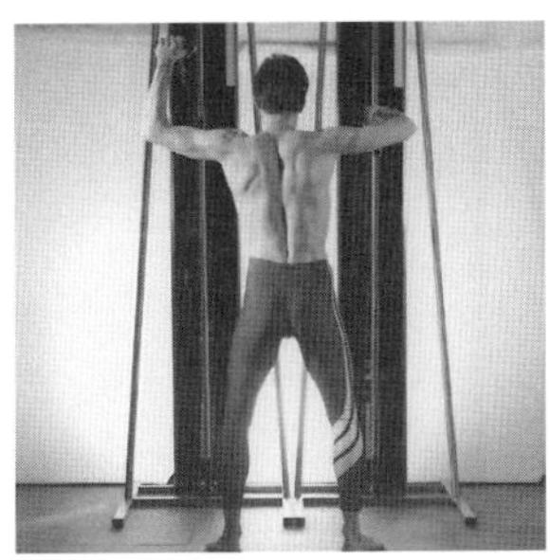

Eine langsame dynamische Ausführung gewährleistet ein statisches und dynamisches Beüben der schultergürtelstabilisierenden Muskulatur und kann somit als eine Kräftigungsübung unter erhöhtem koordinativen Aspekt angeboten werden.

4 Untere Extremität an großen Geräten

Wenn wir in der Medizinischen Trainingstherapie von großen Geräten sprechen, so meinen wir die aus dem Fitness- und Kraftbereich entnommenen Kraftmaschinen. Charakterisiert sind diese Maschinen zum Training einer oder mehrerer Muskelgruppen im zweidimensionalen Muster. Eine durch das Gerät vorgegebene Bewegungsbahn wird von den Gelenken des menschlichen Körpers nachempfunden. Die Dosierung ist über einen Gewichtsblock oder mehrere Gewichtsblöcke möglich.

Der Haupteinsatz dieser großen Geräte ist die Anbahnung von kleinen Funktionsmustern, die Spezialisierung im Bereich des Hypertrophietrainings bestimmter Muskelgruppen und die Möglichkeit der Anbahnung für Patienten, die im dreidimensionalen Raum eine Bewegung noch nicht sauber ausführen können.

Viele dieser Kraftmaschinen sind durch diverse Umbaumaßnahmen und spezielle Veränderungsmöglichkeiten zur Therapie geeignet. Genauso wichtig ist aber die Positionierung des Patienten an den Geräten und die Möglichkeit, durch bestimmte Ausgangsstellungen oder Veränderungen Therapie- und Trainingsinhalte zu akzentuieren.

4.1 Legpress

Die Legpress, auch Beinstemme oder Funktionsstemme genannt, ist die Paradeübung für das geschlossene System der Streckerkette der unteren Extremität. Auf ihr wird die Kniebeuge nachempfunden und in verschiedenen Positionen und Ausgangsstellungen trainingstherapeutisch nutzbar gemacht.

Es ist möglich, sehr schnell und mit wenig Belastung in den Bereich des frühfunktionellen Trainings zu gehen und die geschlossene Kette zu beüben. Wichtig hierbei ist die Positionierung. Es bietet sich an, mit einer liegenden Legpress zu arbeiten, um in einer gestreckten Hüftposition die endgradige Streckung des Kniegelenkes zu erarbeiten. Ebenso ist es wichtig, dem Patienten die Beinachsen zu erklären und die Füße optimal auf dem Bodenbrett zu positionieren.

Die Füße stehen hüftbreit in einer physiologischen Außenrotation. Der Patient sollte die Beinachse genau beachten, die ungefähr Mitte Hüftgelenk, Mitte Patella und zirka zweite Zehe aufgebaut wird. Im Ein-Bein-Stand verändert sich die Beinachse nach lateral, also Mitte Hüftgelenk, laterale Patella und zirka fünfte Zehe.

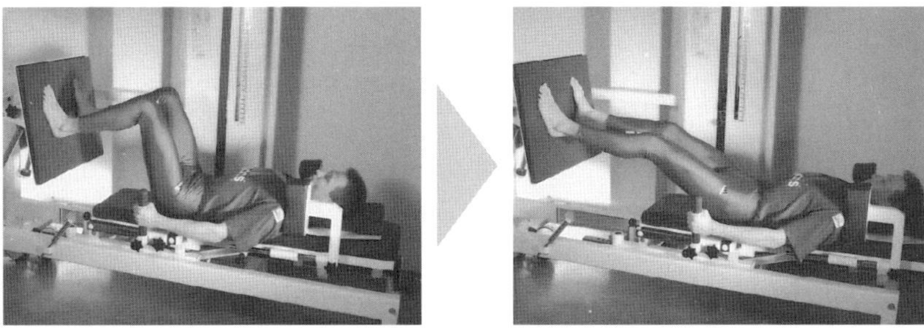

Während der gesamten Bewegung sollen die Kniegelenke in der vorher beschriebenen Achse weder nach innen in einen Valgus, noch nach außen in einen Varus fallen. Je nach Belastungsmöglichkeit sollte nicht unterhalb einer 90-Grad-Knieflexion begonnen und die Endstreckung aktiv gehalten werden.

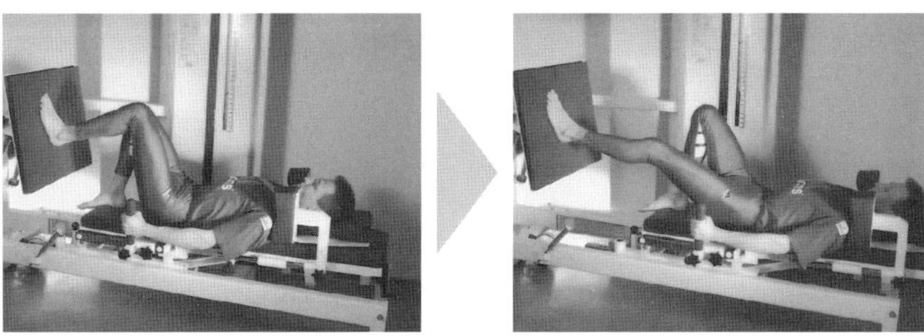

Auch eine einbeinige Durchführung dieser Übung ist anzustreben. Hierbei verändert sich die Beinachse, sodass Mitte-Hüftgelenk, die laterale Patella und ca. der fünfte Strahl dem Patienten als Anhaltspunkte gegeben werden sollten.

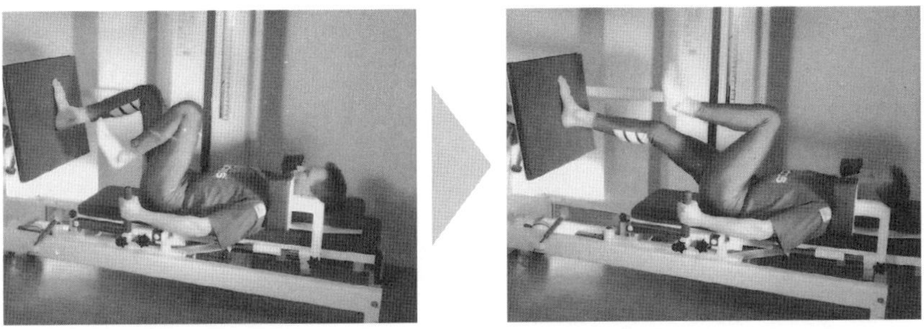

Eine große Hilfe für den Patienten ist ein Spiegel an der Decke, wodurch er seine Position und vor allem die Position der unteren Extremität kontrollieren und korrigieren kann. Es ist auch notwendig den Kopf aufliegen zu lassen, um keine falsche Einstellung im Bereich der Hals-Nacken-Muskulatur zu provozieren.

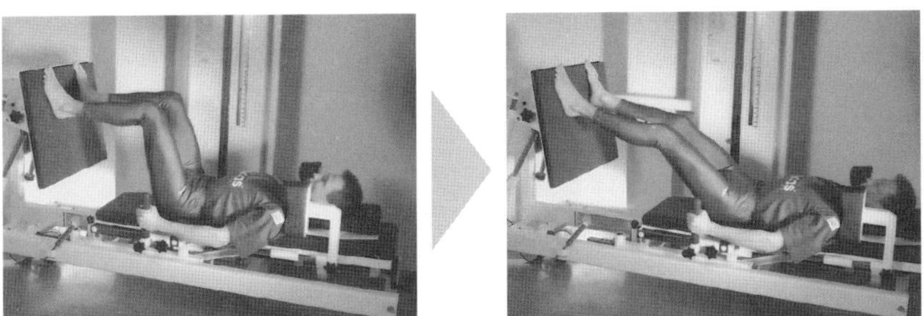

Werden die Füße auf der Fußplatte weiter nach zehenwärts (oben) gestellt, ist eine Akzentuierung für die dorsale Kette im Bereich des geschlossenen Systems möglich. Diese Spezialisierung ist aber patientenabhängig.

4.1 Legpress

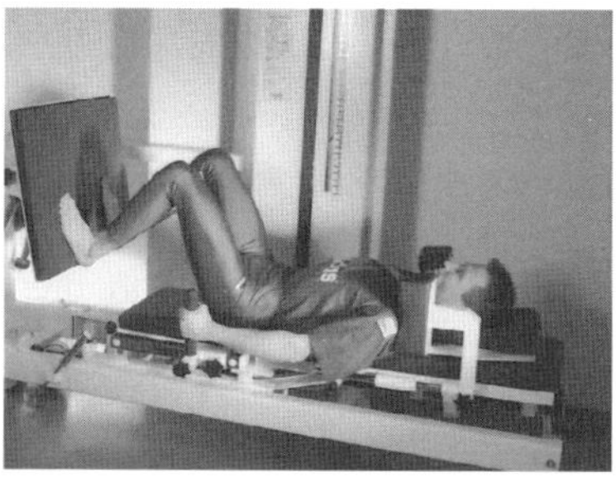

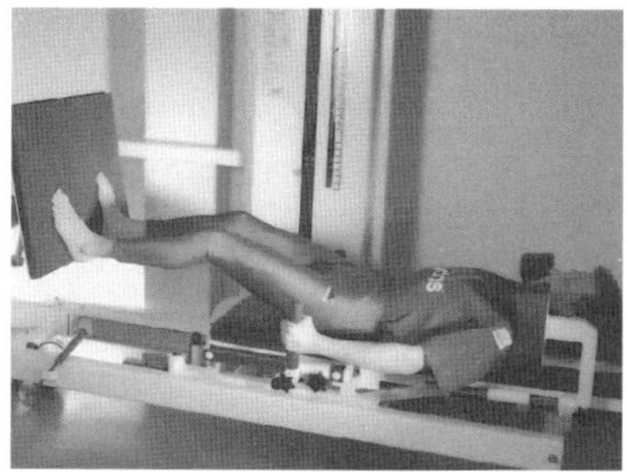

Je weiter die Füße auf der Fußplatte fersenwärts (unten) gestellt werden, um so mehr wird die ventrale Kette akzentuiert. Diese Ausgangsstellung soll patientenorientiert und individuell spezifisch angepasst werden.

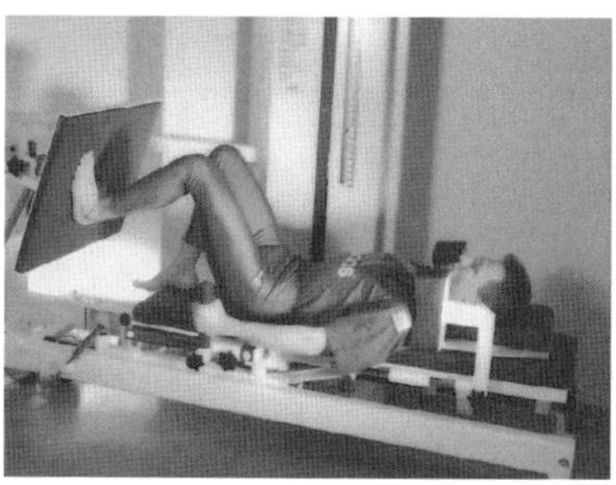

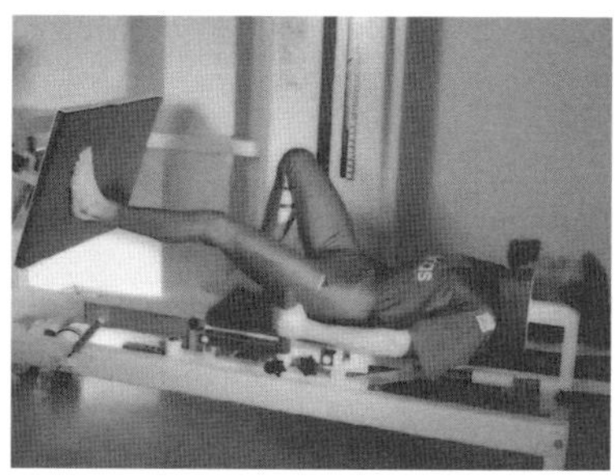

Durch eine Veränderung der Position der Fußplatte, wie hier z. B. durch eine Negativstellung, kann aus einer vermehrten Vordehnung der Wadenmuskulatur die komplette Kette innerviert werden, bis hin zur Hüftstreckung, Kniegelenksstreckung und Plantarflexion des Fußes.

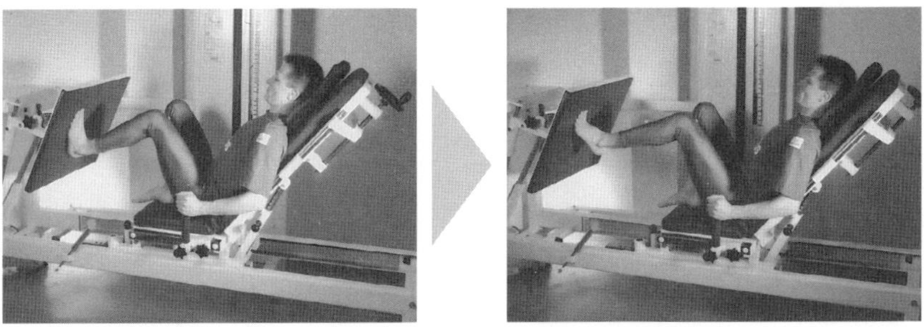

Es ist jederzeit möglich auf der Legpress die Wadenmuskulatur zu trainieren. Hierbei bietet sich die sitzende Position an. Aus der Vordehnung heraus wird z. B. der m. soleus mit gebeugtem Kniegelenk akzentuiert.

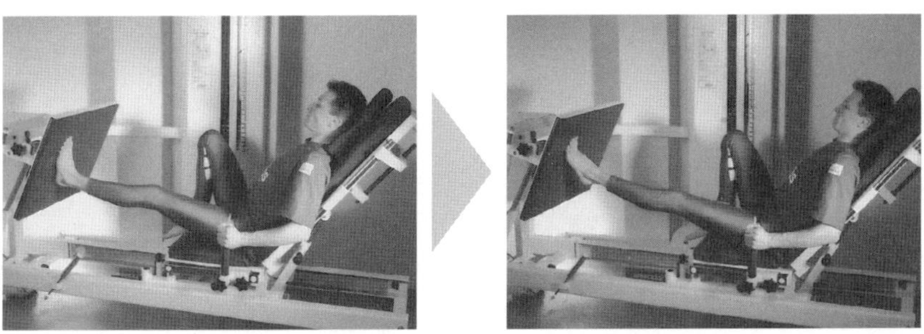

Die gleiche Übung, mit gestrecktem Kniegelenk ausgeführt, spricht mehr den m. gastrognemius an. Je negativer die Fußplatte eingestellt wird, um so mehr kann aus der Vordehnung heraus gearbeitet werden.

4.1 Legpress

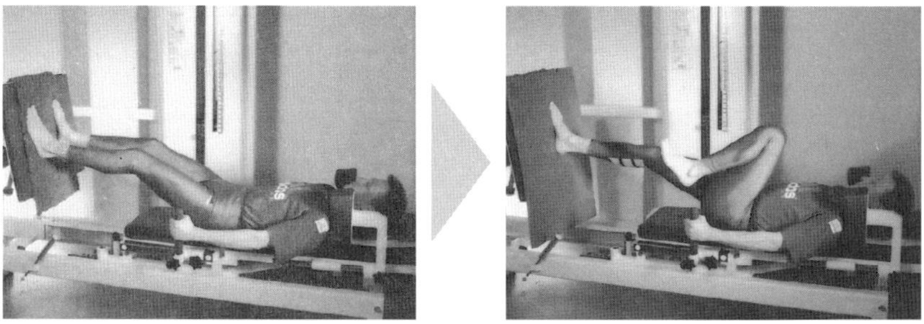

Therapeutisch gesehen kann mit verschiedenen Unterlagen wie Matten, Weichbodenmatten, einem Schrägkeil oder einem instabilen Koordinationsbrett gearbeitet werden, um, z. B. unter Teilbelastung, bereits verschiedene propriozeptive Aspekte in die Therapie einzubringen.

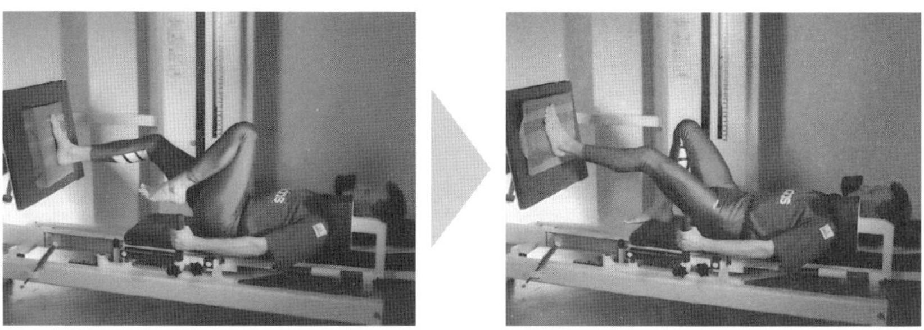

Eine langsam durchgeführte, gut koordinierte Kniegelenksbewegung im konzentrischen und im exzentrischen Bereich ist das Ziel, um beim Patienten sowohl eine Bewegung anzubahnen, als auch die Achse zu stabilisieren.

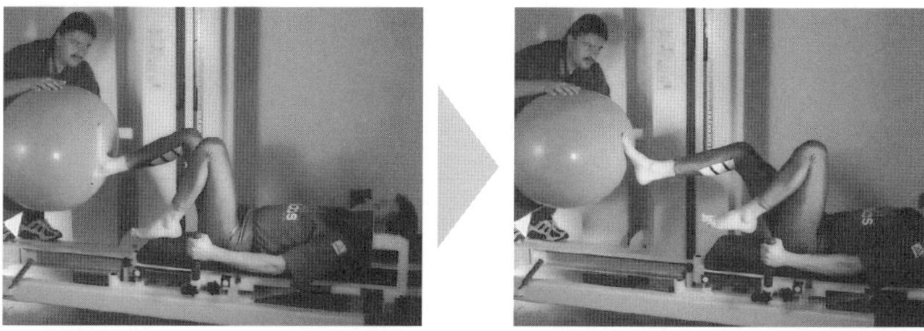

Entweder zur Vorbereitung oder aber auch zur Akzentuierung von Einbeinsprüngen bietet sich der Powerball an. Ziel soll es sein, unter hohem koordinativen Anspruch die Absprung wie auch die Landephase in einer labilen Unterlage zu stabilisieren.

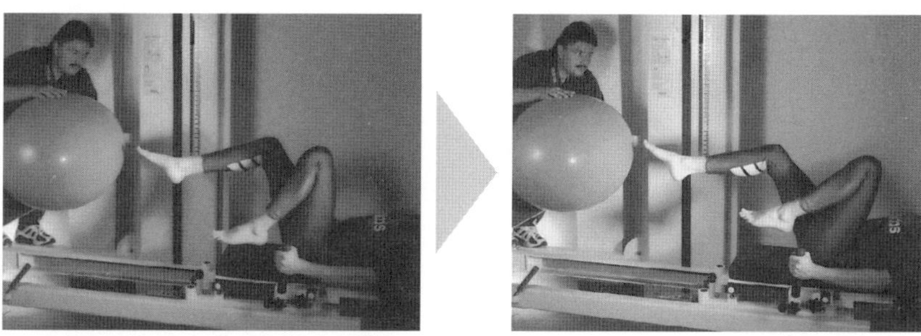

Diese Übung ist in ihrer Funktion sicherlich nicht dem täglichen Leben entnommen, dennoch ist es das Ziel, die koordinative Stabilisation des Sprunggelenkes, des Kniegelenkes, der Hüfte und somit der gesamten unteren Extremität zu verbessern.

4.1 Legpress

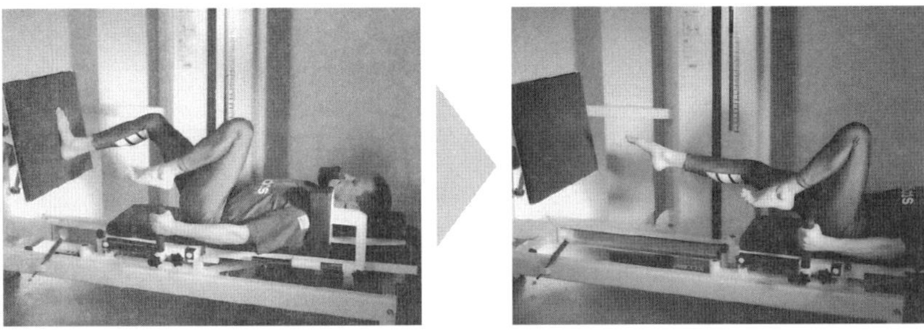

Einen großen Platz in der Therapie nimmt das Sprungtraining auf der Legpress ein. Verschiedene Sprünge – Einbeinsprünge, Wechselsprünge, koordinative Punktsprünge und vieles mehr – ermöglichen dem Patienten den Übergang zum Laufen und Springen im Freien.

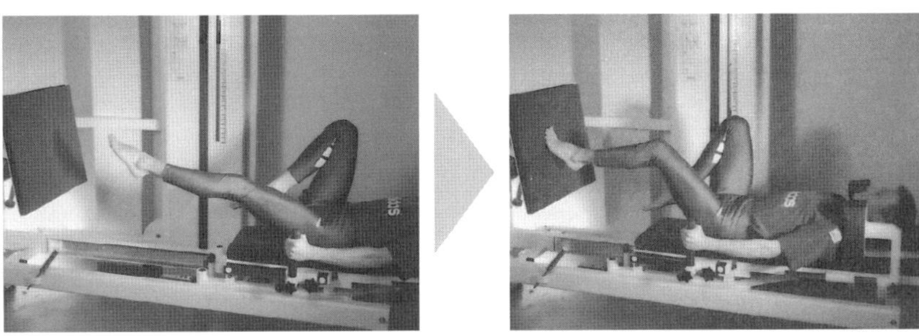

Der methodische Weg über Zweibeinsprünge, Einbeinsprünge und Wechselsprünge ist eine gute Vorbereitung auf das dynamische Laufverhalten eines Patienten, der aus einer längeren Rehaphase in eine Dynamisierung übergeführt werden soll.

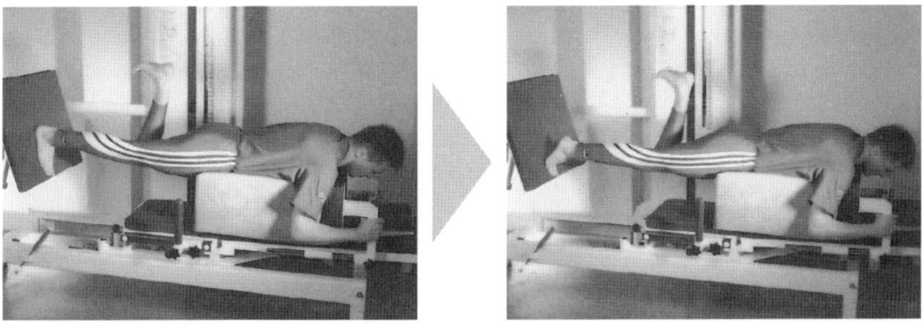

Auch in Bauchlage ist ein Training der Wadenmuskulatur im Sinne des Krafttrainings möglich. Aus einer Vordehnung heraus wird mit gestrecktem Kniegelenk der m. gastrognemius trainiert.

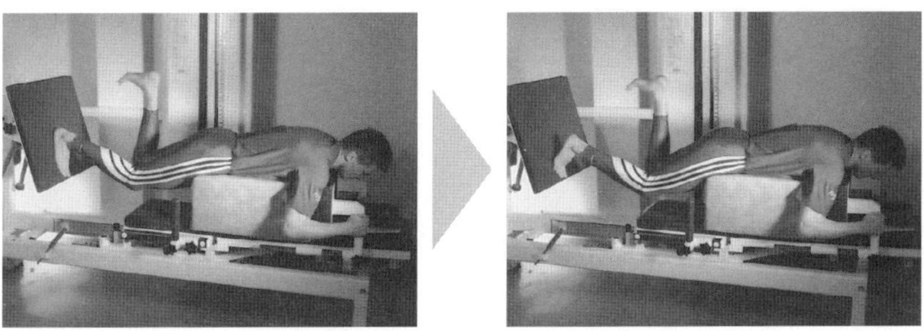

Die Einstellung mit gebeugtem Kniegelenk zeigt die Akzentuierung des m. soleus bei einer dynamischen Sprunggelenksstabilisation. Bei vielen Patienten ist fehlendes Körpergefühl und fehlende Koordination bei dieser Übung nachweisbar.

4.2 Bein-Curler, Beuger

4.2.1 bilateral sitzend

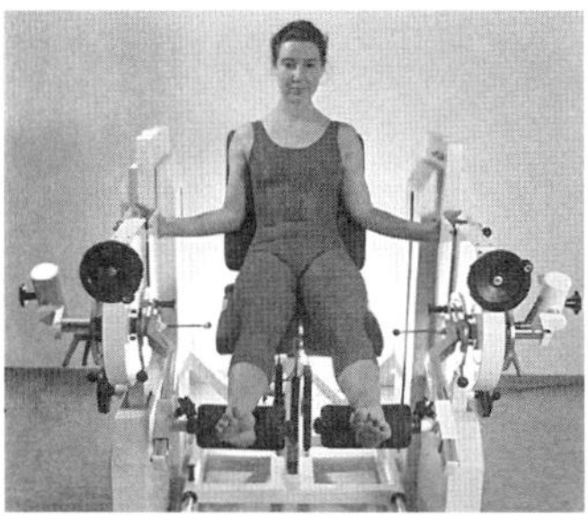

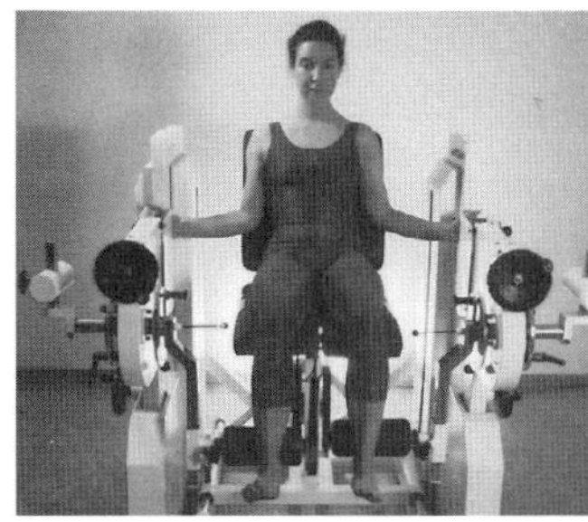

Der Patient sitzt aufrecht. Je nach Pathologie im Kniegelenk kann mit distalem oder proximalem Hebel gearbeitet werden. Aus einer muskulär gehaltenen aktiven Kniestreckung zieht der Patient dynamisch langsam kontrolliert in eine Kniegelenksbeugung.

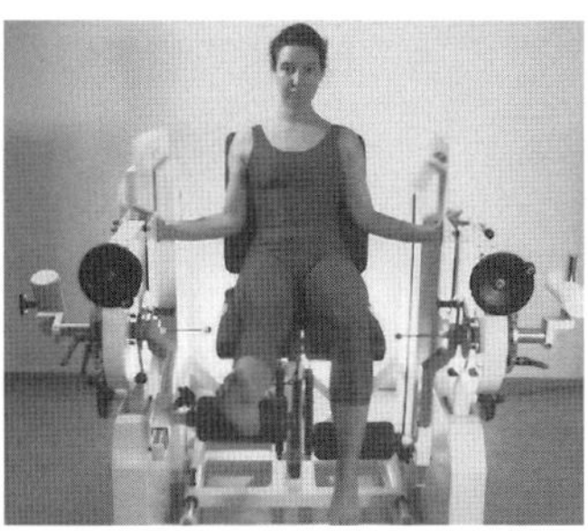

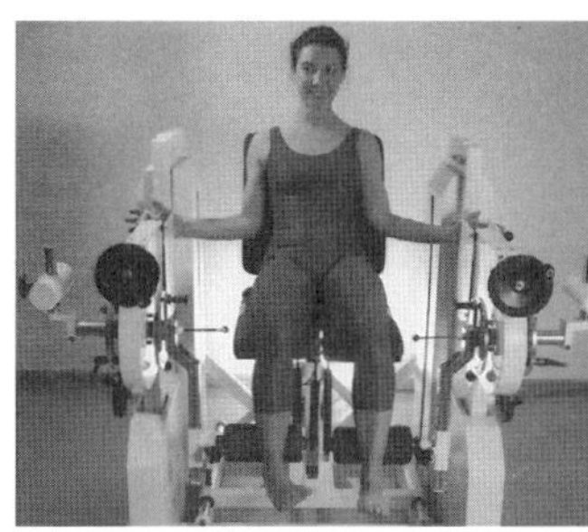

Je nach Indikation kann durch eine aktive Innenrotation des Unterschenkels gegenüber dem Oberschenkel eine Spezialisierung des Trainings der medialen Kette (pes anserinus-Muskulatur) vorgenommen werden. Das contralaterale Bein hat die Möglichkeit, aktiv eine isometrische Kniegelenksflexion zu stabilisieren.

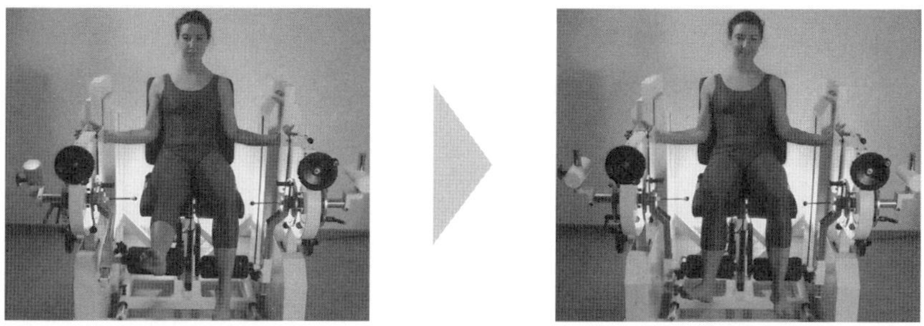

Zur Akzentuierung der lateralen Kette (m. biceps femoris) bietet sich eine Außenrotation des Unterschenkels gegenüber dem Oberschenkel an. Diese Außenrotation kann entweder statisch eingestellt oder, in Verbindung mit der Knieflexion, dynamisch beübt werden.

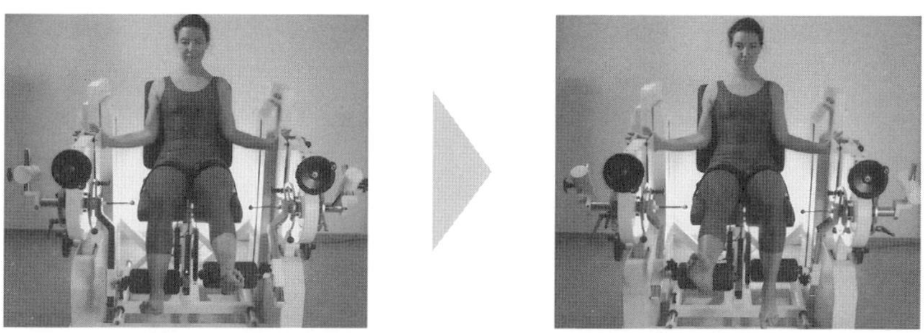

Ein hoher koordinativer Anspruch und eine mögliche bilaterale Bewegungsfunktion sind die Indikationen für die dynamische Beübung beider unterer Extremitäten im Wechsel. Bei vielen Patienten muss dieses Bewegungsmuster erst erarbeitet werden.

4.2 Bein-Curler, Beuger

4.2.2 liegend

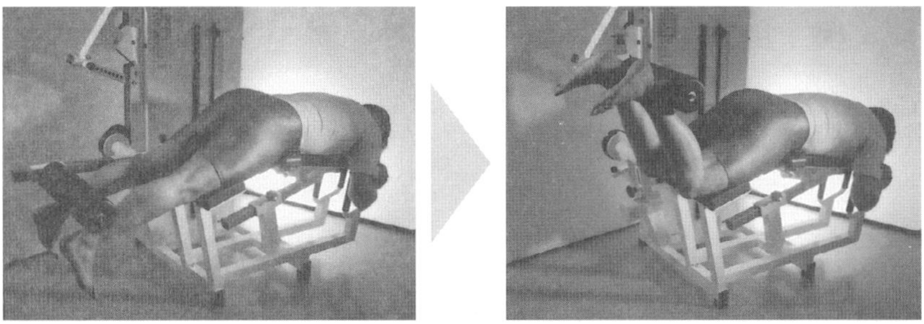

In dieser Position wird die ischiocrurale Muskulatur in Bauchlage trainiert. Vorgegeben ist eine Hüftflexion. Aus der aktiv gehaltenen Kniestreckung wird dynamisch in die Kniebeugung gearbeitet.

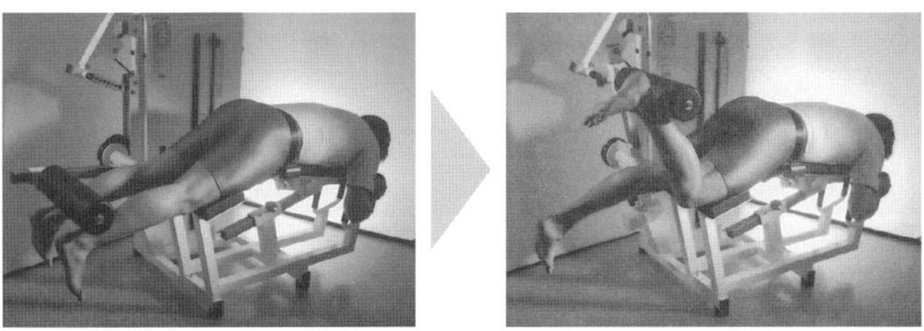

Häufig ist es in der Therapie notwendig einbeinig zu arbeiten. Dabei sollte gegebenenfalls die Hüfte mit einem Beckengurt fixiert werden, falls eine aktive Fixierung durch den Patienten nicht möglich ist.

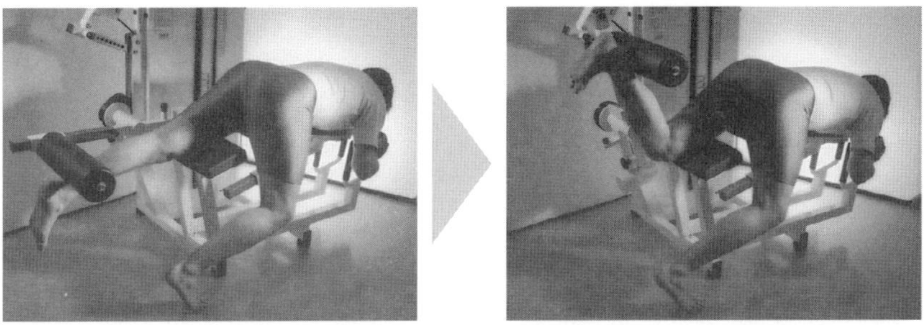

Um ein Ausweichen des Patienten vor allem in die Hyperlordose zu verhindern, kann das contralaterale Bein auf den Boden gestellt werden, um durch eine größere Hüft und Knieflexion des stabilisierenden Beines ein Ausweichen in der Lendenwirbelsäule zu limitieren.

4.3 Bein-Curler, Strecker

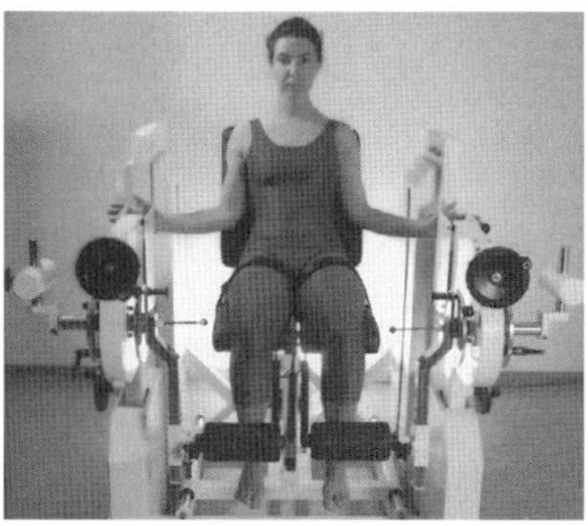

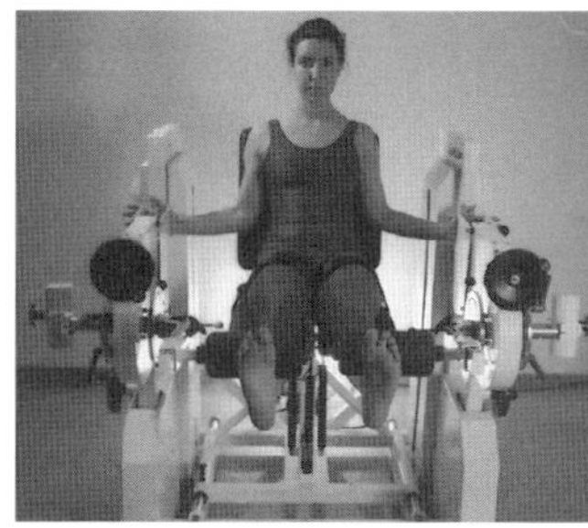

Diese Übung zeigt das Training der Quadrizepsmuskulatur im offenen System. Aus der aktiv gehaltenen Kniebeugung wird dynamisch in die Kniestreckung gearbeitet. Eine Dorsalextension im oberen Sprunggelenk schließt die Muskelkette.

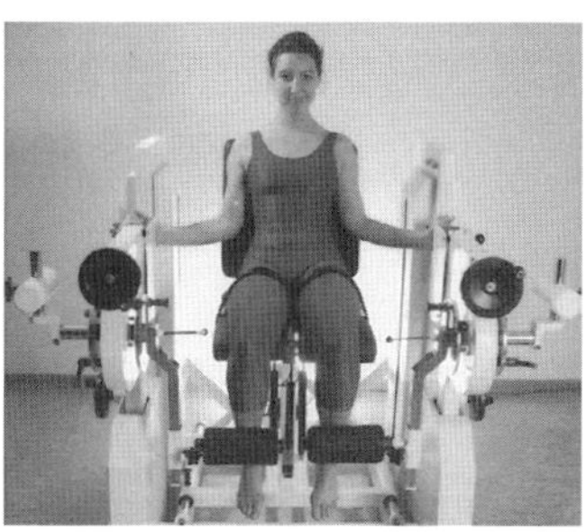

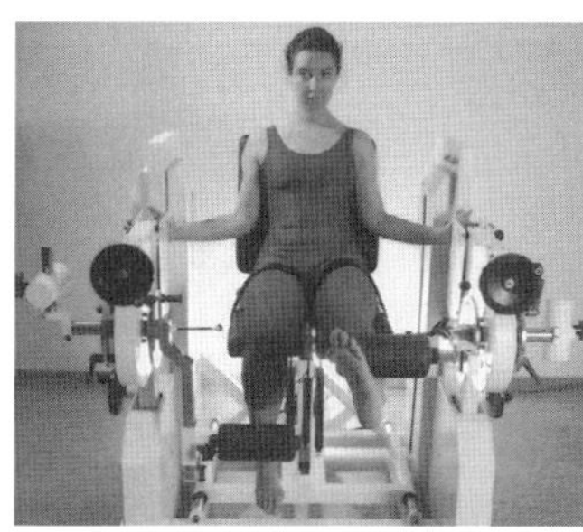

Um eine vermehrte Akzentuierung für die mediale ventrale Kette zu bekommen, wird eine Innenrotation des Unterschenkels, verbunden mit Supination im unteren Sprunggelenk, angeboten.

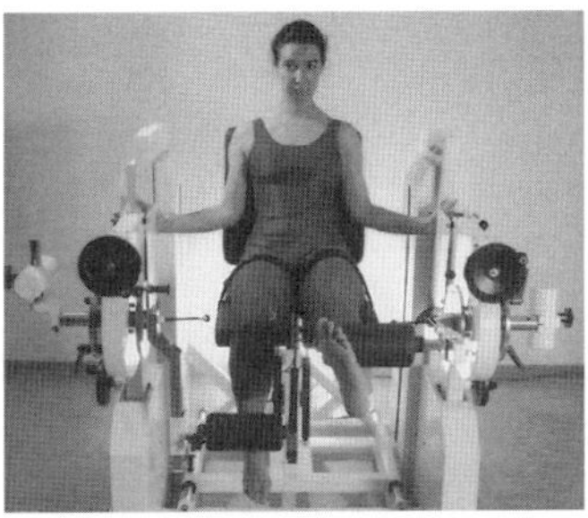

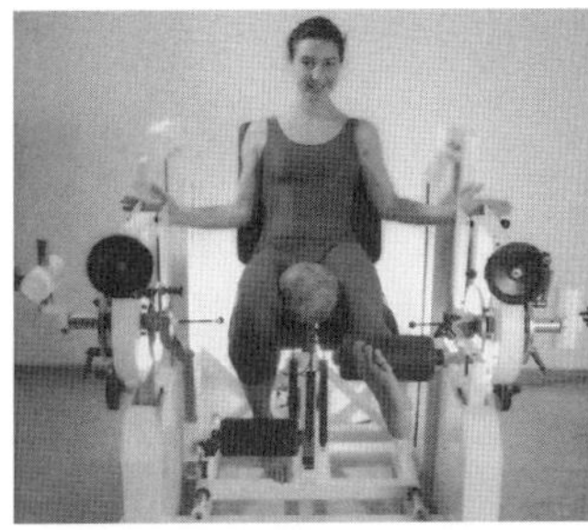

Um die mediale Kette funktionell zu akzentuieren, bietet sich die adduktorische Komponente an: z. B. einen Ball mit beiden Knien aktiv fixieren, die Knie zusammendrücken und eine dynamische Kniestreckung durchführen.

4.4 Multi Hip

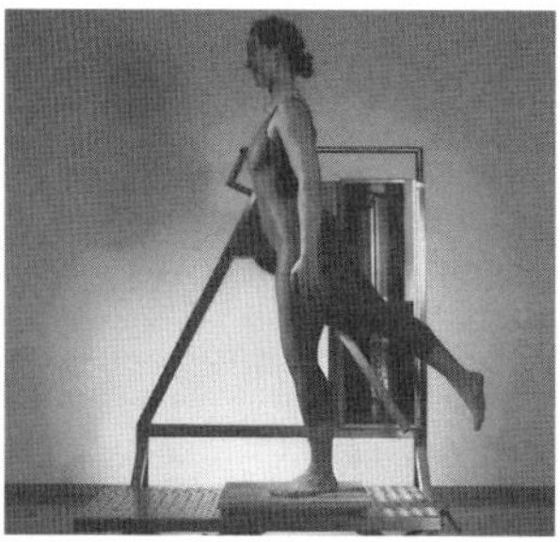

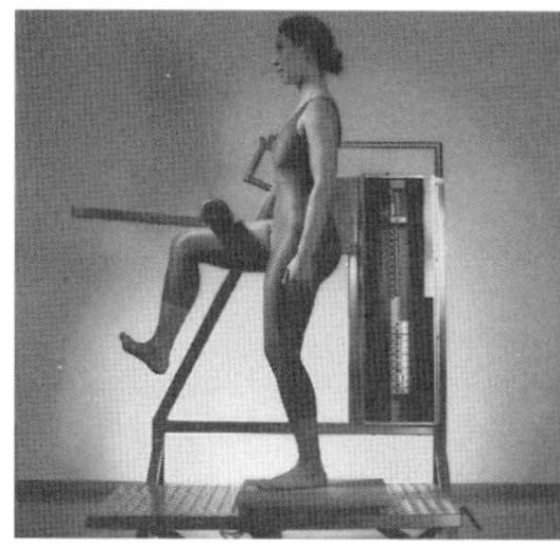

Mit proximalem Hebel oberhalb des Kniegelenks wird bei aktivem Stand die Hüftgelenksflexion angebahnt. Wichtig ist eine aufgerichtete Postition im Bereich der Wirbelsäule, eine gute Postitionierung des Patienten auf einem erhöhtem Untergrund und die freie Durchführung der Bewegungsbahn.

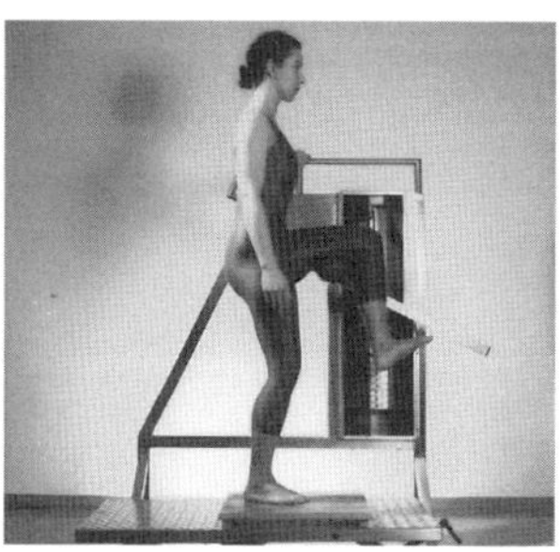

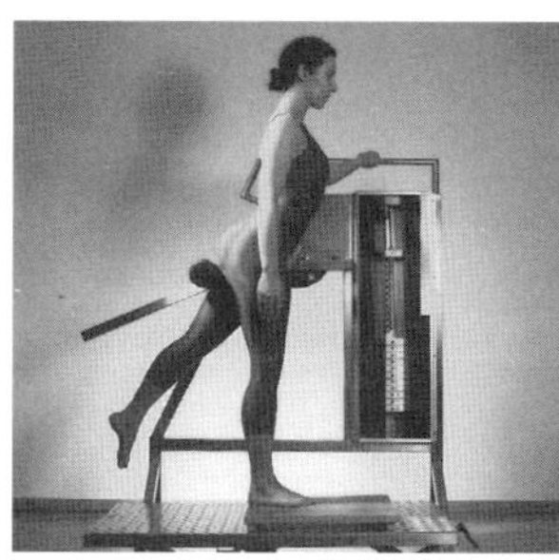

Im aktiven Stand, mit leichter Kniegelenksflexion, wird mit proximalem Hebel die Hüftgelenksextension akzentuiert. Der Patient kann sich je nach Indikation mit der Hand am Gerät passiv fixieren oder seinen Körper aktiv ohne Fixation stabilisieren.

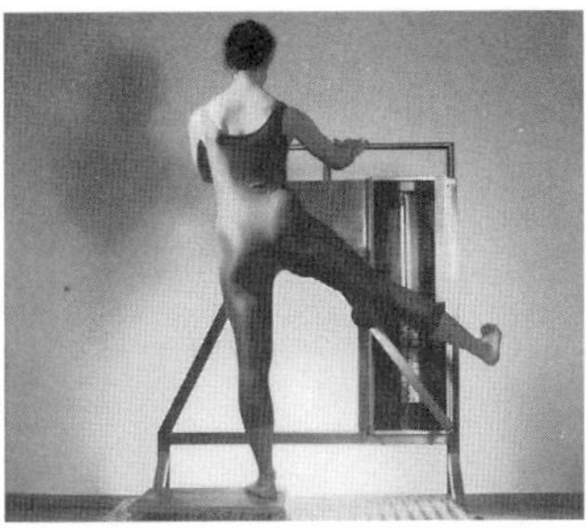 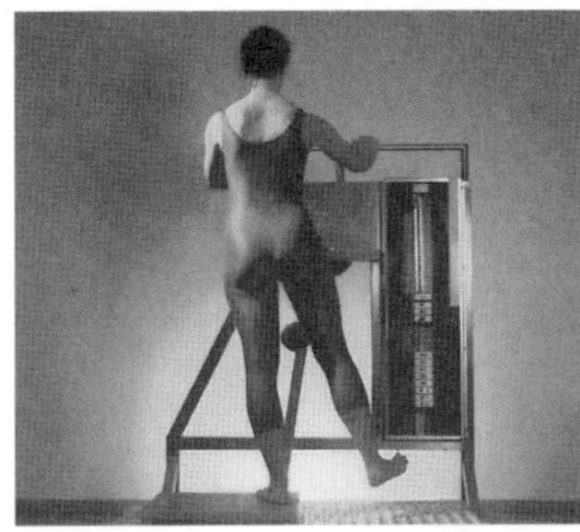

Zur Aktivierung der medialen Kette kann mit proximalem Hebel oberhalb des Kniegelenks die adduktorische Spannung aufgebaut werden. Hierbei sind Ausweichmuster im Bereich der Wirbelsäule und der contralateralen Hüfte zu kontrollieren und zu korrigieren.

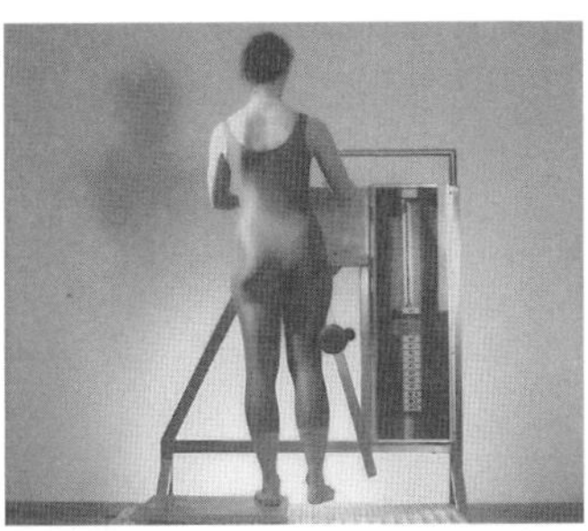 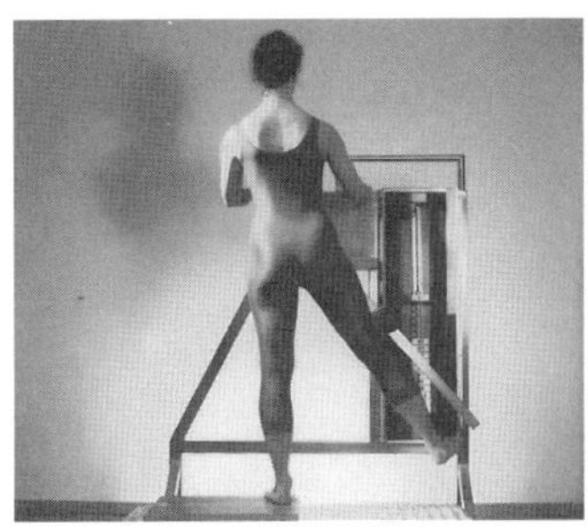

Schwieriger als die Adduktion ist die Beübung der Abduktion. Mit proximalem Hebel muss darauf geachtetet werden, dass der Patient weder im Oberkörper, noch in der contralateralen Hüfte Ausweichbewegungen zulässt. Eine große Hilfe hierfür ist ein Spiegel als optischer Analysator.

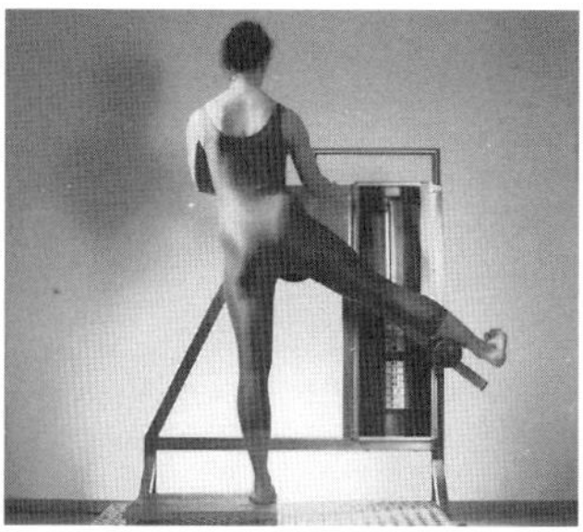

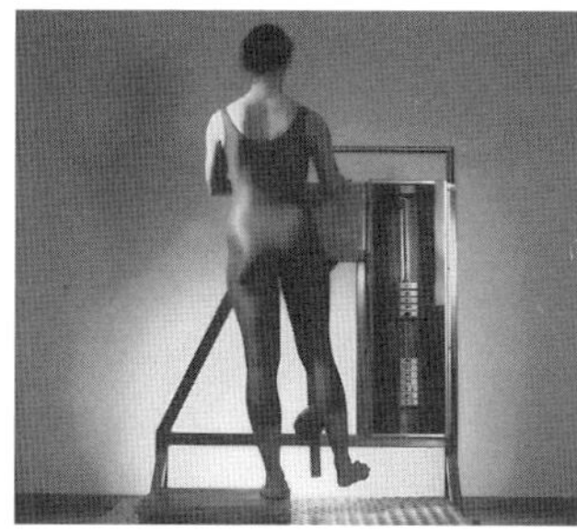

Je nach Therapiefortschritt kann der proximale Hebel immer weiter nach distal verändert werden. Dabei ist darauf zu achten, dass diese Verlängerung des Hebels eine deutliche Erschwernis für die Durchführung der Übung darstellt und das Gewicht korrigiert werden muss.

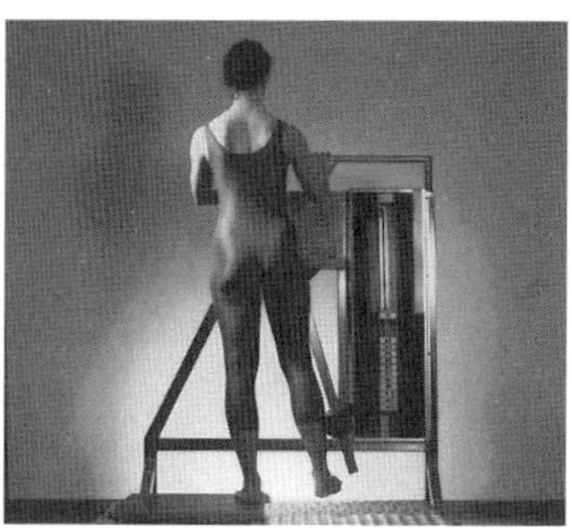

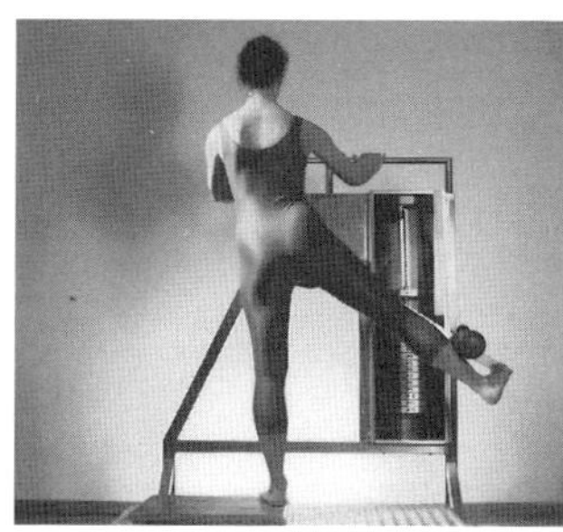

Gerade im Bereich Abduktion muss mit dem Gewicht dosiert umgegangen werden. Eine Limitierung dieser Übung stellt die statische Überlastung der Hüftregion des Standbeines dar.

5 Obere Extremität und Rücken mit großen Geräten

Einen kleinen Auszug aus dem Training der oberen Extremitäten und des oberen Rückens mit großen Geräten soll diese Sequenz darstellen. Der methodische Aufbau z. B. der Schulter- und Schultergürtelstabilisation beinhaltet einige Übungen mit diesen Geräten.

Das Haupteinsatzgebiet der großen Geräte ist die Anbahnung von Bewegungsmustern und das isolierte Üben von kleinen Bewegungsbahnen, ebenso das spezielle Muskeltraining im Sinne der Hypertrophie. Aufgrund der vorwiegenden Zweidimensionalität dieser Geräte sind Funktionsmuster gerade der oberen Extremität im dreidimensionalen Raum nur sehr schwer nachvollziehbar.

Der **Pull Down** oder auch Haltungsstabilisator wird hauptsächlich zur Aufrichtung der Brustwirbelsäule eingesetzt. Die großen Depressoren des Humeruskopfes können über die Komplexbewegung der Adduktion und Rotation trainiert werden. Zur Anbahnung ist die geführte Bewegung für Patienten oft recht hilfreich.

Der **Dips** wird im Fitnessbereich vorwiegend zum Training des m. triceps brachii verwendet. In der Medizinischen Trainingstherapie soll die isolierte Depression inferior der Schulterblätter trainiert werden.

Eine ähnliche Aufgabe hat der **Butterfly-Reverse** oder **Press back**. Nachdem bei Patienten häufig Schwächen der dorsalen Stabilisationsfähigkeit auffällig sind, soll mit diesem Gerät ein Widerstand für die interscapuläre Muskulatur gegeben und somit eine Aufrichtung der Brustwirbelsäule trainiert werden.

Der **Latissimus-Zug** bietet vielfältige Möglichkeiten zur Oberkörper und Schultergürtelstabilisation. Je nach Zugrichtung und Positionierung des Patienten können verschiedene Muskelanteile der gesamten Rumpfmuskulatur angesprochen werden.

5.1 Pull Down

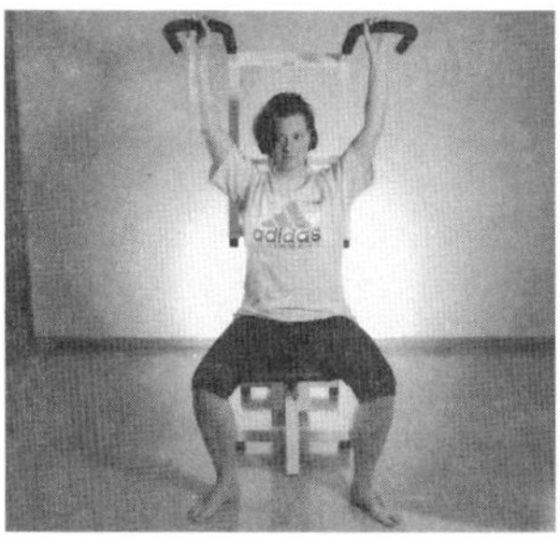

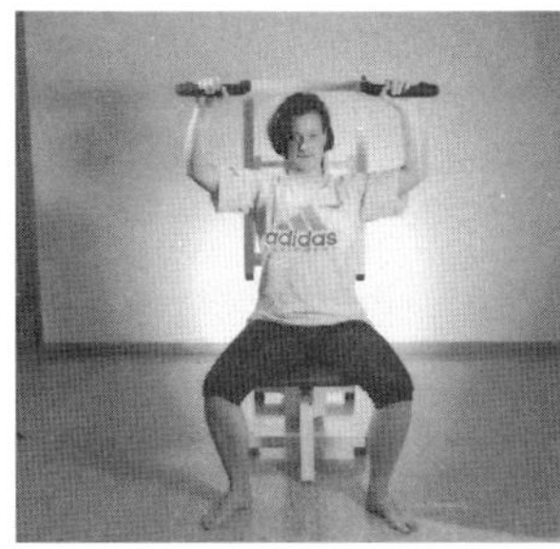

Der Pull Down kann eingesetzt werden zur Aufrichtung der Brustwirbelsäule, zur Stabilisation der gesamten Wirbelsäule und zum Training der Depressoren und Adduktoren des Armes. Der Patient sitzt physiologisch lordotisch eingestellt. In neutralem Griff werden die Arme zum Körper herangezogen und die Ellbogen gebeugt.

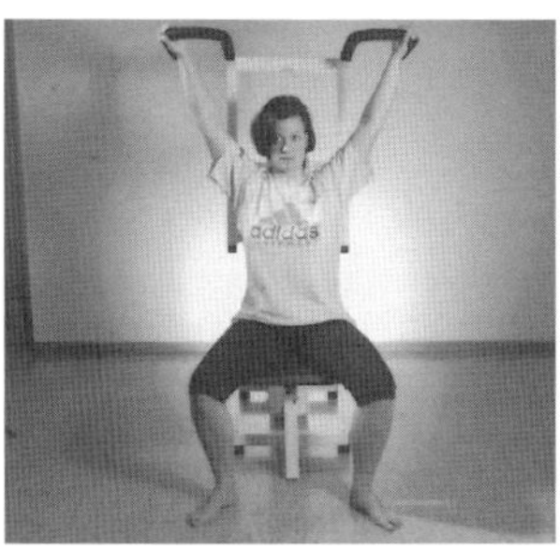

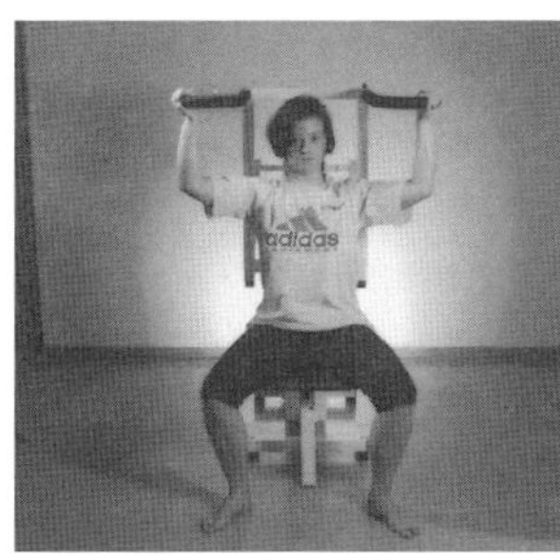

Je nach Griffhaltung ist es möglich bestimmte Muskelgruppen zu betonen. Durch die Position in den Schultergelenken wird hier vermehrt die dorsale außenrotierende Kette des Oberarmes und der aufrichtende Anteil der Rückenmuskulatur akzentuiert.

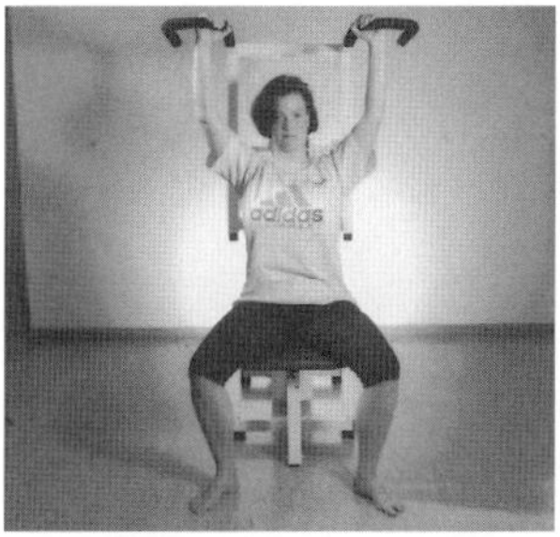

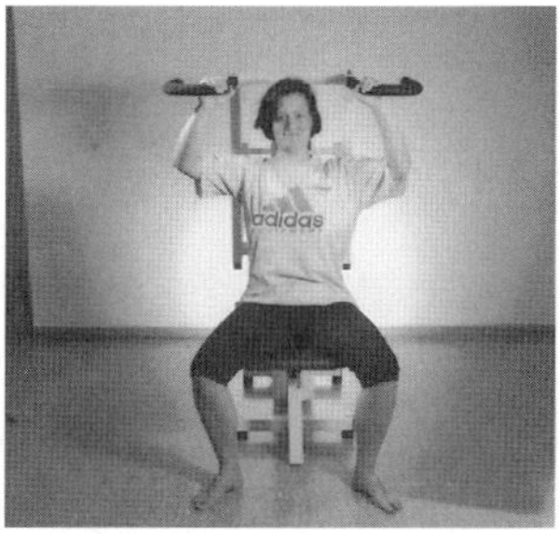

Der Griff in vermehrter Innenrotation bietet eine Akzentuierung für die ventrale innenrotierende Komponente bis hin zur Pectoralis-Muskulatur. Eine Vorneigung des Oberkörpers spricht ebenfalls die ventrale Kette aus ihrer Vordehnung an.

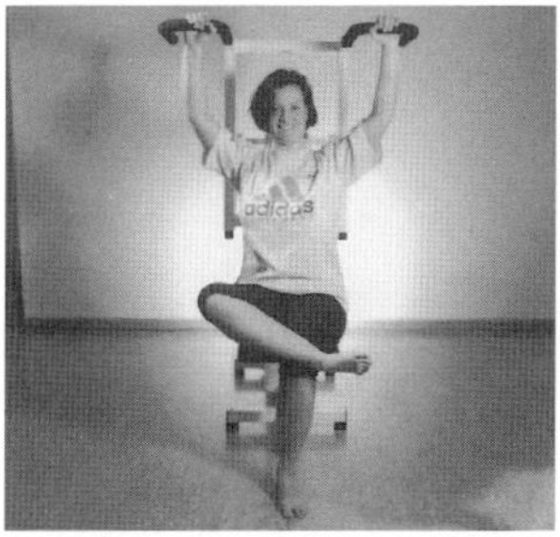

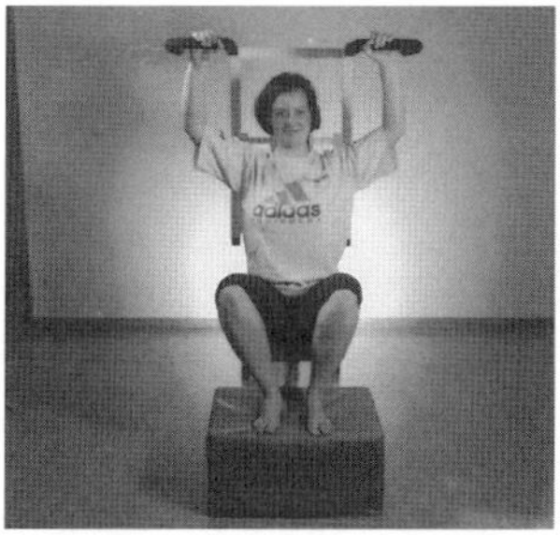

Je nach Positionierung des Patienten können lordotische oder entlordosierte Postionen der Lendenwirbelsäule passiv stabilisiert werden, indem z. B. ein Bein über das andere geschlagen wird oder die Hüfte soweit gebeugt wird, bis die gewünschte entlordosierte Position passiv stabilisiert ist.

5.2 Dips

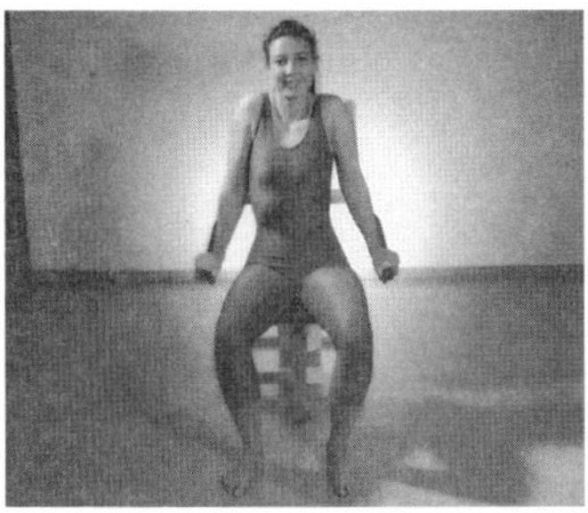

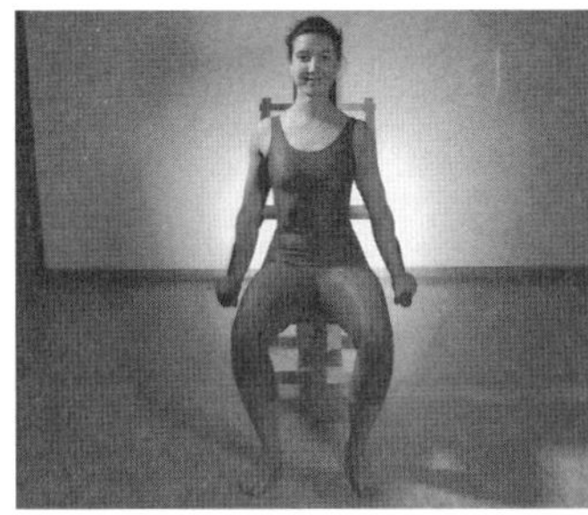

Der Patient wird regelgerecht positioniert. Aus einer Elevation der Schultern wird mit gestreckten Ellbogen eine Depression inferior der Schulterblätter durchgeführt und die Arme gegen den Widerstand des Gerätes nach unten gedrückt.

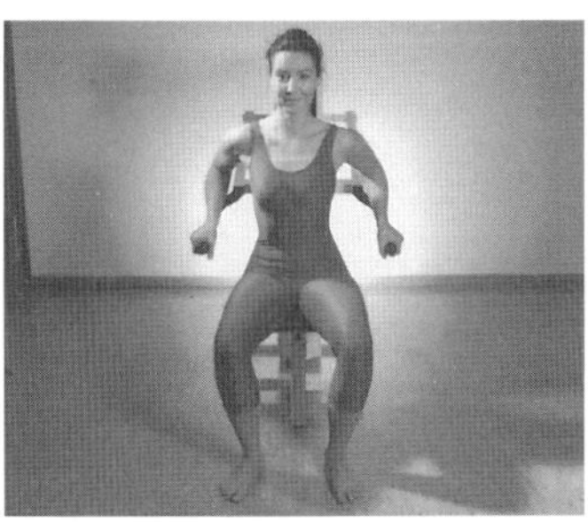

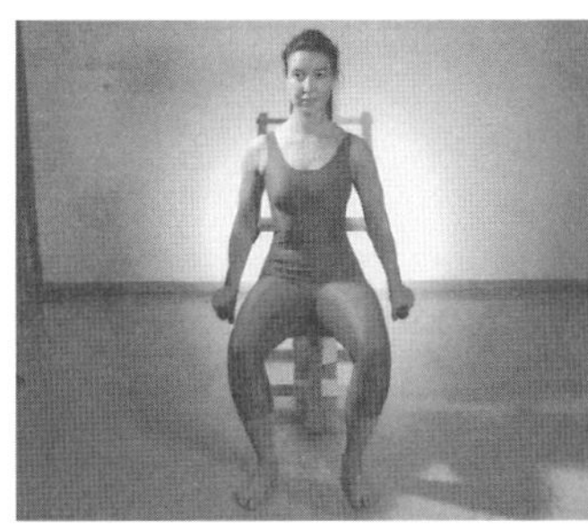

Wenn das Bewegungsmuster der Aufrichtung und der Depression der Schulterblätter bekannt ist, kann durch eine zusätzliche dynamische Ellbogenextension der m. triceps brachii in Kombination mit der dorsalen Kette trainiert werden.

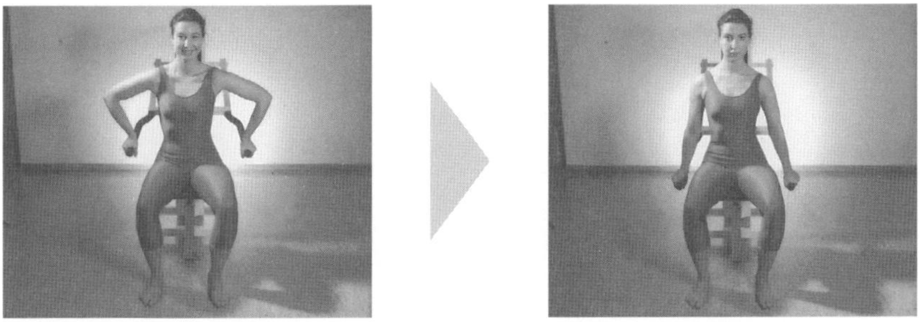

Je weiter die Oberarme in eine Abduktion im Schultergelenk abgespreizt werden, um so schwieriger ist es die Schulterblätter thoracal zu stabilisieren, sodass der methodische Weg von der engen Ellbogenführung zur weiten Ellbogenführung zu wählen ist.

5.3 Butterfly Reverse oder Press Back

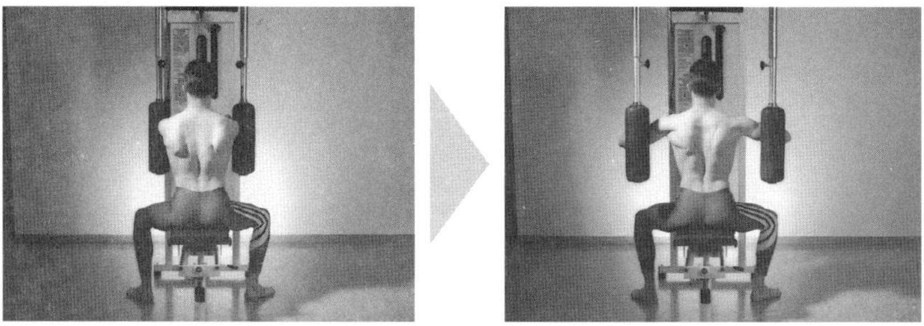

Die Sitzposition des Patienten ist individuell je nach den therapeutischen Richtlinien zu bestimmen. Aus einer leichten Vordehnung sind die Arme in eine horizontale Abduktion zu führen. Dadruch kann eine interscapuläre Spannung gegen den Widerstand des Gerätes aufgebaut werden. Die anfängliche Position sollte rotationsneutral im Schultergelenk sein.

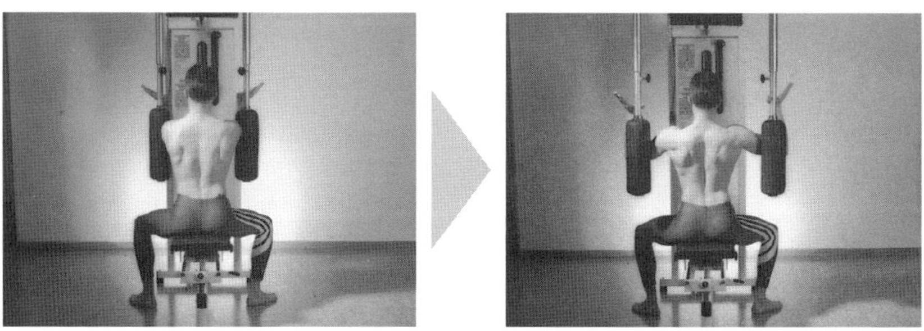

Um die aufrichtende Komponente in der Brustwirbelsäule zu verstärken, ist eine Außenrotation in den Schultern einzustellen und unter der statischen Außenrotation eine endgradige Rückführung der Arme durchzuführen.

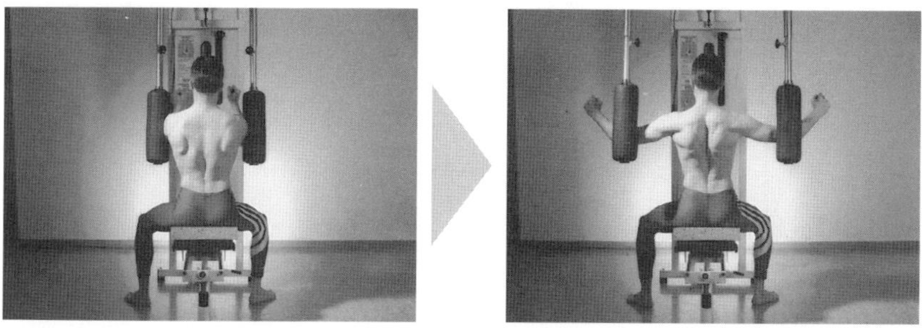

Um den Hebel der Arme zu verlängern, kann in eine zunehmende Ellbogenextension gegangen und somit die dorsale Oberarmmuskulatur in die Bewegungskette einbezogen werden. Sollte eine vermehrte lordotische Position gewünscht werden, besteht die Möglichkeit mit einem Keilkissen zu arbeiten.

5.4 Latissimus Zug

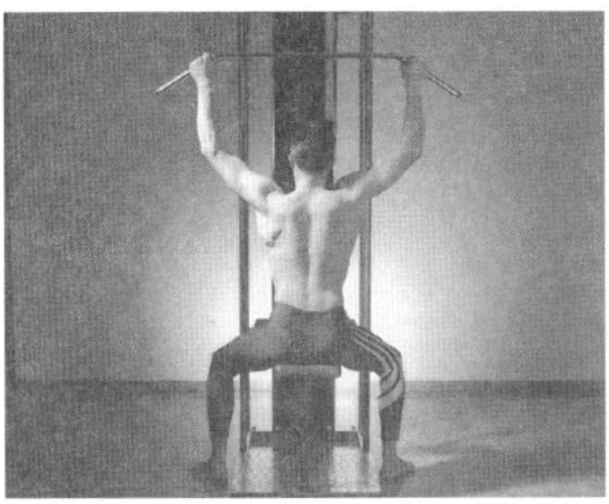

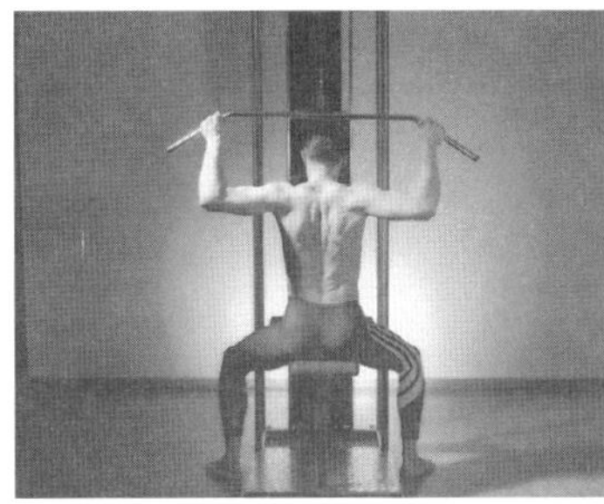

Die Latissimus-Stange kann je nach Bedarf entweder breiter oder enger gegriffen werden. Wichtig ist eine aufrechte Position der Brustwirbelsäule. Die Stange wird maximal bis zum Haaransatz nach hinten unten gezogen, die Ellbogen sollten nicht mehr als 90 Grad gebeugt werden.

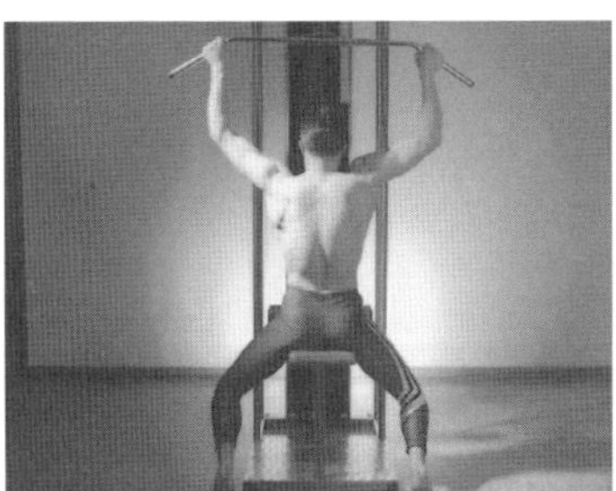

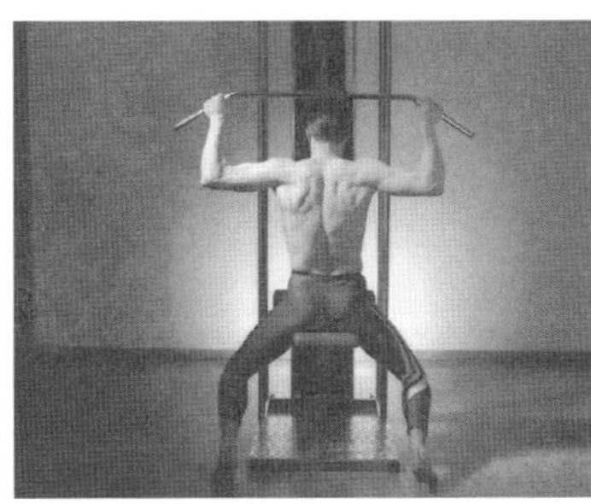

Um eine fortlaufende Aufrichtung und Lordosierung zu gewährleisten, stellt man die Füße weit nach hinten, gegebenenfalls nur auf den Zehenspitzen fixiert. Durch die Verkleinerung und Labilisierung der Unterstützungsfläche wird ein vermehrter koordinativer Aspekt in die Übung eingebracht.

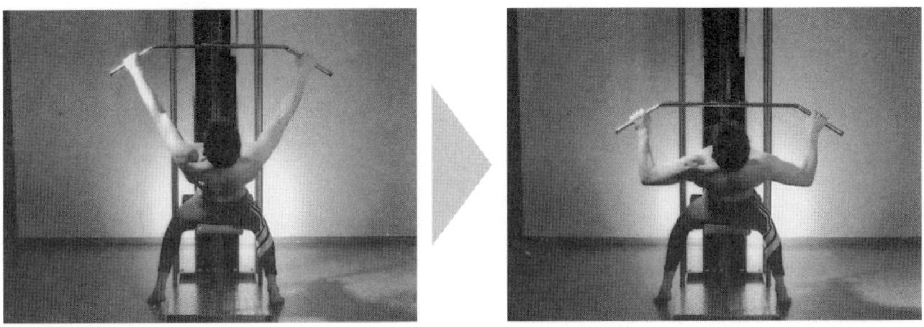

Soll eine vermehrte interscapuläre Aktivität angestrebt werden, bietet es sich an den Patienten nach hinten abliegen zu lassen. Der Rumpf wird aktiv in dieser Position stabilisiert und die Latissimus-Stange vor die Brust gezogen.

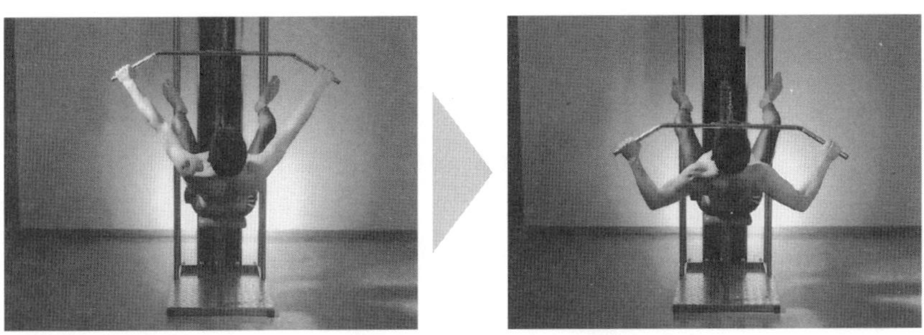

Diese Ausgangsstellung erfordert eine gute Rumpfstabilisationsfähigkeit. Die Füße werden am Gerät aktiv fixiert. Der Oberkörper wird nach hinten abgelegt und in einer 70 – 90-gradigen Hüftflexion aktiv gehalten. Die Latissimus-Stange wird endgradig vor die Brust gezogen.

5.4 Latissimus Zug

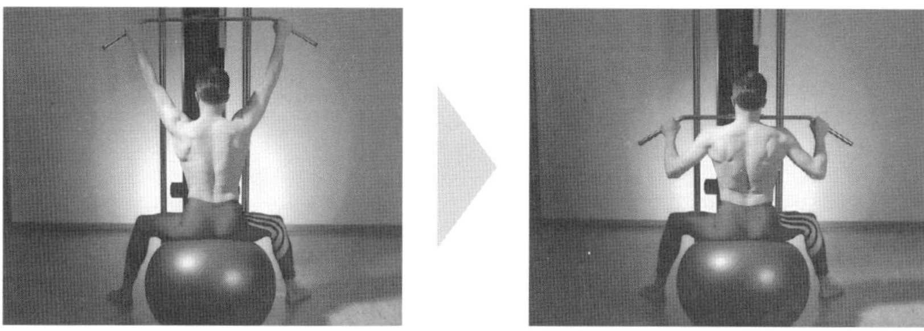

Mit einer labilen Unterlage kann der koordinative Anspruch deutlich erhöht werden. Wenn die Stange vor dem Kopf nach unten gezogen wird, wird die ventrale Rumpfmuskulatur vermehrt angesprochen.

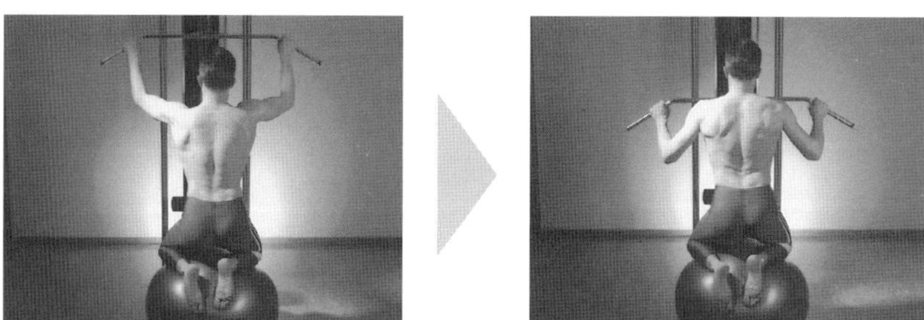

Diese Übung kann als Ganzkörperstabilisation bezeichnet werden. Auf einem Powerball kniend wird mit wenig Gewicht je nach Zugrichtung und Positionierung sowohl die dorsale als auch die ventrale Kette angesprochen.

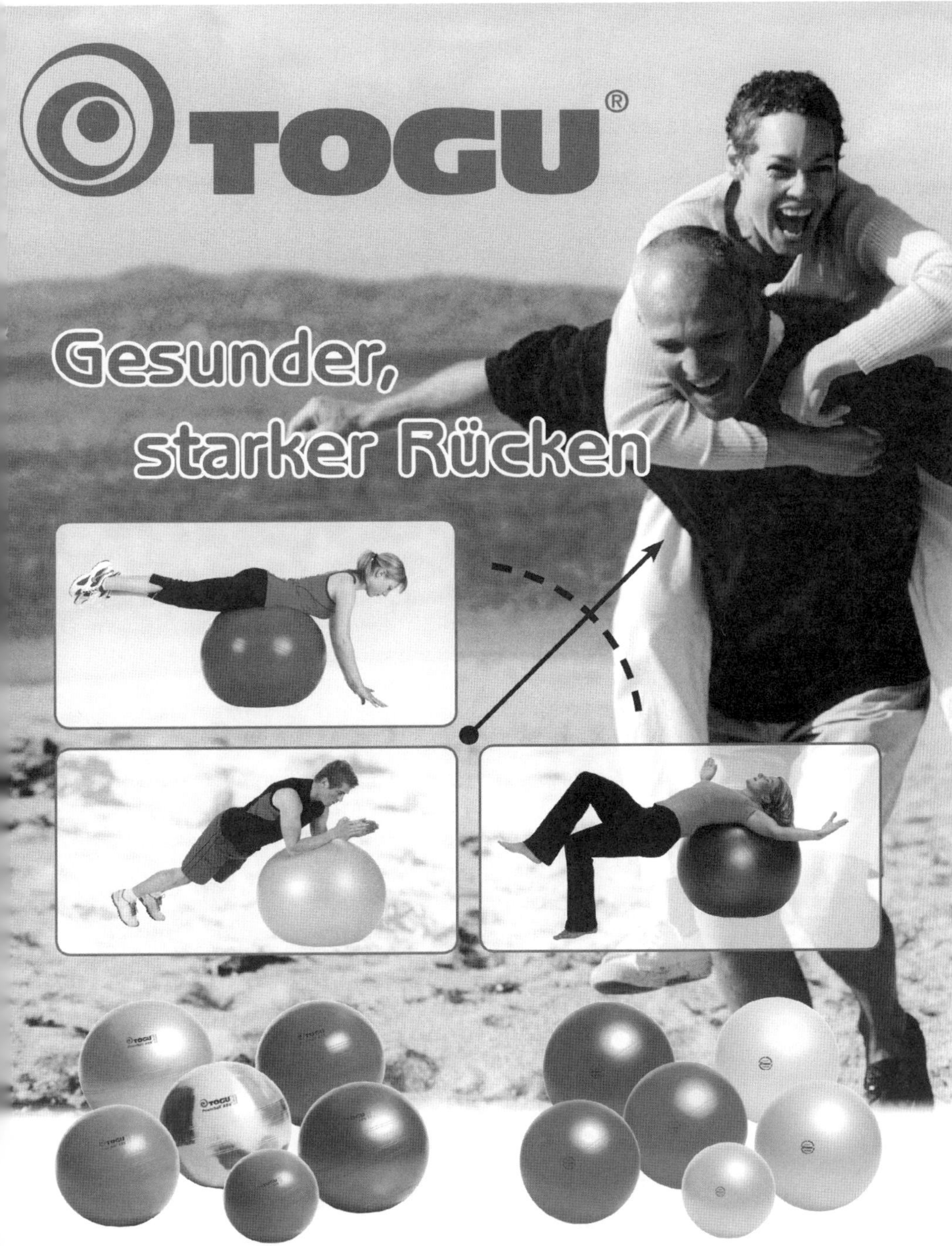
TOGU®
Gesunder,
starker Rücken
Powerball® ABS®
Powerball® Premium ABS®
TOGU Gebr. Obermaier oHG | Atzinger Str.1 | D-83209 Prien - Bachham www.togu.de

6 Koordination und Sensomotorik

Auch wenn der Punkt Koordination und Sensomotorik erst jetzt angesprochen wird, so ist es doch der elementare Bestandteil in allen Phasen der Medizinischen Trainingstherapie. Sowohl posttraumatisch und postoperativ, als auch nach länger bestehenden Haltungsfehlern und Fehlhaltungen, ist es erforderlich, schnellstmöglich mit dem Aufbau der Propriozeption und der Verbesserung der Koordination zu beginnen. Ziele und Indikationen dieser Therapie sind sehr weit gestreut.

Zu Beginn einer jeden Therapie scheint es nötig, verlorengegangene oder veränderte Bewegungen und Funktionsmuster wieder anzubahnen. Dies kann schon durch den Bereich der aktiven Automobilisation geschehen, durch Anbahnung physiologischer Bewegungsmuster in kleinen funktionellen Einheiten, bis hin zu großen Komplexbewegungen. Das ist sowohl für die untere Extremität, vorwiegend im geschlossenen System, als auch für die obere Extremität im geschlossenen oder offenen System möglich.

Gerade im Bereich der Rumpfstabilisation wird relativ wenig über koordinative und sensomotorische Muster gearbeitet. Dies sollte aber ein elementarer Bestandteil der Medizinischen Trainingstherapie sein.

In diesem Punkt unterscheidet sich die Trainingstherapie vom reinen Krafttraining. Indikationen sind hier Schulung des Gleichgewichts, Schulung der corticalen Reaktionsfähigkeit und Schulung der koordinativen Reaktionskraft.

Für die untere Extremität sollte im geschlossenen System auch zwischen instabilen und labilen Unterstützungsflächen unterschieden werden. Eine instabile Unterstützungsfläche ist z. B. ein Koordinationsbrett. Diese feste, harte Unterstützungsfläche bietet die Möglichkeit, über die Fußsohle propriozeptive Reize aufzunehmen und die Muskelketten, wie auch die neuromuskulären Afferenzen, positiv zu beeinflussen. Labile Unterstützungsflächen sind im Gegensatz dazu weiche, nachgebende Matten, Powerbälle, Schaumstoffe u. ä. Hierbei werden die propriozeptiven Reize nicht isoliert auf die Belastungspunkte, sondern generell auf die gesamte Fußsohle gegeben und somit ein koordinativ und propriozeptiv unspezifischer Reiz weitergegeben.

Je nach Indikation und Ziel muss man also zwischen labilen und instabilen Unterstützungsflächen unterscheiden. Wie schon im Bereich der Trainingslehre erwähnt, ist es wichtig, im koordinativen Training die richtige Unterstützungsfläche zu wählen und methodisch die Unterlage zu verkleinern oder von stabil zu instabil zu verändern. Wenn auch viele dieser Übungen, z. B. mit dem Powerball oder mit instabilen Unterstützungsflächen, nicht unbedingt funktionell erscheinen, so sind sie doch aus dem Bereich der Rehabilitation nicht wegzudenken. Wichtig ist dabei natürlich über einen Befund funktionelle Schwächen zu erkennen, um sie dann auch therapeutisch verbessern zu können.

6.1 Rumpf

Wie schon vorher erwähnt, haben sich die Trainingsinhalte im der Rumpfstabilisation neu definiert. Die lokale Stabilisation und die Innervation der lokalen Stabilisatoren sind elementar.

Erst danach können die Innervation und das dynamische Training der globalen Stabilisatoren und der globalen Mobilisatoren folgen (vgl. S. 41).

Wenn die Reihenfolge beachtet wird ist natürlich auch ein dynamisches Training notwendig und gewünscht. Der koordinative Aspekt ist gerade mit labilen und instabilen Unterstützungsflächen gut herauszuarbeiten. Wie in der Methodik des Koordinationstrainings beschrieben, sollte mit kleinen Bewegungsamplituden begonnen werden und als Steigerung die Bewegungen vergrößert werden. Wichtig ist die ruhige und langsame Bewegungsausführung mit hohem Anspruch an die Bewegungsqualität.

Die folgenden Übungen zeigen eine kleine Auswahl von Rumpfübungen, die generell die Rotationsstabilisation ansprechen und somit auch die lokalen Stabilisatoren aktivieren.

6.1.1 Rumpf
ventrale Kette

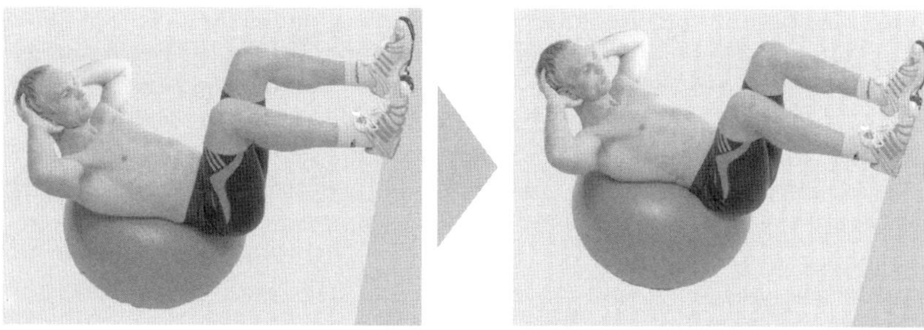

Die Ausgangsstellung des Patienten ist die Rückenlage auf dem Powerball. Die Beine sind in Hüfte und Knie 90 Grad gebeugt, die Fußsohlen sind an der Wand. Der Kopf liegt in den Händen, die Ellenbogen sind nach dorsal gespannt. Hier kann der Powerball langsam nach rechts und links gerollt werden.

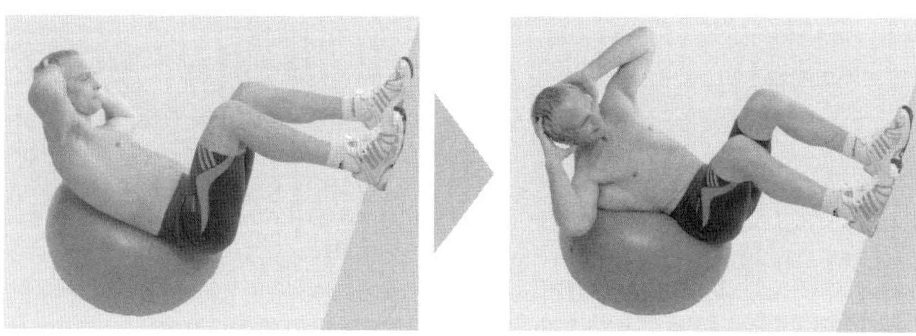

In der gleichen Position kann die Übung mit einer aktiven dynamischen Rotation des Oberkörpers kombiniert werden. Beide Beine bleiben fest fixiert, der Powerball rollt langsam nach rechts und links.

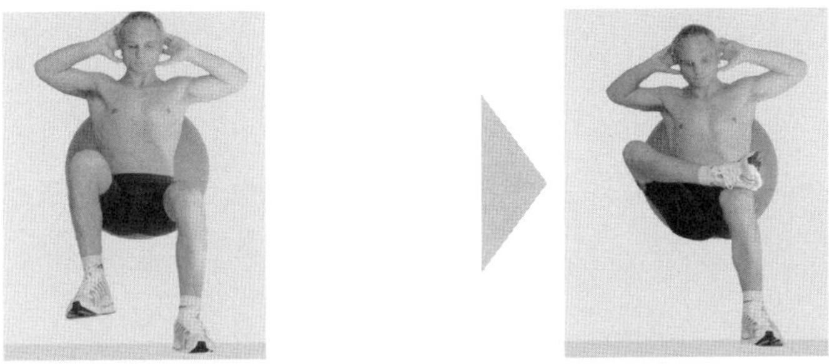

Eine methodische Steigerung ist die Verkleinerung der Unterstützungsfläche. Durch das Lösen eines Beines von der Wand erreicht man wiederum eine rotatorische Einstellung über den unteren Rumpf. Ebenso ist es möglich ein Bein über das andere zu schlagen.

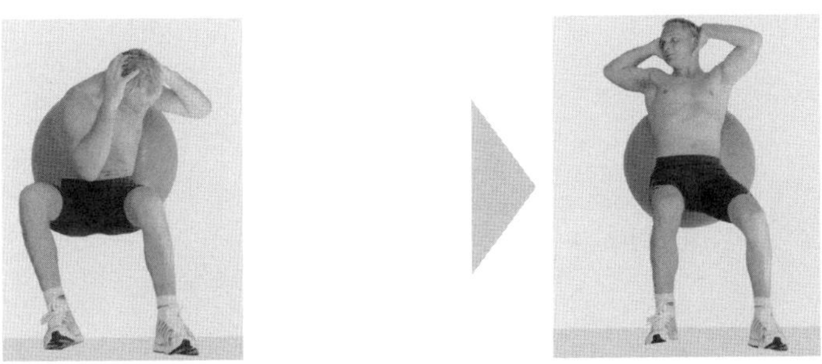

Um eine Dreidimensionalität zu erreichen kann man sich aus einer aktiven Flexion und Rotation zur einen Seite in eine Extension und Rotation zur Gegenseite zu bewegen. Diese Übung erfordert hohe koordinative Fähigkeiten und sollte endgradig ausgeführt werden.

6.1.1 Rumpf ventrale Kette

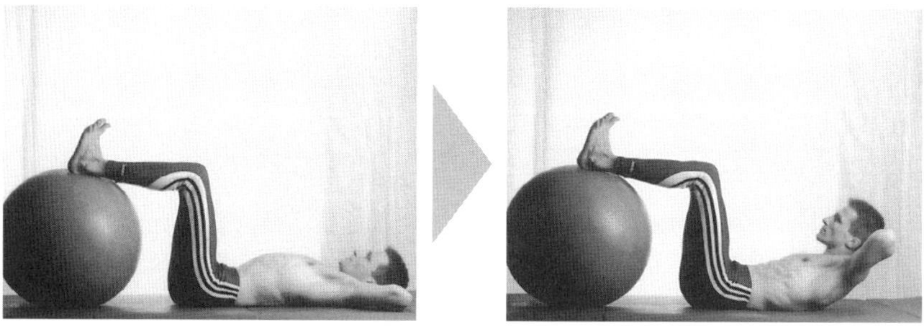

Als Unterlage für die 90-90-Position kann jederzeit auch ein Powerball dienen, um die Übung koordinativ zu erschweren. Wichtig ist dabei natürlich der Fersendruck in die labile Unterlage.

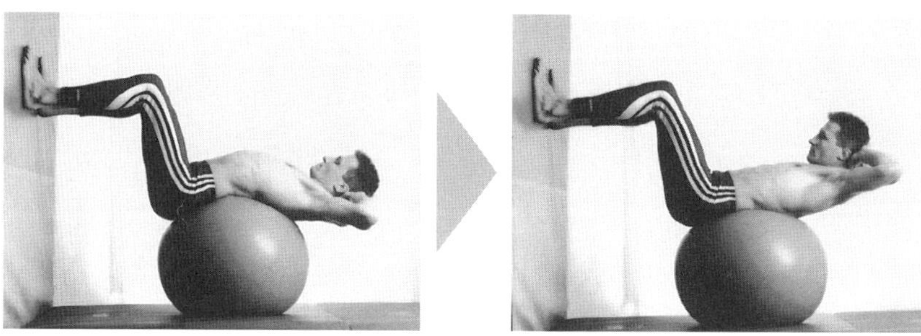

Wesentlich schwieriger wird die Übung, wenn der Patient auf dem Powerball liegend positioniert wird, die Beine 90-90, Fußsohlenkontakt an der Wand und aus einer Vordehnung heraus arbeitet.

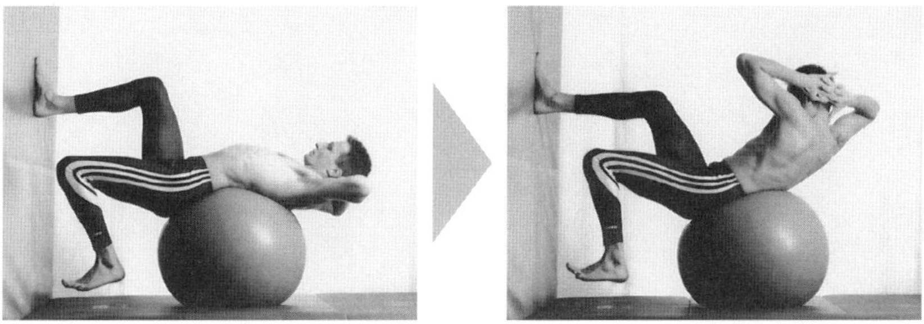

Natürlich bietet auch der Powerball alle Möglichkeiten die vorher genannten Übungen im Bereich der hohen koordinativen Anforderung durchzuführen: Fixierung mit einem Bein an der Wand und rotatorische Aktivierung der ventralen Kette.

6.1.2 Rumpf dorsale Kette

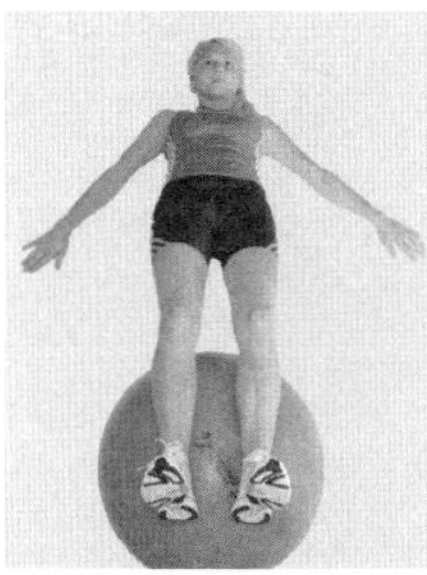

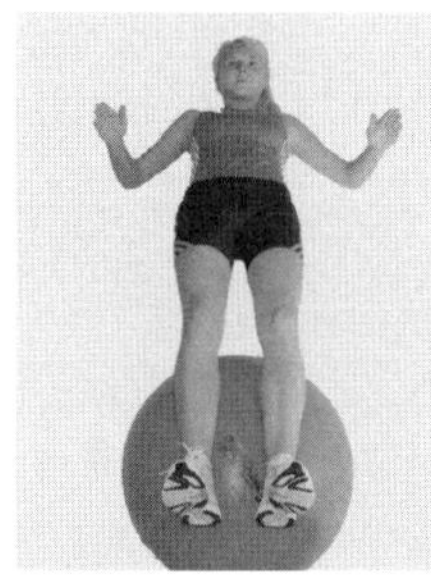

Der Patient liegt in Rückenlage und die Unterschenkel auf dem Powerball. Die größtmögliche Unterstützungsfläche bieten die beiden ausgestreckten Arme. Hebt man die Unterarme ab, wird die Position schwieriger.

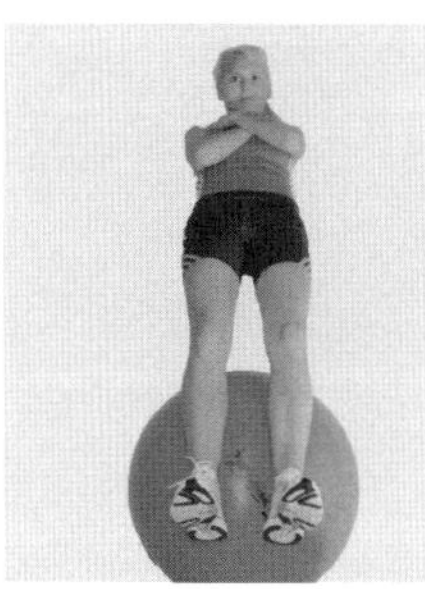

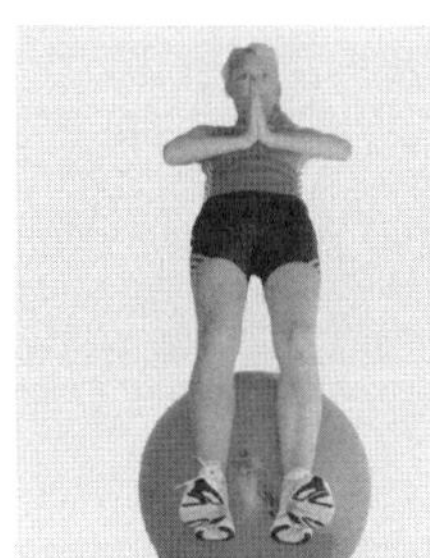

Der Schwierigkeitsgrad nimmt zu, wenn der Patient die Arme vor der Brust verschränkt und sie somit keinen Kontakt mehr zum Boden haben. Jegliche Aktivierung der ventralen Kette, sei es Kopfheben oder die Hände vor der Brust zusammendrücken, ist koordinativ eine Erhöhung der Intensität.

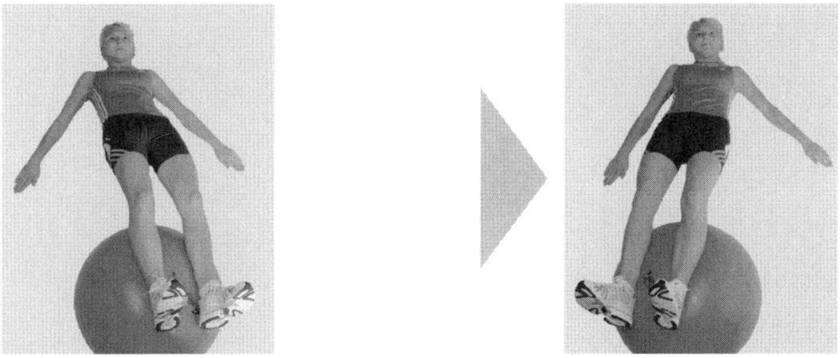

Der Patient wird aufgefordert die lokalen Stabilisatoren zu aktivieren, das Becken abzuheben, den Körper stabil einzustellen und den Powerball leicht und langsam nach rechts und links zu rollen. Dabei ist es möglich jeweils ein Bein abzuheben.

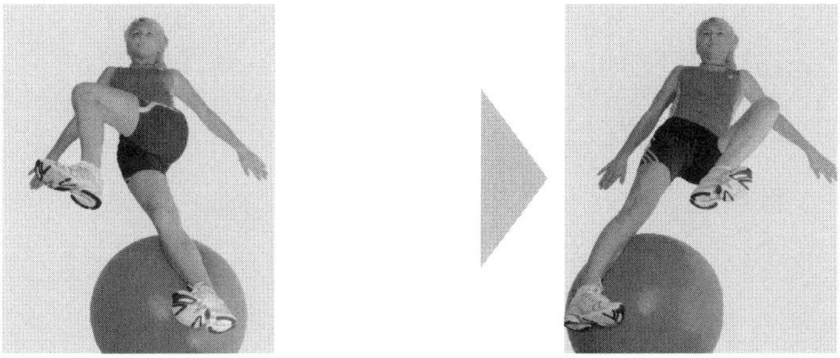

Um die Bewegungsamplitude im Bereich der aktiven Rotation zu vergrößern, wird ein Bein abgehoben und gebeugt. Der „kleine Scheibenwischer" verlangt vom Patienten, dass der Powerball zur einen Seite rollt, das Knie zur Gegenseite bewegt wird. Der gesamte Körper wird über das gestreckte Bein und die dorsale Kette stabilisiert.

6.1.2 Rumpf
dorsale Kette

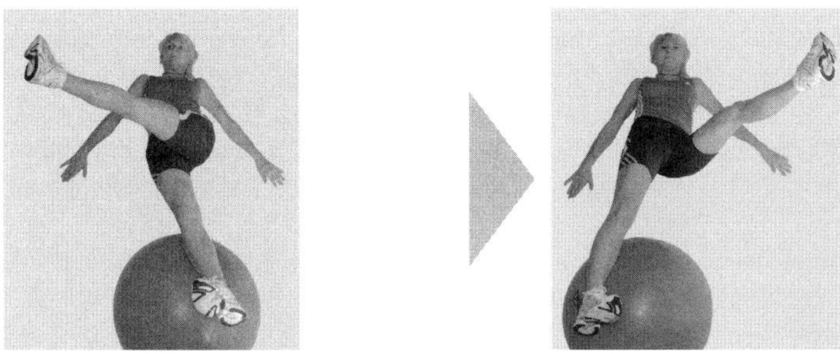

Beim „große Scheibenwischer“ ist das freie Bein in Richtung der Decke gestreckt. Neben der Powerballbewegung muss nun das gestreckte Bein in seiner Adduktion und Abduktion koordiniert werden. Der Rumpfspannung ist immer aktiviert.

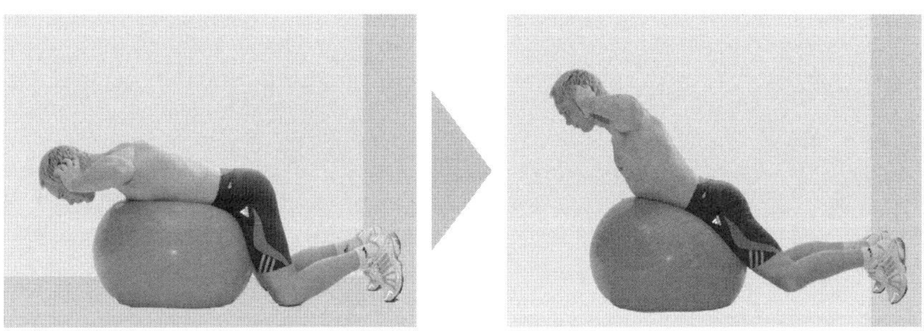

Der Patient liegt mit dem Bauch auf dem Powerball. Die Beine sind gebeugt und die Fußsohlen an der Wand. Über eine aktive Rumpfhebung wird die dorsale Kette aktiviert und die Lordose eingestellt. Die Ellenbogen sind aktiv nach dorsal gespannt.

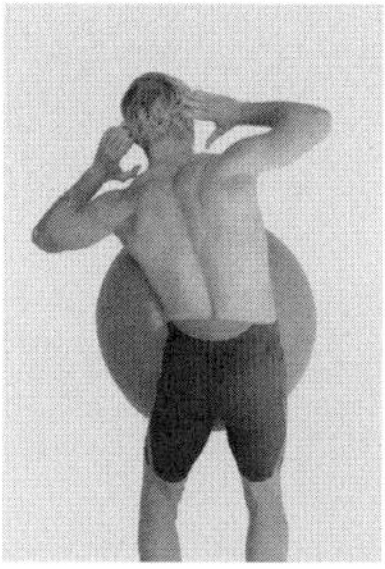

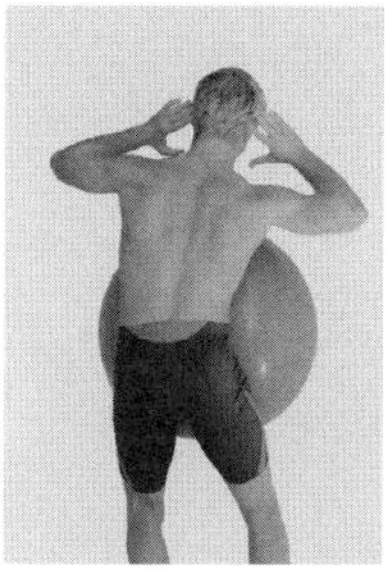

In dieser Ausgangsstellung bekommt der Patient den Auftrag, den Powerball langsam nach rechts und nach links zu rollen. Der Wirbelsäule wird dadurch eine reflektorische Lateralflexion und eine Rotation abverlangt.

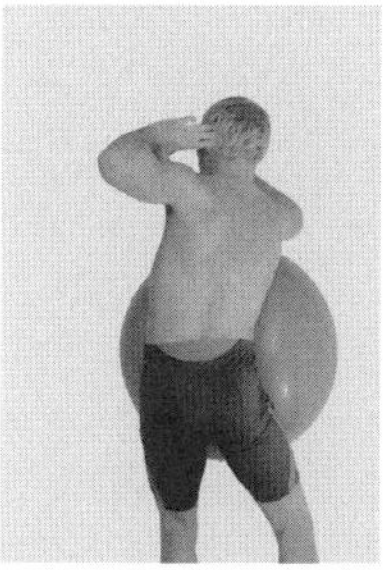

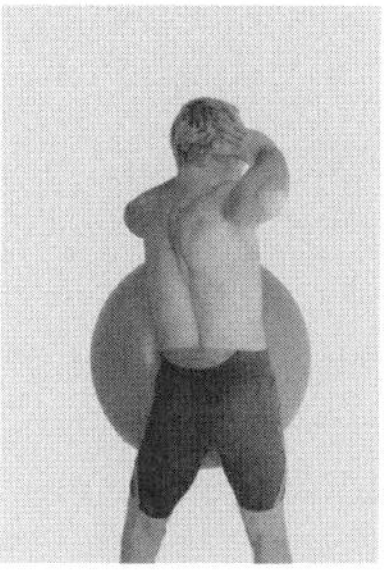

Als methodische Steigerung ist zur Lateralflexion und zum Rollen des Powerball nach rechts und links noch die aktive dynamische Oberkörperrotation zu kombinieren. Wichtig ist dabei eine langsame, koordinierte Bewegungsausführung.

6.1.2 Rumpf
dorsale Kette

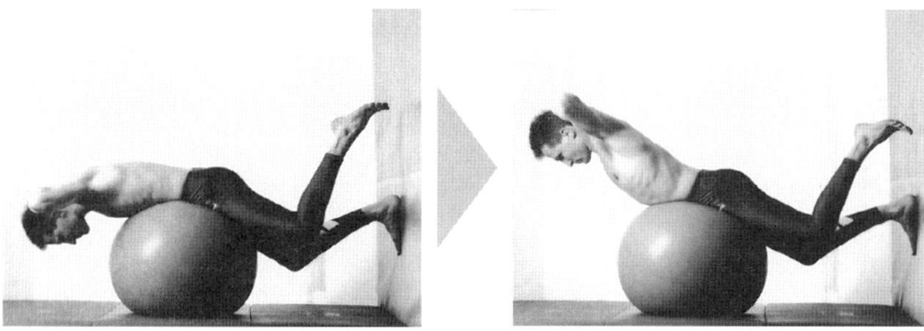

Sehr hoher koordinativer Anspruch wird gefordert, wenn der Körper nur noch mit einem Bein an der Wand fixiert wird. Bei dynamischer Ausführung der Übung in Beugung und Streckung der Wirbelsäule wird koordinativ und reaktionskräftig das Ausweichen des Powerball kontrolliert und koordinert.

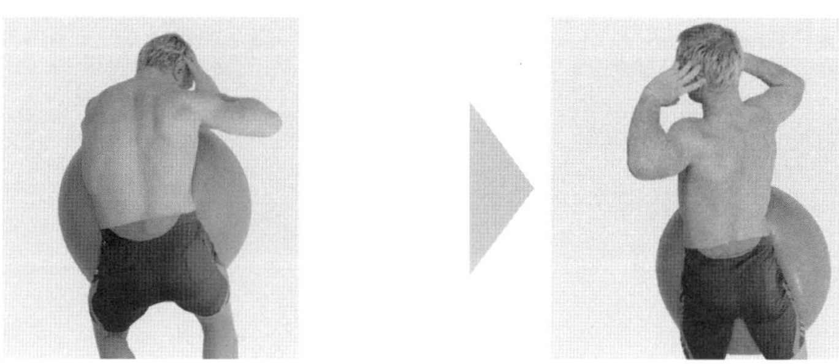

Wie schon bei der ventralen Kette, so kann auch bei der Übung für die dorsale Kette eine dreidimensionale Bewegung gefordert werden. Aus einer maximalen Flexion und Rotation zur einen Seite über den Powerball wird die bestmögliche Extension mit einer Rotation zur Gegenseite ausgeführt.

6.1.3 Rumpf
laterale Kette

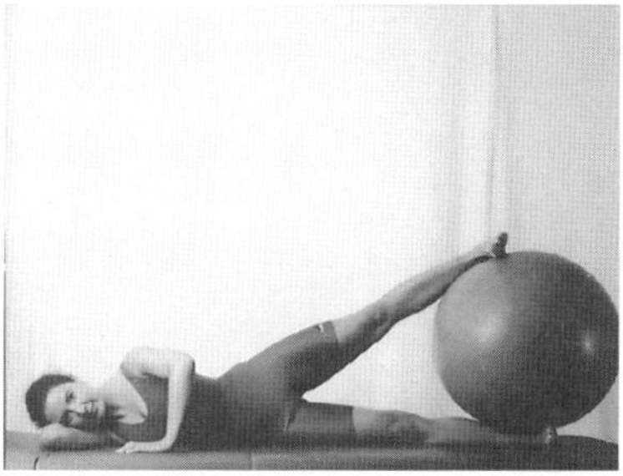

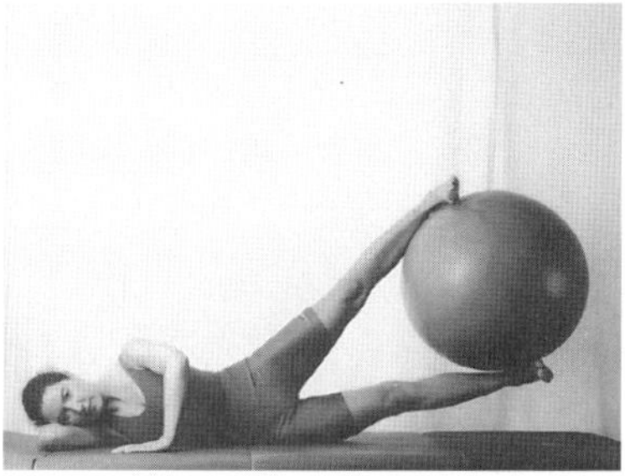

Mit dem Powerball ist in der Seitlage rotatorisch sehr gut zu arbeiten. Wenn man den Powerball zwischen die Sprunggelenke nimmt, ist die Möglichkeit gegeben die Lateralflexion durch Abheben beider Beine zu akzentuieren.

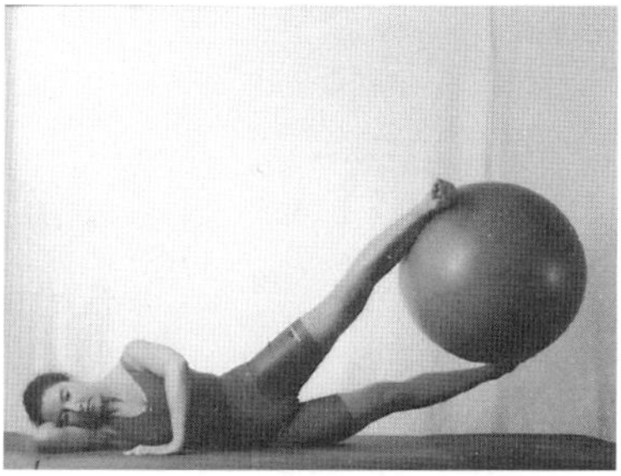

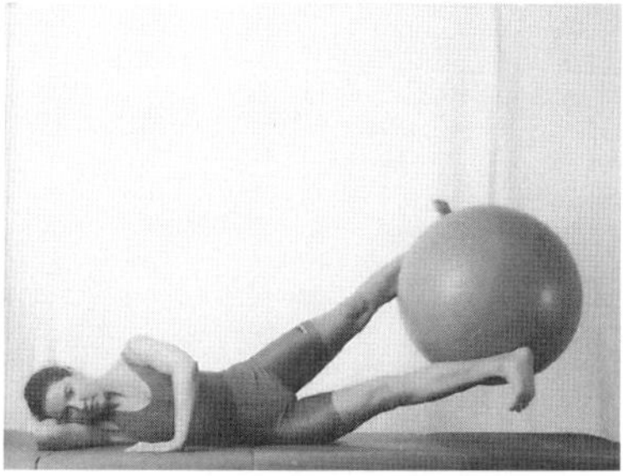

In dieser Position kann der Powerball nach vorne und nach hinten zwischen den Sprunggelenken gerollt und somit eine rotatorische Bewegung in den Hüften und weiterlaufend bis hin zur Wirbelsäule trainiert werden. Der Powerball dient hierbei als Führungswiderstand.

6.1.3 Rumpf laterale Kette

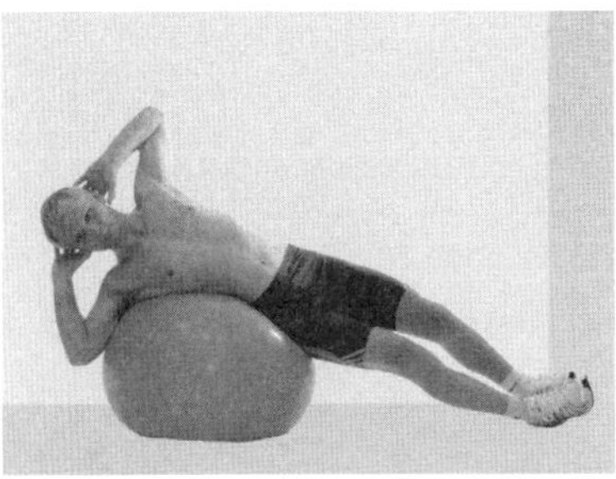

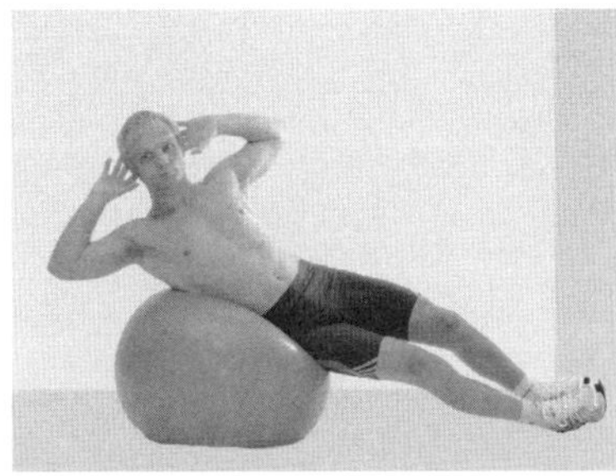

In Seitenlage liegt der Patient auf dem Powerball, die Beine sind an Wand und Boden in Schrittstellung fixiert. Eine sanfte Lateralflexion und Rumpfstabilisation wird aufgebaut. Der Powerball wird leicht nach vorne und hinten gerollt, der Körper aktiv stabilisiert.

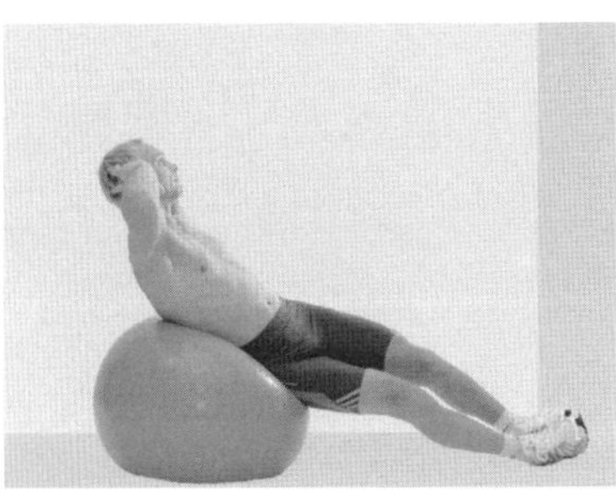

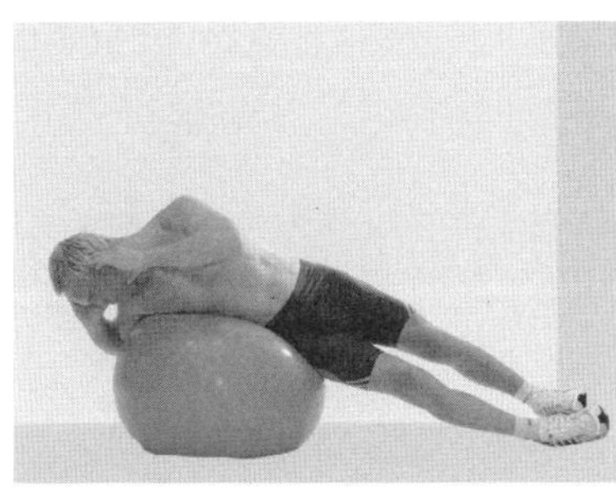

Natürlich kann auch hier eine aktive dynamische Oberkörperrotation zum Rollen des Powerball kombiniert werden. Wichtig sind nach wie vor die aktive Stabilisation des Rumpfes und die langsame Bewegungsausführung.

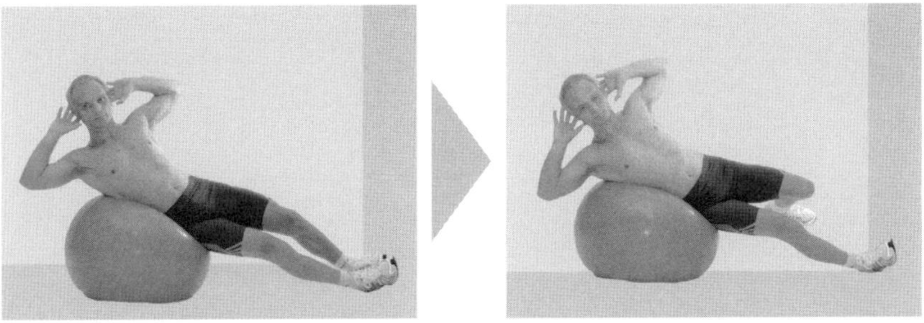

Eine Erschwerung der Übung ist möglich durch Verkleinerung der Schrittstellung, ein Lösen der Füße vom Boden und Abstellen an der Wand oder ein Abheben des oberen Beines.

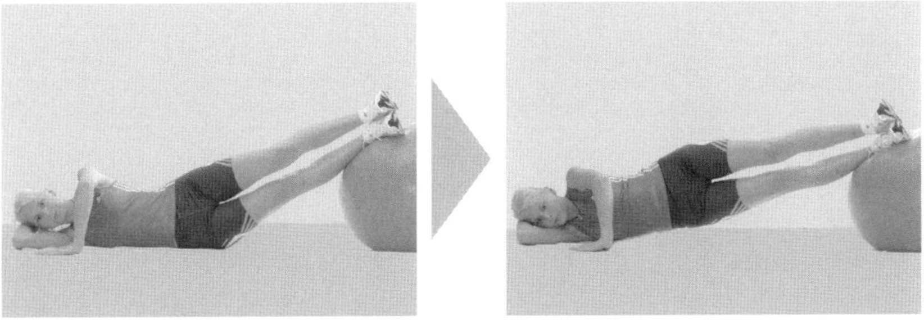

Der Patient liegt in Seitenlage auf dem Boden, die Beine befinden sich auf dem Powerball. Der oben liegende Arm stützt vor dem Körper. Unter lokaler Stabilisation wird nun das Becken abgehoben. Der Powerball wird leicht nach vorne und nach hinten gerollt.

6.1.3 Rumpf laterale Kette

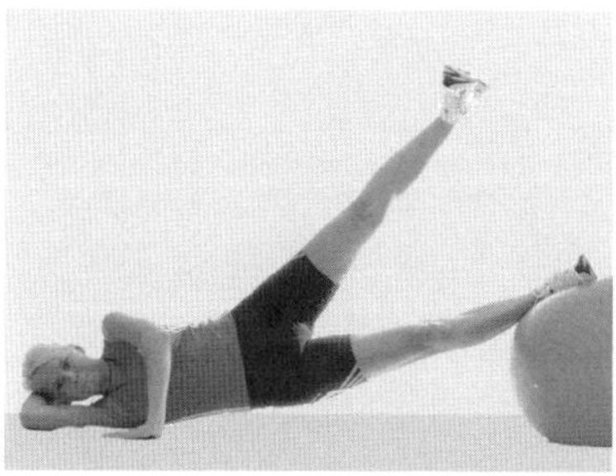
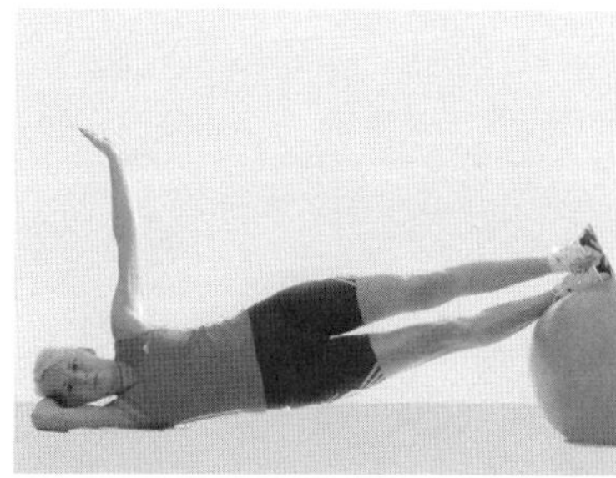

Um die Übung zu intensivieren, kann sowohl das oben liegende Bein abgespreizt, als auch der stabilisierende Arm vor dem Körper abgehoben werden. Wichtig sind dabei immer die Kontrolle und die Rumpfstabilität. Der Powerball wird langsam nach vorne und hinten gerollt.

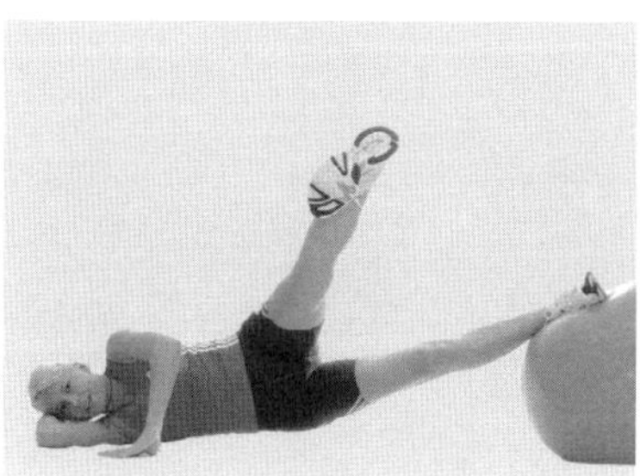
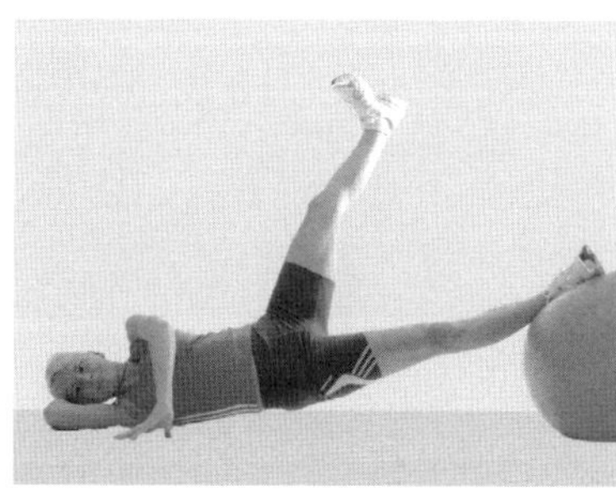

Um die Übung aktiv zu dynamisieren, wird das oben liegende abgespreizte Bein im Sinne einer unteren Rumpfrotation nach vorne und hinten bewegt. Das Becken darf dabei nicht absinken und der Rumpf muss stabil bleiben. Je langsamer die Bewegung, umso besser!

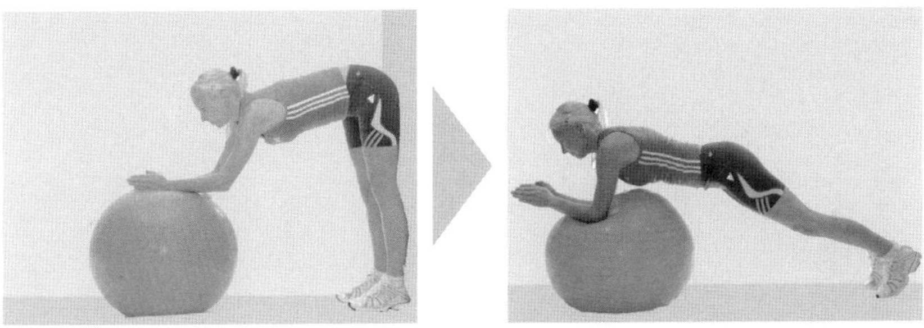

Eine schöne Übung zur Aktivierung der ventralen Kette und im Speziellen der tiefen Bauchmuskulatur ist die „Pyramide". Beide Fersen und das Gesäß berühren die Wand, die Unterarme liegen auf dem Powerball. Langsam und kontrolliert wird der Powerball nach vorne bewegt bis der Unterarmstütz erreicht ist. Die exzentrische Arbeit ist dabei gefragt.

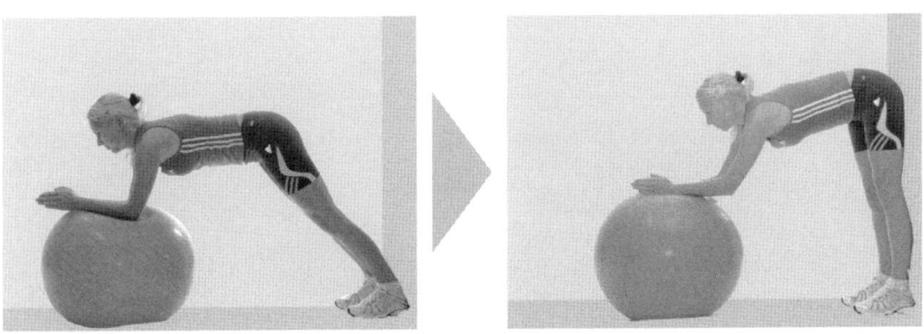

Ebenso langsam und ohne Schwung wird der Powerball mit gestreckten Knien wieder herangezogen. Das Gesäß geht der Bewegung voran, baut eine „Pyramide", bis es wieder die Wand berührt.

6.1.4 Rumpf
Reaktionskoordination

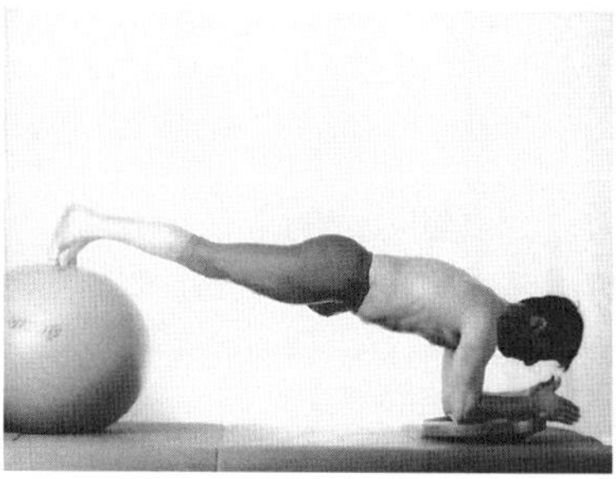

Unter Reaktionskoordination verstehen wir Übungen wie Spezialisierungen, die häufig nicht mehr alltagsspezifisch, jedoch sportartspezifisch einem Patienten angeboten werden sollten. So z. B. die Stabilisation der ventralen Kette, indem die Beine auf einem Powerball, die Arme auf einer instabilen Unterlage im Unterarmstütz positioniert werden und lediglich eine statische Stabilisation vom Patienten verlangt wird.

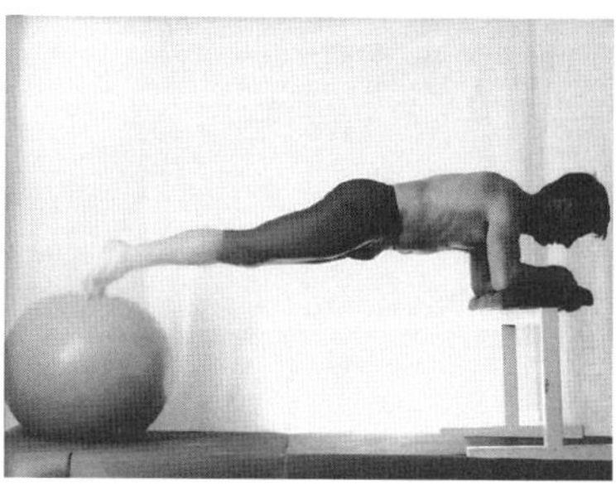

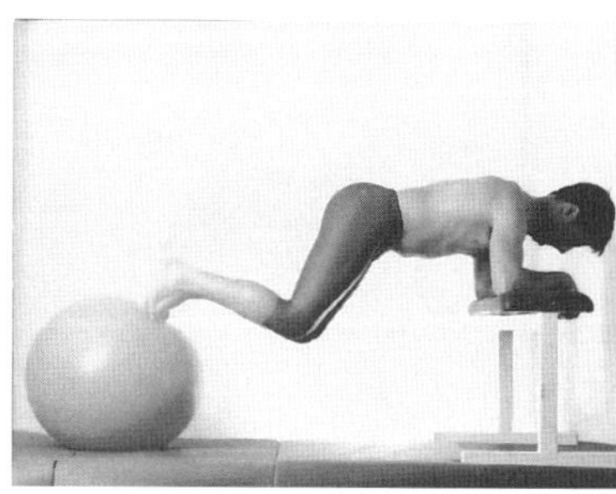

Dynamisierbar ist diese Übung, wenn man z. B. versucht den Powerball zum Körper heranzuziehen und wieder langsam auszustrecken, um eine Aktivierung in der dynamischen Form für die ventrale Kette zu erreichen.

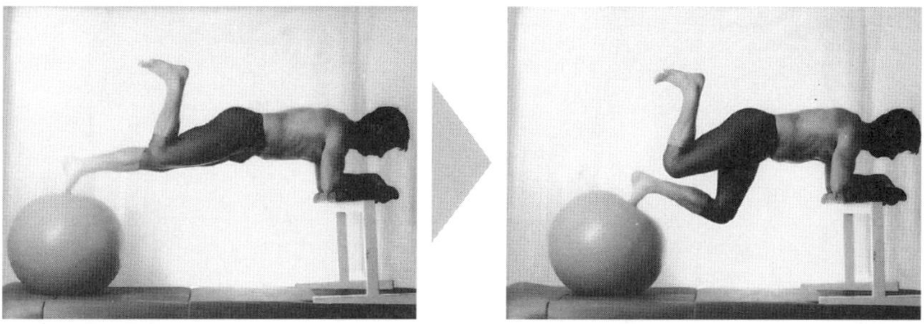

Dies kann einbeinig oder auch beidbeinig der Fall sein und kann auch zur endgradigen Stabilisation des Schultergelenkes herangezogen werden.

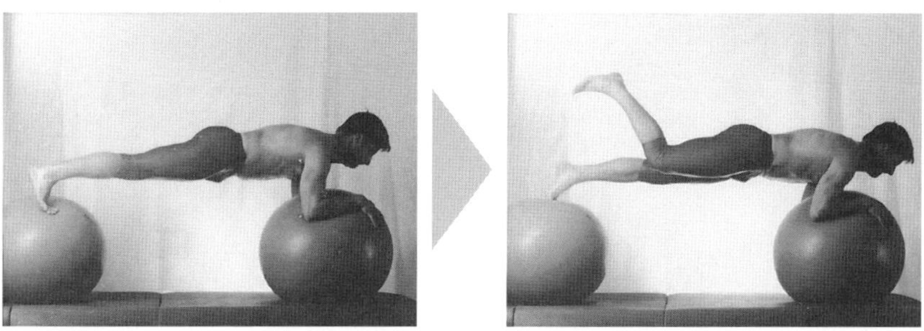

Diese Übungen zeigen bereits den Charakter von Akrobatik. Dennoch gibt es sicherlich Sportler, die zur Koordinationsschulung solche Übungen machen. Zumindest sollte man methodische Steigerungsmöglichkeiten kennen.

6.1.4 Rumpf Reaktionskoordination

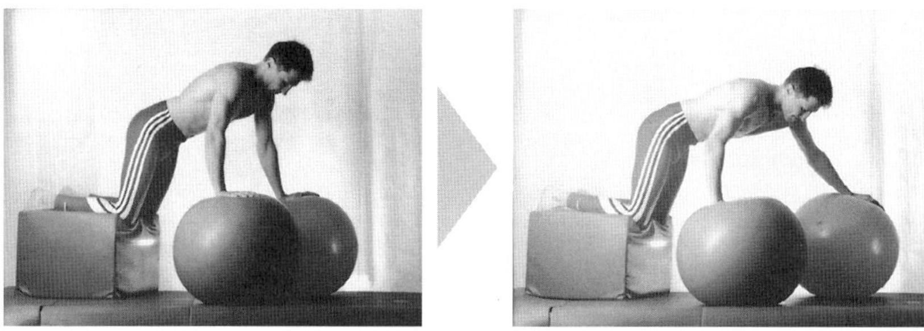

Übungen mit zwei Powerbällen unter den Händen sind sehr gut als Koordinations oder Propriozeptionstraining für die obere Extremität und zur Stabilisation des Schultergelenkes heranzuziehen.

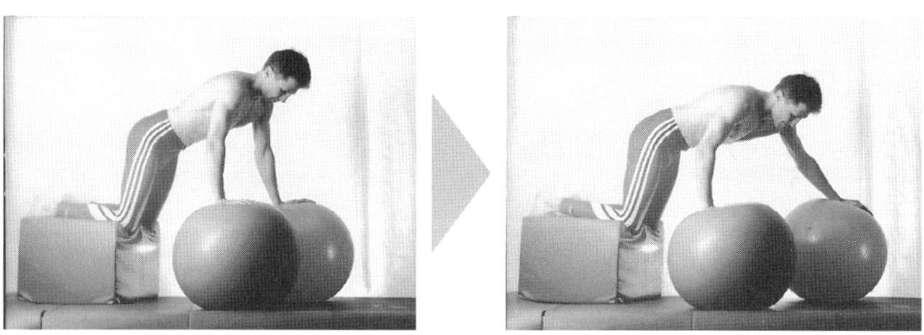

Es ist natürlich jederzeit möglich auch unter dieser statischen Stützphase dynamische Bewegungen zu fordern. Der Patient sollte versuchen einen Powerball nach vorne, den anderen Powerball nach hinten rollen, um somit eine Stabilisation in den verschiedenen Gelenkwinkeln des Schultergelenkes zu bekommen.

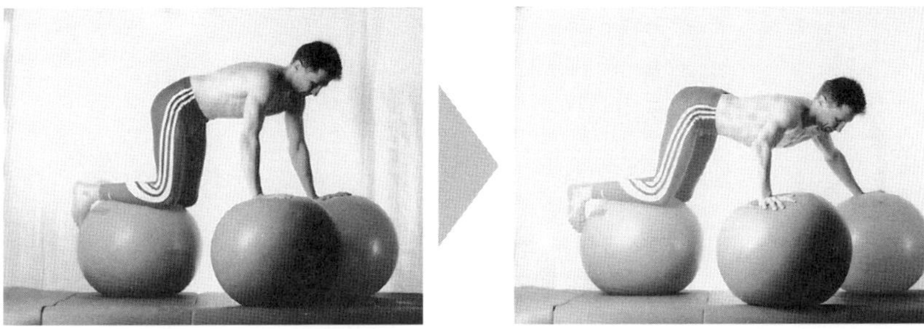

Bei dieser Übung, bei der beide Bälle auseinandergerollt und wieder zusammengerollt werden, muss sicher ein starker kooordinativer und stabilisierender Anspruch vorausgesetzt werden. Solche Übungen sind patientenspezifisch und pathologiespezifisch zu modifizieren und je nach Indikation einzusetzen.

6.2 Untere Extremität

Am Beispiel der Beugung und Streckung des Kniegelenkes soll hier ein methodischer Weg für die untere Extremität im Bereich der Medizinischen Trainingstherapie angeboten werden.

Wichtig sind im Bereich des Koordinationstrainings die vorgegebenen Belastungsmöglichkeiten der pathologischen Strukturen. Besonders in der Medizinischen Trainingstherapie gilt es die Regeneration der Pathologie als oberste Indikation anzusehen. Während intraartikuläre Schäden anfänglich kompressionsfrei bewegt werden sollten, können eventuelle Verletzungen von Sehnen oder Bändern sehr wohl unter Kompression therapiert werden.

Es ist von großer Bedeutung die Indikationen für bestimmte Übungen sehr genau zu stellen und die Übungsauswahl einem vorgegebenen Therapieziel zu unterwerfen.

6.2.1 Untere Extremität
Powerball

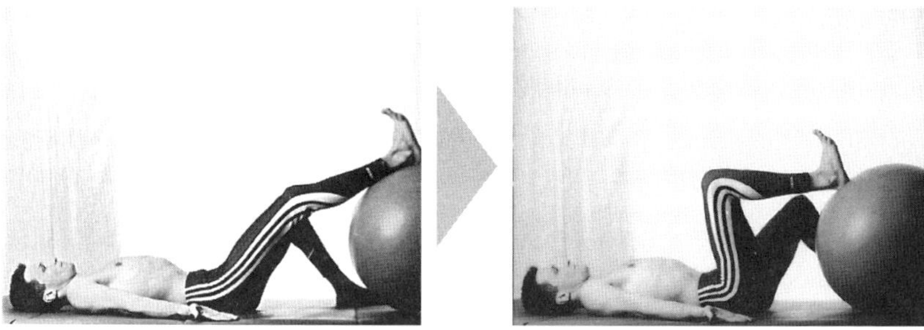

Der Patient wird in Rückenlage aufgefordert sein Kniegelenk auf dem Powerball rollend zu beugen und zu strecken. Die Unterstützungsfläche ist groß, die Stabilität wird durch das contralaterale Bein gewährleistet. Wird die Übung ohne Fersendruck durchgeführt, kann von einer Automobilisation für die Kniegelenksflexion und -extension gesprochen werden.

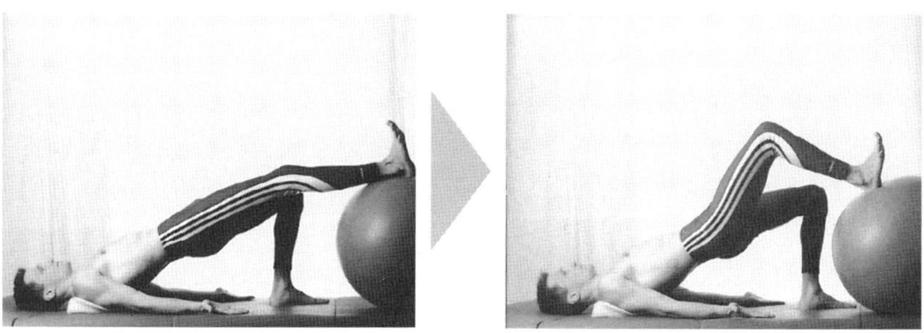

Alleine schon ein vermehrter Fersendruck in den Powerball führt zur Anbahnung und Tonisierung der ischiocruralen Muskulatur und der gesamten dorsalen Kette. Soll die Übung erschwert werden, wird die Hüfte abgehoben und der Patient aufgefordert, dynamisch sein Kniegelenk anzubeugen und zu strecken.

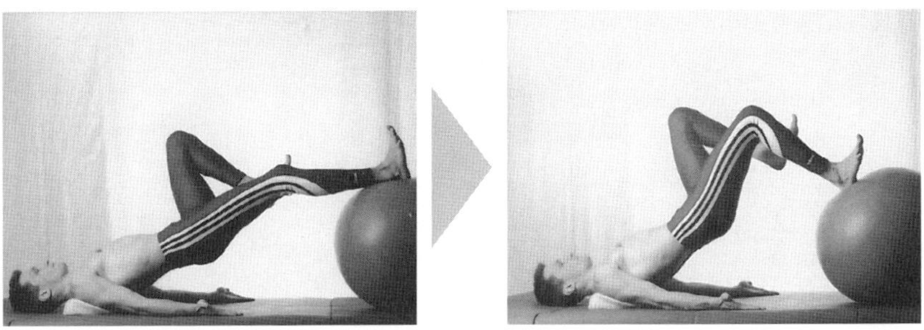

Um die Übung aus dem Bereich der Anbahnung in den Bereich der Kräftigung überzuführen, ist es notwendig die Unterstützungsfläche zu verkleinern und, unter maximaler Stabilisation der dorsalen Kette, das Kniegelenk aktiv zu beugen und zu strecken.

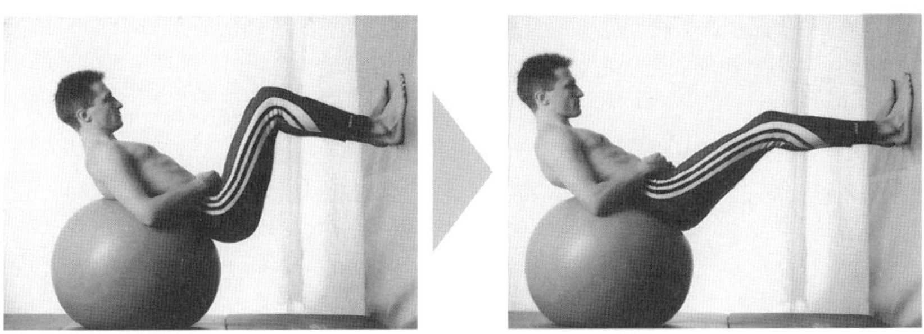

Die Legpress kann auch auf einem Powerball liegend nachempfunden werden. Wichtig ist hierbei eine stabile Unterstützungsfläche zu wählen, z. B. eine Wand, um propriozeptiv die Bewegung richtig anzubahnen. Es wird eine Kniegelenksextension und -flexion im geschlossenen System durchgeführt.

6.2.1 Untere Extremität
Powerball

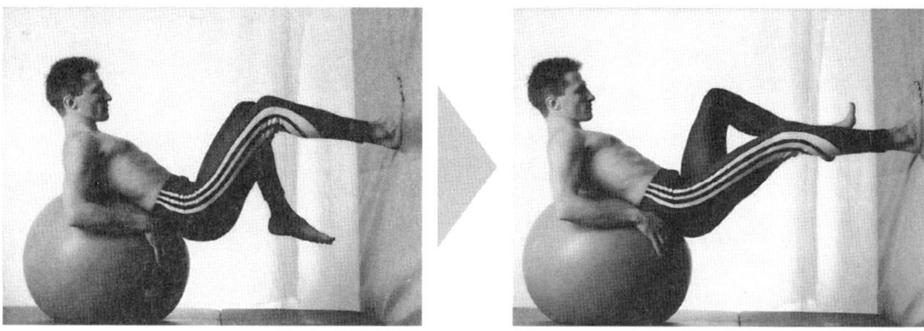

Auch einbeinige Bewegungsmuster sind nötig. Wichtig ist die Korrektur der Beinachse und die Stabilisierung über den aktiven Fuß. Ziel ist hierbei eine konzentrische und exzentrische Anbahnung und Tonisierung der Streckerkette im geschlossenen System unter Teilbelastung.

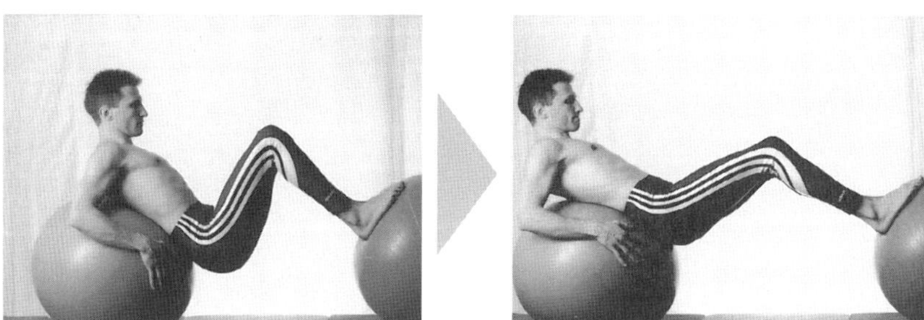

Eine deutliche koordinative Steigerung stellt das Training auf zwei Powerbällen dar. Hauptindikation ist nicht mehr der propriozeptive Reiz, sondern die Stimulation der Gleichgewichts- und Koordinationsfähigkeit. Von der Methodik her sollte der zweite Powerball erst in eine Ecke gelegt und dann an einer freien Wand stabilisiert werden.

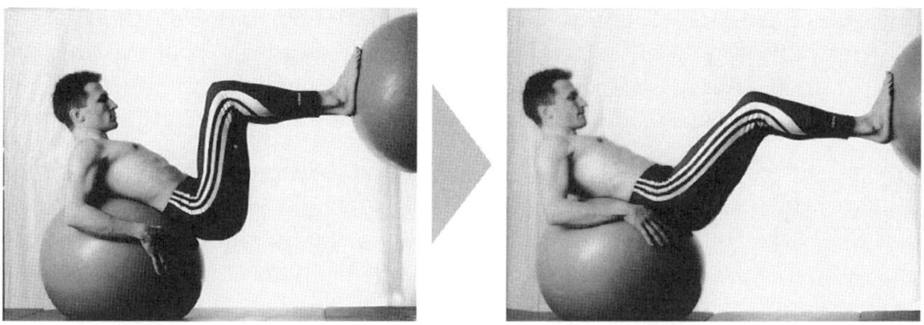

Höchsten koordinativen Anspruch erreicht man, wenn der zweite Powerball frei an der Wand gehalten werden muss. Die aktive Kniegelenksstreckung und -beugung indiziert eine Ganzkörperstabilisationsfähigkeit über Rumpf, Hüfte, Kniegelenk und Sprunggelenk bzw. Fuß.

6.2.2 Podoskop

Alle eben gezeigten Übungen verlangen keineswegs volle Belastungsfähigkeit der pathologischen Extremität. Sollte der Patient die Vollbelastung erreicht haben, muss zuerst die „Basis der menschlichen Architektur" verbessert werden. Gemeint ist hier der aktive Fuß.

Um das obere und untere Sprunggelenk zu stabilisieren, wurden mit dem Seilzug schon einige Übungen angeboten. Jetzt gilt es, die Unterschenkel und die kurze Fußmuskulatur zu koordinieren und zu stabilisieren. Die synergistische Aktivierung dieser Muskelgruppen kann als aktiver Fuß bezeichnet werden.

Eine große Hilfe ist dem Therapeuten hierbei das Podoskop. Der Patient steht auf einer Glasfläche und über einen schräggestellten Spiegel sind die Druckpunkte der Fußsohle zu erkennen. Der Therapeut kann aufgrund des Spiegelbildes sowohl einen Befund erheben, als auch dem Patienten die optische Kontrolle ermöglichen. Somit ist das Podoskop zur Diagnostik und zur Therapie optimal einsetzbar.

Vielen Patienten kann erst durch die Möglichkeit ihre Fußsohle zu sehen, die therapeutische Notwendigkeit dieses Trainings nahegebracht werden.

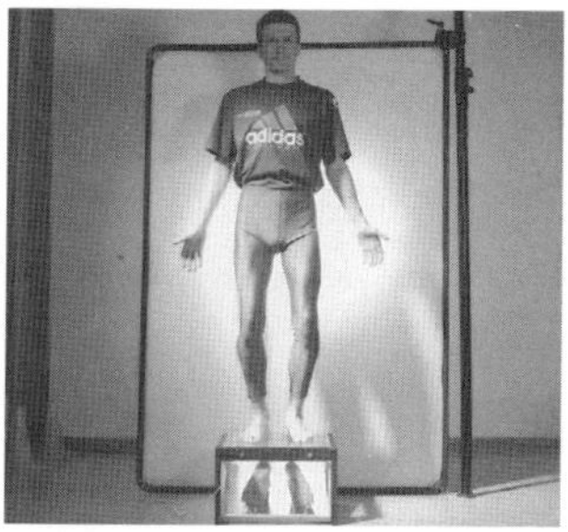

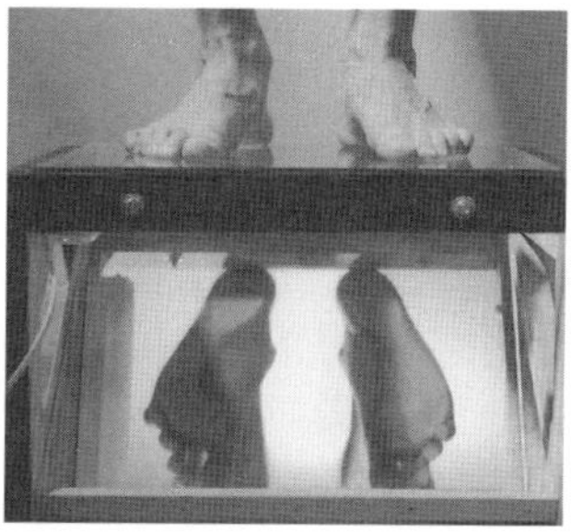

Der aktive Zweibeinstand ist elemetar, um nach einer Verletzung wieder die Symmetrie zu erreichen. Es muss ein Gewölbe im Sinne des aktiven Fußes erarbeitet und bei allen Übungen gehalten werden.

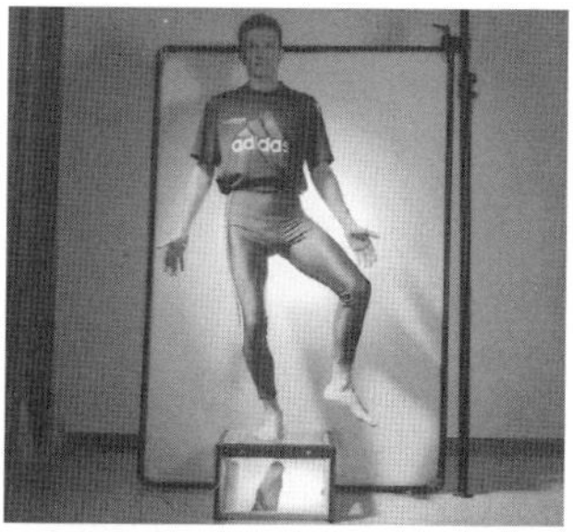

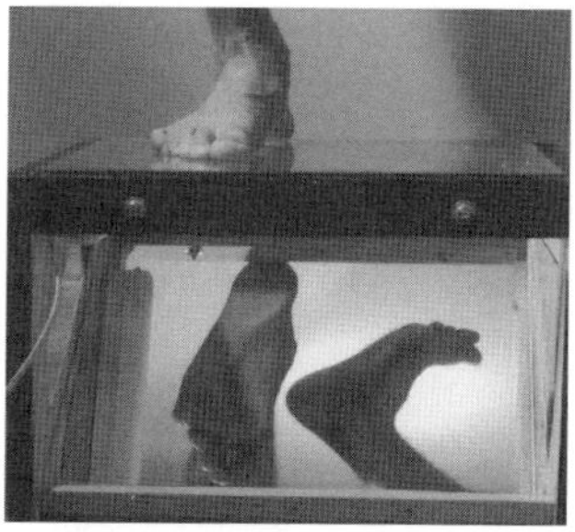

Der Übergang in den Einbeinstand ist therapeutisch gesehen ein großer Sprung. Es verändern sich sowohl die Beinachse, als auch die Belastungspunkte der Fußsohle. Häufig ist es nach längerer Immobilisation oder fehlender Belastung für den Patienten sehr schwer den aktiven Fuß über längere Zeit zu halten und konstant zu stabilisieren.

6.2.3 Kleine Geräte

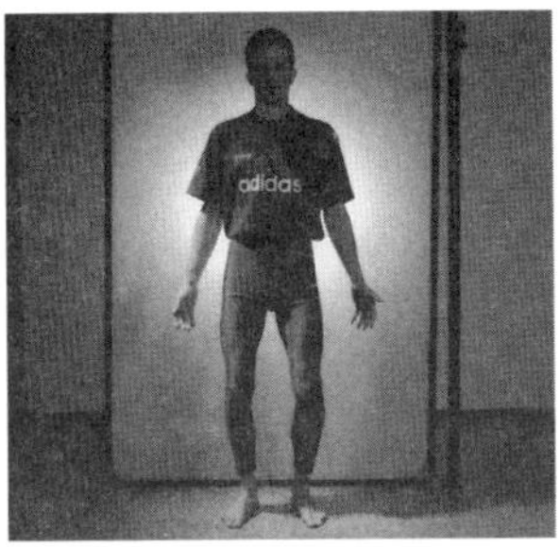

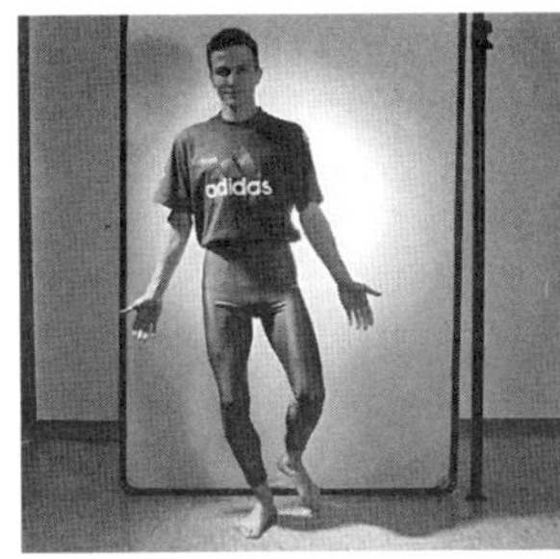

Sollte koordinativ der Zweibein- und Einbeinstand möglich sein, so kann mit Zusatzaufgaben im Bereich des koordinativen Trainings begonnen werden, so z. B. mit Therapieübungen des kontralateralen Beines oder der oberen Extremität.

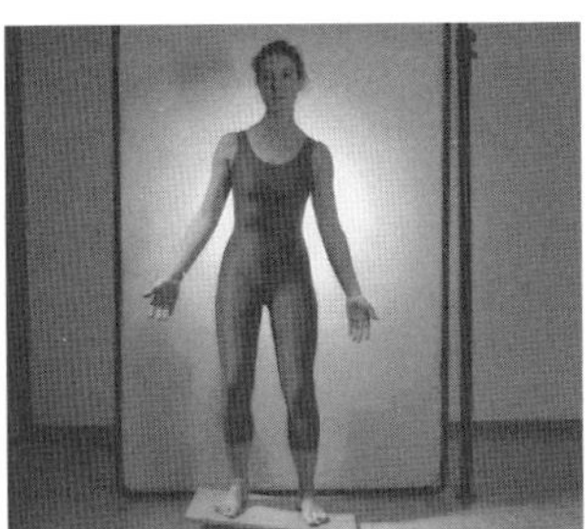

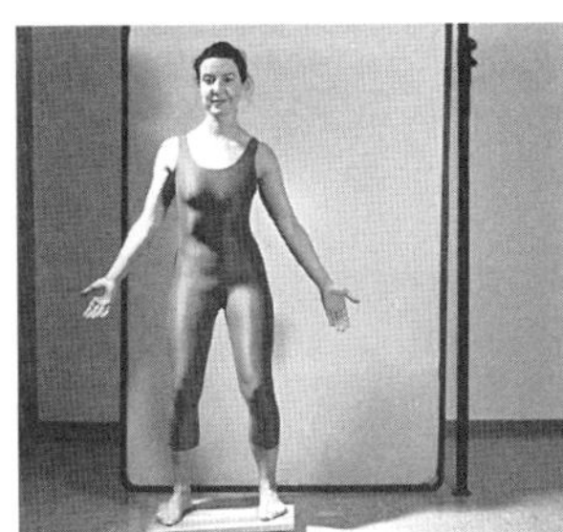

Eine gute Steigerung, methodisch gesehen, ist die Auswahl von instabilen Unterlagen, z. B. Zweibeinschaukelbretter, wodurch der Patient über einen hohen Gleichgewichtsanspruch versucht, seine Ganzkörperkoordination zu verbessern.

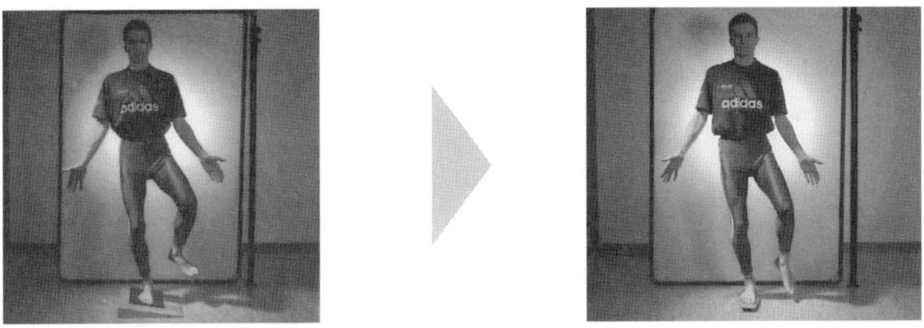

Der Einbeinstand z. B. auf einer schrägen Unterlage erfordert hohen koordinativen Anspruch und bietet gerade bei Sprunggelenks- oder Knieverletzungen eine gute Möglichkeit, um mit dem koordinativen Training zu beginnen.

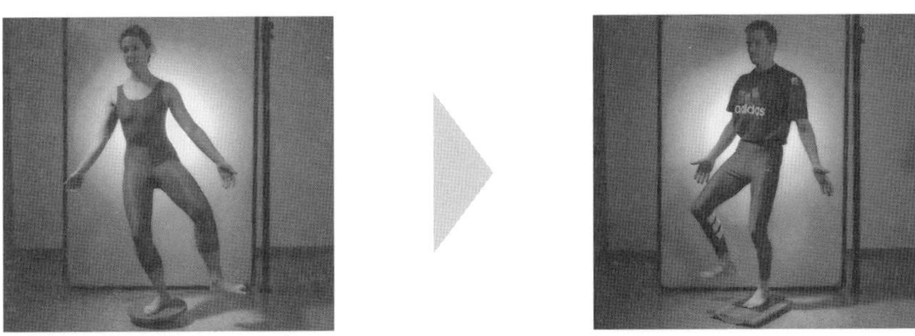

Während der Kreisel alle Bewegungsfreiheitsgrade freigibt, besteht die Möglichkeit über ein Schaukelbrett entweder nach lateral und medial oder nach anterior und posterior eine Bewegung freizugeben und die andere Bewegung zu schützen.

6.2.3 Kleine Geräte

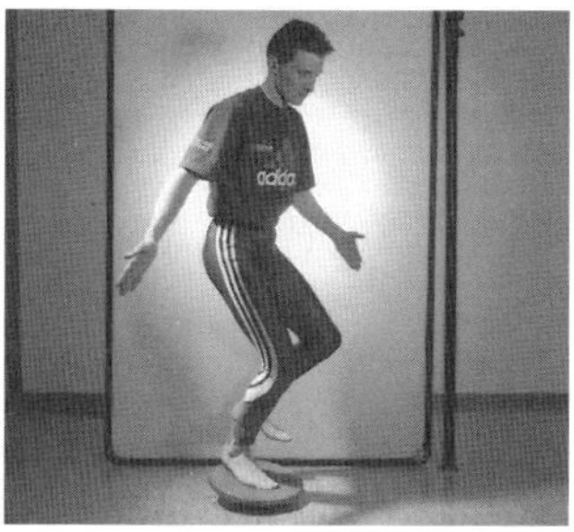

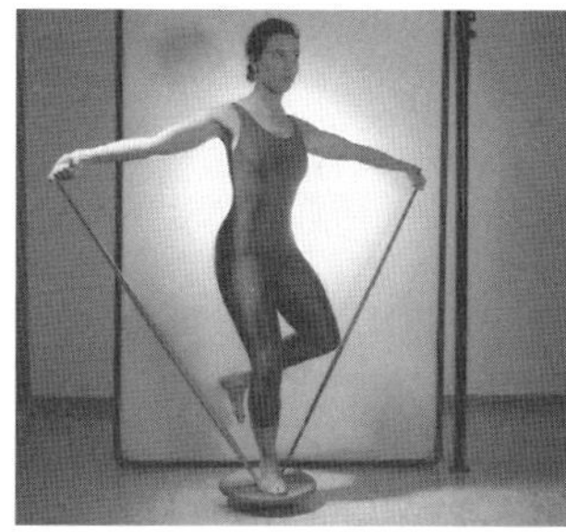

Bei stabilisiertem Knie- und Hüftgelenk und bei aufrechter Körperposition kann der Patient versuchen, auf einem Kreisel stehend, sich in den Zehenstand hochzudrücken und somit eine aktive Plantarflexion konzentrisch und exzentrisch zu beüben. In Kombination mit der oberen Extremität und einem Theraband kann eine große Anzahl von Übungen angeboten werden.

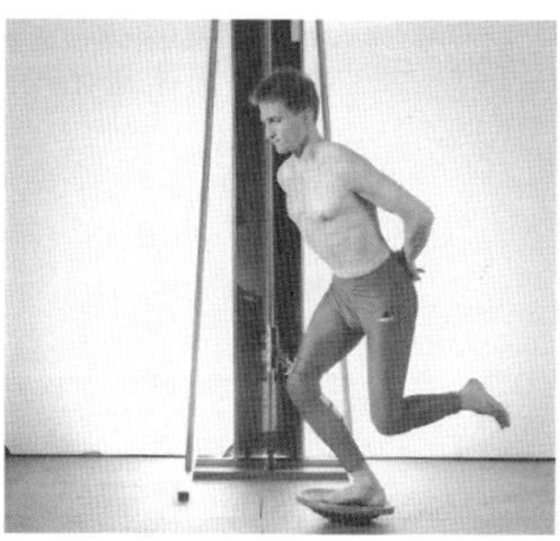

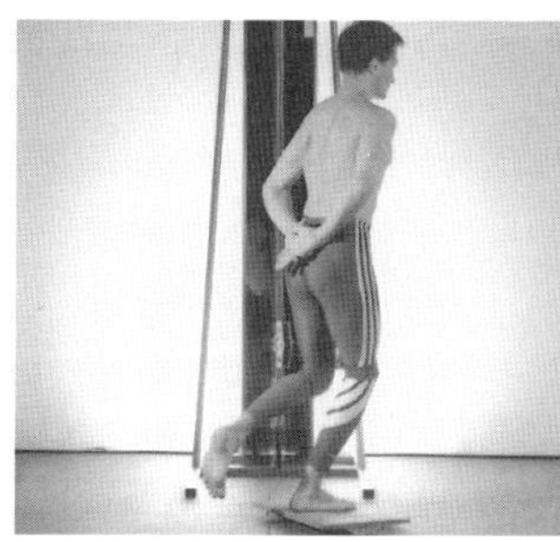

Auf einer instabilen Unterlage stehend ist es möglich z. B. die mediale Kette der unteren Extremität zu stimulieren. Über einen Seilzug von lateral akzentuiert der Patient seine mediale Kette und bahnt die Stabilisationsfähigkeit des m. vastus medialis an. Natürlich kann ebenso die laterale Kette mit einem Seilzug von medial angesprochen werden.

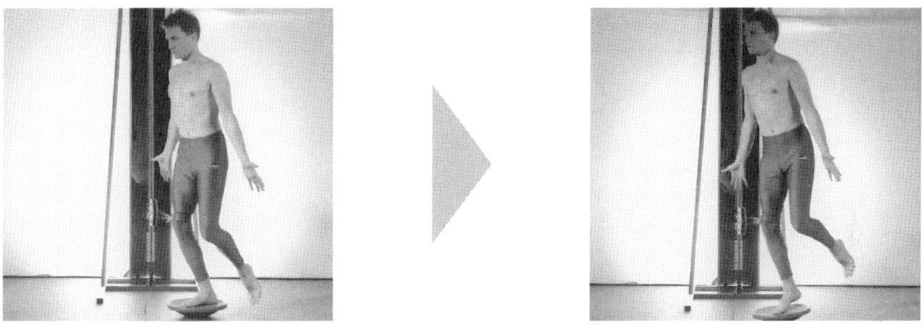

Eine aktive Beübung der Streckerkette auf einer instabilen Unterlage mit einer Akzentuierung für die mediale Kette zeigt diese Übung. Aus einer Knieflexion und dem festen Stand wird in eine Plantarflexion und Knieextension gegen den Widerstand des Seilzuges dynamisch bewegt.

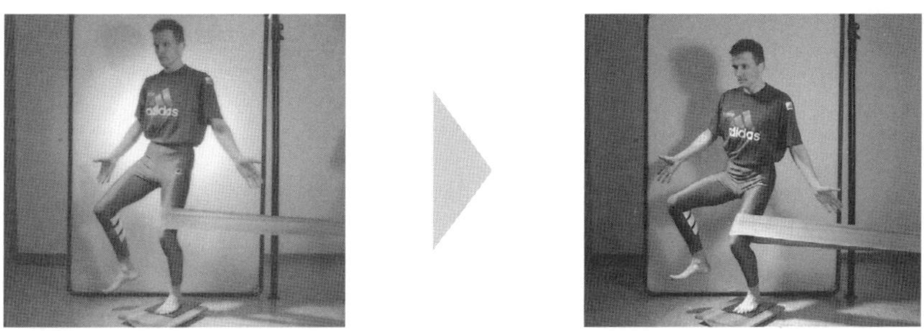

Die Steigerung ist die einbeinige Kniebeuge mit einem Zug von lateral. Wichtig ist dabei koordinativ das Brett ruhig zu halten, den aktiven Fuß zu stabilisieren und die Beinachse während der gesamten dynamischen Bewegung zu halten.

6.3 Obere Extremität

Während im Bereich der unteren Extremität die Therapie auf labilen und instabilen Unterlagen immer größeren Zuspruch erhält, ist die koordinative Therapie im Bezug auf die obere Extremität noch eher zurückhaltend. Aber gerade hier sind eine gute Koordinations- und Stabilisationsfähigkeit für die Alltagsbewegungen und die Stützmuster elementar.

Auch die Bewegungen der oberen Extremtät können in ein „offenes" und ein „geschlossenes System" eingeteilt werden. Greifbewegungen, bei denen die Hand um den feststehenden Oberkörper bewegt wird, werden dem offenen System zugeschrieben. Im Gegensatz zur unteren Extremität finden die Aktivitäten der oberen Extremität zu einem Großteil im offenen System statt.

Als Tätigkeiten im geschlossenen System werden die Stützbewegungen bezeichnet, die eine hohe Stabilisationsfähigkeit im Schultergürtel und in den Gelenken der oberen Extremität voraussetzen.

Ähnlich wie an der unteren Extremität ändern sich hierbei Innervations- und Muskelaktionsmuster. Während bei den folgenden Bildbeispielen hohe Anforderungen an die Ganzkörperstabilisation gestellt werden, können diese Therapieübungen natürlich auf eine methodisch tiefere Stufe gebracht werden, indem die Bälle im Stand auf einem Tisch oder im Stand an der Wand gehalten werden.

Auch instabile Unterlagen, wie Koordinationsbrettchen, sind ebenso zur Anbahnung im geschlossenen System möglich.

6.3.1 Obere Extremität
Powerball

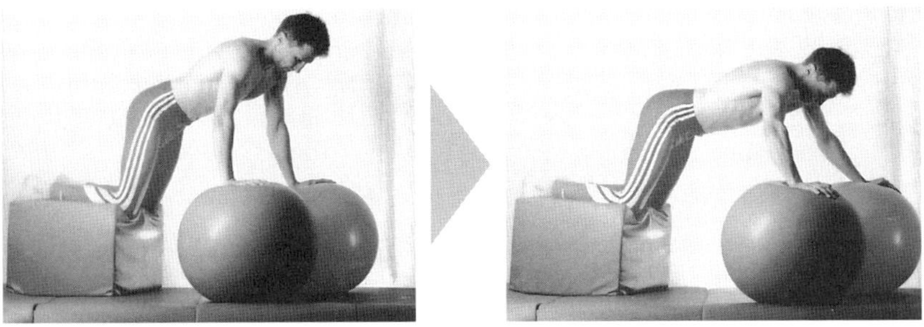

Je nach Position im Stand oder wie hier im Kniestand, sollen die Powerbälle mit wechselndem Druck nach vorne und hinten gerollt werden. Ziel kann hierbei eine Akzentuierung der ventralen Stabilisationsfähigkeit für die Schultergelenke, aber auch für die gesamte ventrale Kette sein.

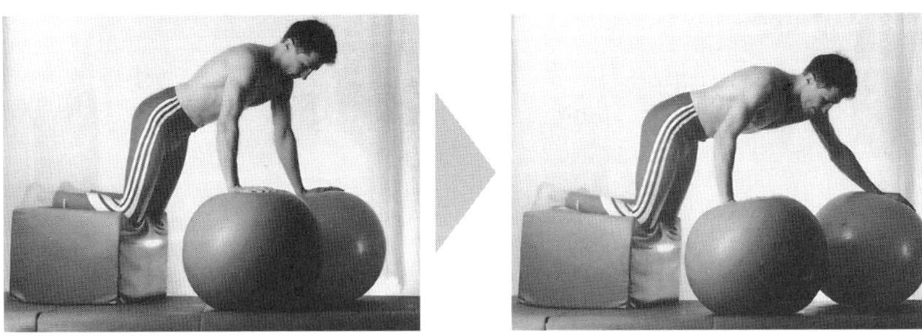

Kreisende oder auch für beide Arme unterschiedliche Bewegungsmuster erschweren die Übung. Je mehr Stützaktivität gefordert wird, umso höher steigt der koordinative Faktor auf der labilen Unterlage. Im Bereich der Ausdauerschulung ist die Zeit ein wichtiger Therapieparameter.

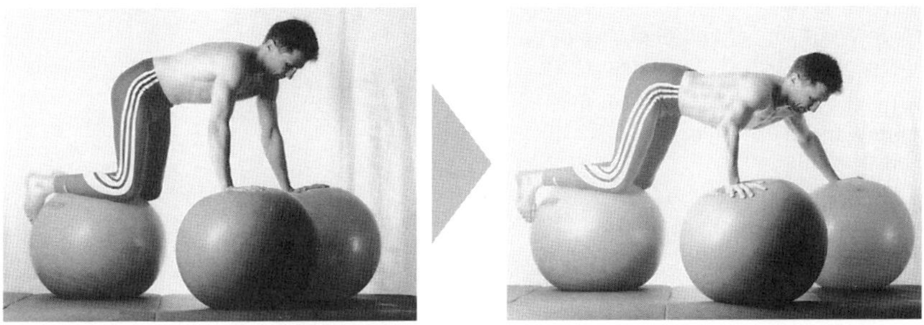

Je nach Positionierung des Patienten kann aus der einfachen Anbahnungsübung eine sehr schwere Übung für die Submaximalkraft oder die Kraftausdauer werden. Der Einsatz dieser oder ähnlicher Therapieübungen ist für die Rehabilitation je nach Alltagsbelastung nötig und sollte nicht fehlen.

V Literatur

Ahonen/Latinen/Sandström/Pogliani/Wirhed:
Sportmedizin und Trainingslehre,
Schattauer, 1994

Bahr/Maehlum/Bolic:
Clinical guide to sports injuries,
Human Kinetics, 2003

Barham, J.N.:
Mechanische Kinesiologie,
Thieme, 1982

Bauersfeld/Voß:
Neue Wege im Schnelligkeitstraining,
Trainer Bibliothek 28, Philippka, 1992

Berg, Frans van den:
Angewandte Physiologie. 1 - 4,
Thieme, 1999

Binkowski/Huber:
Muskeltraining in der Sporttherapie,
Echo Köln, 1989

Bizzini/Mathieu/Steens:
Propriozeptives Training der unteren Extremität auf instabilen Ebenen,
In: Manuelle Medizin Nr.29, 1991, S. 14-20

Butler, D.:
Mobilisation des Nervensystems,
Springer, 1995

Bronner, O.:
Die untere Extremität,
Pflaum, 1992

Cotta/Güßbacher:
Zum Krafttraining in der posttraumatischen und postoperativen Rehabilitation,
In: Krankengymnastik Nr. 5, 1986, S.333-356

Deetjen/Speckmann:
Physiologie,
Urban & Schwarzenberg, 1994

Dirix/Knuttgen, Tittel:
Olympiabuch der Sportmedizin,
Deutscher Ärzte Verlag, 1989

Ehrich/Gebel:
Aufbautraining nach Sportverletzungen,
Philippka Münster, 1988

Einsingbach, T.:
Muskuläres Aufbautraining in der Krankengymnastik und Rehabilitation,
Pflaum München, 1990

Evjenth/Hamberg:
Muskeldehnung, warum und wie?,
Remed. Teil I und II, o. J.

Felder, H. et al:
Ambulante Rehabilitation,
Thieme, 1998

Freiwald, J.:
Prävention und Rehabilitation im Sport,
Rowohlt, 1989

Freiwald/Starischka/Engelhardt:
Rehabilitatives Krafttraining,
Deutsche Zeitschrift für Sportmedizin Nr. 9, 1993, S. 368-378

Froböse/Nellessen (Hrsg.):
Training in der Therapie. Grundlagen und Praxis.,
Ullstein Medical Verlag, 1998

Grosser/Starischka/Zimmermann/Zintl:
Konditionstraining,
BLV München, 1993

Gustavsen, R.:
Trainingstherapie im Rahmen der Manuellen Medizin,
Thieme, 1984

Gustavsen/Streeck:
Trainingstherapie im Rahmen der Manuellen Medizin,
Thieme, 1991

Geiger, Dr. L.:
Training mit dem Fahrradergometer,
Sportinform, 1992

Harre, D.:
Trainingslehre,
Sportverlag Berlin, 1985

Hartmann/Tünnemann:
Modernes Krafttraining,
Sportverlag Berlin, 1987

Hermann, T.:
Rehabilitation im Alltag uns Sport,
Medicon, 1998

Hodges/Gandevia:
Changes in intraabdominal pressure,
Journal App. Physiol. Sept. 2000

Hodges/Richardson:
Inefficient muskular stabilization of the lumbar spine,
Spine. Nov. 1996

Hollmann/Hettinger:
Sportmedizin,
Schattauer, 1990

Horn / Steinmann:
Medizinisches Aufbautraining,
G. Fischer Verlag, 1998

Hotz/Weineck:
Optimales Bewegungslernen,
Perimed, 1988

Jonath, U.:
Lexikon Trainingslehre,
Rowohlt, 1988

Kapandji, I.A.:
Funktionelle Anatomie der Gelenke. Band 1-3,
Enke, 1985

Komi, P.V.:
Kraft und Schnellkraft im Sport,
Deutscher Ärzte Verlag, 1994

Kreuzriegler/Gollner:
Hilfe nach Sportverletzungen,
Sportinform, 1990

Laser, T.:
Lumbale Bandscheibenleiden,
Zuckschwerdt, 1988

Lephart/ Henry:
The physiological basis for open and closed cinetic chain,
J. Sport Rehab. 1, 1996

Martin/Carl/Lehnertz:
Handbuch Trainingslehre,
Hofmann Schorndorf, 1993

Meinel/Schnabel:
Bewegungslehre, Sportmotorik,
Berlin, 1987

McKenzie, R.A.:
Die lumbale Wirbelsäule,
Spinal publikations, 1986

Moseley,G. et al:
Deep and superficial fibres of the lumbar multifidus,
Spine. 2. 2002

Myers, Th.:
Anatomy Trains,
Churchill Livingstone, 2002

Neumann/Pfützner/Hottenrott:
Alles unter Kontrolle. Ausdauertraining,
Meyer & Meyer, 1994

Ow, Hüni:
Muskuläre Rehabilitation,
Perimed, 1990

Schmidt,R.F.:
Neuro und Sinnesphysiologie,
Springer, 1995

Schmidt/Thews (Hrsg.):
Physiologie des Menschen,
Springer, 1993

Shepard/Astrand:
Ausdauer im Sport,
Deutscher Ärzte Verlag, 1993

Strobel/Stedtfeld/Eichhorn:
Diagnostik des Kniegelenks,
Springer, 1995

Puhl/Noak/Scharf/Sedunko:
Isokinetisches Muskeltraining in Sport und Rehabilitation,
Perimed, 1988

Radlinger, L. et al:
Rehabilitative Trainingslehre,
Thieme, 1998

Reuter/Engelhardt/Freiwald:
Steuerung der Muskulatur durch sensorische Rückmeldung,
TW Sport + Medizin Nr. 6,3, 1994, S. 180-184

Rost, R.:
Sport und Bewegungstherapie bei inneren Krankheiten,
Deutscher Ärzte Verlag, 1993

Schmidtbleicher, D.:
Motorische Beanspruchungsform Kraft,
Deutsche Zeitschrift für Sportmedizin Nr.9, 1987, S.356-377

Schmidtbleicher/Gollhofer:
Spezifische Krafttrainingsmethoden auch in der Rehabilitation,
Sportverletzungen Sportschaden Nr. 5, 1991, S. 135-141

Steininger/Buchbauer:
Funktionelles Kraftaufbau Training in der Rehabilitation,
Gesundheits Dialog Verlag, 1994

Typaldos, S.:
Orthopathische Medizin,
Verlag für ganzheitliche Medizin Dr. Erich Wühr, 1999

Weineck, J.:
Optimales Training,
Perimed, 1994

Winkel, D. u.a.:
Nichtoperative Orthopädie. Teil 1-4,
Gustav Fischer, 1992

Wingerden, B. A. M. v.:
Connective Tissue in Rehabilitation,
Scipro Verlag, Vaduz, 1995

Wirhed, R.:
Sport Anatomie und Bewegungslehre,
Schattauer, 1988

Zintl, F.:
Ausdauertraining,
BLV München, 1990